JN302975

熊本大学生命倫理論集 3

生命という価値
その本質を問う

高橋隆雄・粂 和彦［編］

九州大学出版会

まえがき

　生命倫理における「生命」には，患者の生命，そして，生命科学で扱う生命という二種の生命概念があるとひとまず言うことができる。それらは「医療倫理」と「生命科学の倫理」という，生命倫理を構成する2種類の倫理に対応している。

　前者と後者では同じ生命という語を用いていても，概念上は大きな相違がある。その相違の一つは，生命の尊厳，生命という価値にかんすることであり，前者の生命（患者の生命）が価値，尊厳を有するのは医療倫理の大前提である。ただし，人間の生命の神聖性・尊厳（SOL）と中絶，安楽死等については種々論じられてきたが，人の生命が価値を有することの根拠について，生命倫理ではそれほど論じられてこなかった。「なぜ人を殺してはいけないのか」が人々を悩ませる問いになっている現代では，この問いを避けて通るわけにはいかないだろう。その問いはまた，後者の生命（生命科学が対象とする生命）が尊厳をもつといえるのか，その根拠はどこにあるか，という問いとも深く関係している。

　本書の第Ⅰ部「生命は神聖か」では，生命倫理の議論においても正面きって問われることが少ない「なぜ人間の生命は尊重されるべきなのか」という問いに，倫理学の基盤にまで踏み込んだ考察がなされている。

　生命の価値についての言説がどれほど根本的なものであるか知るには，価値の土台のレベルまで探る必要があるだろう。第1章「生命の価値は実在するか —— 近代思想のメタ倫理学的回顧」（八幡英幸）では，その視点から，人間の生命の価値にかんして妥協のない立場の代表であるカントと，そうではない立場をとるミルとを比較して論じている。生命の価値についての両者の相違は，普通は義務論と功利主義の違いとして論じられることが多い。これは「規範理論」のレベルでの異なりである。本章ではむしろ，価値の実在論と反実在論という「メタ倫理学」的区別，および，それと関わる，自然主義，超自然主義，非自然主義という概念を用いて，カントとミルを考察する。カントは生命の価値に対応する実在が存在しないとする非実在論の立場である

が，実在論のもつ魅力に抗しきれなかったからか，「理性の事実」という誤解を生みやすい実在論的な表現も用いている。以上のような理論構成の問題は，確かに非常に抽象的である。しかし，このような土台が揺らぐときこそ，生命の価値を含め，価値の理論全体が大きく変化する時であろう。

　実在論の立場から人間の生命の神聖性，不可侵性を論じる立場としてトマス主義倫理学がある。第2章「個的人間生命の不可侵性について ── トマス主義自然法倫理学的考察」（宮川俊行）は，現代にトマスの思想を蘇らせる試みである。ここでは，聖書を用いて生命の神聖性を基礎づけるのではなく，現代の文脈において理性的に納得できる議論がめざされている。トマス主義によれば，人間生命の別格性，不可侵性は，人間が概念的思考に先立ち自然的本能的に行っている基本的で普遍的な知性的認識にもとづく。この認識は，生命価値の基本性と脆さ，生命の一回性という事実に依拠し，生命価値の内在性，別格性や平等性という自然法生命倫理の原理の基盤となる。また，人間は自然本性的に自己を愛するとともに，本性上の平等性から，自己と種的に同一の生命の価値も尊重しなければならない。ただし，それは自然本性に従う生命についてであり，人為的に引き延ばされる生命の神聖性には限界がある。すなわち，人間の生命の別格性には限界があるといえる。

　生命の神聖性，不可侵性と硬く結びついているキリスト教的立場であっても，ナチズムによる「安楽死」プログラムや，「生きるに値しない」生命という発想の根拠づけに深く関わる場合がありうる。第3章「ナチ時代における『生きるに値しない』生命の抹殺政策とキリスト教 ── W.シュトローテンケのプロテスタント的生命価値論」（T.バウアー）では，「生きるに値しない」生命の絶滅というナチズム的プログラムを，キリスト教的・福音派的観念と一致させようという福音派の神学者シュトローテンケの立場が考察されている。その立場では，強制的安楽死は否定するものの，要求にもとづく安楽死や両親の希望にもとづく「劣等な」子供の殺害は容認される。その神中心主義的神学によれば，民族，人種は神によって欲せられたものであり，優生学は神の意志の遂行にほかならない。そして，道義的，生物学的，経済的，文化的価値の総体として生命の価値を捉えることを批判し，客観性をもつ遺伝価値から規定すべきことを主張する。こうした考察は，人間の生命の価値，

及び無価値にかんする差し迫った，アクチュアルな問題に直面する今日の生命倫理の議論にも，一つの重要で警告的な寄与を果たすと思われる。

　生命の価値については，欧米とは異なり，人間の生命だけでなく動物の生命にも内在的価値を見いだしてきた古代の日本の思想からの接近も興味深い。第4章「古代日本の死生観から見る生命という価値」（西田晃一）ではまず，古代日本の思想から，個々の生命の生成・消滅を促す力として根源的生命という観念を読み取る。そして，それと対比する形で個別的生命を捉えることで，生命の価値について検討を加えている。この根源的生命は，利用という観点からの価値判断の対象ではなく，それ自体が価値をもっている。また，根源的生命の本質である絶えざる生成という働きを可能にする個別的生命の生命活動にも，本質的価値があると考えることができる。この意味で，根源的生命と個別的生命とは不可分の関係にある。さらに，「おのづから」と「みづから」という観念を手がかりに，人間における生物としての側面とともに，「おのづから」のはたらきに対峙する人間に独特の主体性の側面をとりあげ，そうした主体性を有する存在としての人間の生命がもつ特別の価値について考察がなされる。

　生命という価値についての探究には，従来の倫理思想や生命観の検討とともに，現代科学の知見を踏まえた現代哲学・思想からの考察も大いに有効である。第Ⅱ部「現代哲学における生命という価値」では，生命という価値を，心の哲学，意思決定論，Brain-Machine Interface（BMI），脳神経科学の視点から考察している。

　生命の価値について，生命とは何かということを心とは何かを手がかりに考察するのは有効な道である。それは心の哲学の仕事であり，第5章「心・意識・人命の価値」（信原幸弘）はその視点から論じている。近年，「内なる心」という伝統的な見方にたいして，「延長された心」という見方が有力になりつつある。後者は心の働きが脳や身体を越えて，外部の環境世界にまで広がっているとする。心が環境にまで広がるならば，生命もまた環境にまで広がるということになる。私の生命は他のものや他者と部分的に重なり合い，明確な境界をもたないように，生命の価値もまた互いに関係しあい，とくに

人の生命とその価値は複雑に重なり合う。単に人間であることや生命の質のゆえに人間の生命が特別の価値をもつわけではない。このように重なり合う人間の生命の価値は一定不変の絶対的なものではなく，そのときどきで変化する相対的価値をもつ。さらに，人間の生命が尊いのは，人間が快苦を感じる意識的な存在だからであるといえる。人間の生命の価値には意識的な快苦の存在が決定的に重要である。ただし，この快苦そのものが価値をもつわけではなく，生命は快苦を単に含むから価値があるのでもない。ある生命において，適切な仕方で快が生じることに価値があるのである。

医療の領域では，とくに死が考慮される場合に，QOLや当事者の選好にもとづいて生命の価値の比較がなされるが，そこにはどのような問題があるのだろうか。第6章「生命に関する価値とリスクの功利計算は可能か？──意思決定科学の知見」（平原憲道）では，判断・意思決定科学における最近の実験データや理論を示しながら，生命倫理の議論では当事者が持つ「認知バイアス」を考慮することが重要であると指摘する。たとえば，選好功利主義者であるヘアの言うような「批判レベル」において拠り所となる各選択肢の選好強度の客観的な比較は，人間は客観的に選好を導出できるという極めて強い前提に立っている。しかし，実際には同じ人間ですら選好が首尾一貫していない。また，感情的な負荷が強く，死のリスクが前面に出る医療の文脈において，この認知バイアスはより強く作用する。これら意思決定科学からの知見は生命・医療倫理の議論にインパクトを与えると同時に，生命の価値の「比較」がわれわれにとっていかに難しいかを再認識させるだろう。筆者はまた，それらの知見を応用する具体的なヒントをいくつか提示している。

現代の技術は生命の技術化の道を歩んでいるが，それは生命の価値を本来的に損なうものなのだろうか。第7章「Brain-Machine Interfaceから見る生命という価値」（直江清隆）は，Brain-Machine Interface（BMI）による生命の技術化は，それ自身としては生命の価値を損なうものではなく，人間の改変には人間の尊厳や生命の価値を組み込んでいくべきであると論じる。BMIは，機械と脳を直接につなぎ，身体とは別の「新たな脳の入力路」をつくり出す技術である。この技術には，生命を技術化するという懸念が出される。しかし，既に実用化されている人工内耳の例などを検討すると，人間

の経験の変容が生じるにせよ，結局はわれわれの身体的・間身体的な世界経験に根ざしており，ＳＦ的なサイボーグのイメージは払拭されるべきである。また，この技術が人間の自然に手を加えるとする議論に対しては，この技術が関わるのが種ではなく個のレベルでの改変であり，その改変の範囲が限られていることを指摘し，むしろ人間の価値や尊厳（たとえば外部から操作されない自律性）に関わるいかなる契機をこの技術に組み込んでいくかが問われるべきであると主張する。

　近年の脳科学の知見は，倫理的判断には情動系の機能が関与していることを示してもいる。人間の生命には価値があるという判断も，その意味で人間に深く根ざした感情に関わっている。第8章「脳科学と生命の価値——倫理の脳神経科学としてのニューロエシックス」（粂和彦）では，デカルトに代表される心身二元論に否定的な方向への進展を続けてきた脳神経科学の成果や心の哲学，また脳神経倫理学の議論を参照しつつ，心身一元論かつ人間機械論という立場からその問題に迫っている。それによれば，心身一元論の立場とはいえ，「自己」の境界は変化するし，自己は一つでもない。自己は社会の中でしか存在しえず絶えず変化している。また，自己は無意識の部分を完全に意識化できず，倫理的な価値判断では，理性よりも情動系機能が決定的な役割を果たし，個人差が大きいと考えられる。これは倫理的判断の，言語にもとづいた理性レベルでの合意の限界を表している。しかし，多くの人が「生命に価値がある」と感じている以上，同じように感じる他者と対話を続けることで，共有できる価値が増大し，合意できる部分も増えると言えるだろう。

　生命の価値の根拠を哲学的に問う（第Ⅰ部）。また，「心」，「生命」という概念の現代科学での理解から生命という価値について問う（第Ⅱ部）。これに対して第Ⅲ部「生命倫理，法における生命という価値」では生命倫理や法，看護という，実際に生命の価値にかんする判断や決定がなされている領域での生命という価値を考察する。意外なことであるが，生命という価値についてここでは表立って論じられることは少ないし，生命とはいかなるものかについてもほとんど問われてこなかった。

生命概念はもともと多義的であるが，生命倫理においても，患者の生命だけでなく人間以外の生命の研究や利用を対象としており，「生命」がいくつかの意味で使用されている。第9章「『産』が生命倫理に語ること──『生命』の多義性」(高橋隆雄)では，出産時のストレスを手がかりにしつつ，生命概念の多義性とともに生命という価値について探究する。生命の誕生と死の場面で生命という価値のあり方は際立つが，本章では誕生の場面を主として考察している。まずは，妊娠と産後のストレスを，ビオスとしての個体的生命から他者が生じてくる体験，そしてゾーエーという持続する根源的生命が日常的秩序を揺るがす体験として考察する。こうした捉え方は，日本では古代から産が穢れとみなされていた（産穢）ことと関係している。というのは，穢れとは日常的秩序の動揺と解せるからである。母親の個別的生命の根底にあるゾーエー・根源的生命から，自己とは異なるビオス・個別的生命が個体化・差異化することとして捉えられる「産」は，従来の中絶や代理母の議論に一石を投じる可能性を秘めているのみならず，生命概念の多義性を示してもいる。前半の考察を踏まえて後半では，多義的生命の中から「生物学的生命」，「人間の個別的生命」，「根源的生命」に着目して，根源的生命の有する価値，個別的生命一般の有する価値，人間の生命の有する価値，そして人間にとっての尊厳について考察がなされる。

第10章「生命という価値と法」(稲葉一人)によれば，法は，具体的な問題を解決するに際して，生命の価値はあるのかどうかという根元的な問題は問わない。いいかえると，生命に価値がないという主張を封じているし，価値問題への遡及を禁止している。しかし，生命が侵害された場合は，法律学（法律家）はそこに線引きをすることを迫られる。ただし，生きる，命，生命ということと法を考えるにあたっては，法ないし法に該当する「具体的」な「特殊（侵害）」事例から見て，生命に肉薄するという手法しか採ることができない。いわば外側からアクセスする方法である。ここにおいては，「保護される生命」とそうでないもの，生命の価値を「刑罰（死刑・懲役刑）」や「損害賠償額（金銭）」という代替的なスケールで評定することとなる。本章では，「生命を侵害した者を，処罰し（刑事），賠償を命ずる（民事）」という際に，刑罰の程度や長さがどのように決められているのか，賠償額の基

準はどのようなものかを考えることを通じて，生命という価値と法との関係を考察している。また，生命の価値を保護するために，生命の価値を侵害するという根元的な対立関係を内包する死刑制度についても言及がなされる。

バイオエシックス（生命倫理）においては，皮肉にも，本書全体が問う生命という価値の根拠について，正面から論じられることはなかったように思われる。第11章「バイオエシックスにおけるモンスター神話」（香川知晶）では，その理由を，まず「生命の尊厳」と「生命の質」という概念的対比をめぐる論争を手がかりにして探っている。その論争を見ることで，バイオエシックスにおける議論が生命の価値の根拠ではなく，生命の価値的な区別に向けられてきたことが明らかになる。たとえば，カイザーリンクは，ある仕方でQOL（生命の質）を定式化すれば，SOL（生命の尊厳）と完全に両立可能な概念となることを主張する。しかも，生命の区別をどのように設定するかという観点からなされる彼の議論では，尊厳があり不可侵なのは人間の人格（パーソン）的生命であると結論される。すなわち，SOLとQOLをめぐるカイザーリンクの議論は，パーソン論という，生命に対するきわめて冷徹な態度へと至る。その点をさらに明らかにするために，本章ではバイオエシックスの議論にしばしば登場してきた「モンスター神話」を検討する。その神話をめぐって，人間の生命のうち，どのようなあり方が「モンスター」と名指され，区別されてきたのかということを検討することによって，バイオエシックスにおける生命の区別の議論がもつ問題性が明らかになる。

どのような社会も殺人を一般に禁止する規則をもつ。第12章「功利主義と生命の価値」（加藤佐和）では，功利主義が人間の生命の価値をどのように扱いうるかを考察する。功利主義の原理にもとづけば，全体の最大効用を達成するために無実の人の命を犠牲にすることを正当化しうるとしてしばしば批判されてきた。そのような批判においては，人間の生命にはそれ自体で望ましいという「内在的価値」があるという考えが根底にある。そして，功利原理が最大の効用をめざすという目的のために無実の人の殺害を正当化しうることは，人間の生命の有する価値を「道具的価値」として手段化することと見なされる。本章では，シンガーの議論を手がかりにして，種々の生命について異なる価値づけがなされる根拠を見ていく。また，生命の価値につい

ての功利主義的考察の結果生じる反直観的な結論（生命の置き換え可能性や，「生めよ増やせよ」が義務となる問題等）に対するヘアやパーフィットの議論を検討する。それらは直観レベルと批判レベルを区別するヘアの二層理論に訴えることで，ある程度解決可能であるが，2つのレベルで異なる結論が出てくることで解決が困難な場合があることも明らかになる。

　第13章「看護の見地からの生命という価値——命に寄りそう看護」（森田敏子・前田ひとみ）ではまず，近代看護の創始者であるナイチンゲールの言葉，「生命力の衰弱」，「観察と見守りが命を救う」，「病人にとっての生命の源泉」，「患者が生きるように援助する」などを拾い出しながら，命の価値に向き合う看護について考察する。ナイチンゲールと同様に，近年の看護においても「生命力」や「生命」，「生きる力」を大切にしており，「生命の価値」に直接向き合っているが，真正面からは論じずに，それを当然の前提として捉えている。すなわち，生命の価値の根拠を問うのではなく命と向き合うという姿勢をとっている。命と向き合う看護においても，奇形新生児への看護等で，さまざまな命に向き合うときに看護師のジレンマが生じる。しかし，たとえばガンになったという現実の中で患者が新しい生き方を見いだした時に，ニューマンのいう質的な転換であるトランスフォーメーションと呼ばれる成長と成熟を遂げることができる。パートナーである看護師にも，何らかの成長がもたらされる。そうした事例の中に，看護が生命と関わりあうとはどういうことかが示されているのである。

　生命という価値，あるいは生命の価値がもっとも鮮明に問われるのは，医療現場においてであろう。患者の治療の中止や継続，医療資源の配分，終末期のケア等においては，生命の価値への問いを避けて通ることはできない。第Ⅳ部「生命という価値と末期医療」ではそのことに焦点が当てられる。

　第14章「医療現場における生命に対する価値判断について」（浅井篤）では，まず価値とは望ましいもの，人間の欲求や関心を満たすもの，またはある特定の目的に役立つものであると規定する。ほぼ普遍的に価値があると考えられているもののなかに，人間の生命も含まれるだろうが，それは絶対的な価値ではなく，客観的な価値でもないとされる。価値判断とは基本的に主

観的なものであり，「Aにとって，Bという状態にある存在Xは，（Cとして）価値がない（ある）」というかたちで表される。「医療を行うに値しない」という判断についていえば，そのような状態にある人に価値がないとか，そうした生命に価値がないと言っているのではない。そのような価値判断は許されないものである。そうではなく，そのような状態にある人に対して医療を行うという行為は無益だと判断しているのである。さらに，誰が希少な医療手段を受けるにより値するのかについて，意識，自己意識，感覚（快不快を感受する能力），生への希望，人権，余命の長さ，そしていわゆる「社会的な価値（残された家族を含む社会全体の幸福）」の観点からの判断が示される。

スピリチュアルケアにおいては，「生命の価値」とは「私は生きていて良い，生きるに価する人間である，自分が大切な人間だと思える」という自己肯定感の問題として現れてくる。第15章「ホスピスの現場からの生命という価値 ―― 存在と生きる意味を支える援助の可能性」（小澤竹俊）では，ホスピスの現場で緩和ケアに従事する医師の立場から，終末期の苦しみを抱える患者とどのように関わり続け，どのような援助が可能であるかという議論が展開される。終末期の援助の核心にあるのは，死を前にして「穏やかである」と確信できる条件を整えることである。それらの「確信成立条件」とは，「将来の夢（時間存在）」，「支えとなる存在（関係存在）」，「自己決定できる自由（自律存在）」の3つである。これらによって，自分にとって支えとなるものを獲得できる。このうちのどれかが欠けてしまうときバランスが崩れる。このバランスを回復させようとすることが，スピリチュアルケアである。本章の後半では，このようなケアのあり方を事例を通じて分析し，それぞれの患者の苦しみをどのように把握すべきであるかを論じている。

終末期医療において「生命の価値」は，患者の死を誘導する行為（「治療を開始しないこと」，「いったん開始した治療を中止すること」，「安楽死」など）と深く関わっている。それらの行為の可否をめぐっては，記述的研究や倫理理論からの議論が多いが，心情部分に触れた研究は少ない。第16章「終末期医療に関する態度とパーソナリティ」（北村俊則・森田敏子・坂梨京子）は，それらの終末期医療における特定の行為の可否の態度を，どのような個

人的特性が決定しているのかを明らかにする研究の一部である。ここでは個人的特性としてパーソナリティを取り上げ，この傾向が，意識のない患者の死を誘導する行為についての是非を判断する際に，どのように関連しているかを検討する。はじめに3つの仮説が立てられ，それらの仮説の正しさを検証するためにアンケートが行われた。アンケートは，提示された事例についての「死亡容認度」を回答するものであった。その死亡容認度と，年齢，性差，職業，事例，患者の希望，家族の希望，およびパーソナリティ傾向との関連が統計学的処理を踏まえて検討される。これにより，生命の価値についての判断の倫理理論にもとづく側面に加えて心情にもとづく側面の解明がめざされるが，その複雑さは，ある面で，筆者たちの予測を超えるものでもあった。

生命倫理が日本に登場して30年程が経過した現在，医療や生命科学研究の現場での諸問題に答える倫理的実践とともに，生命倫理が前提する生命という価値，あるいは生命の価値についての根本的問いかけに本気で取り組む必要がある。これは，哲学，倫理学，法学，医学，脳科学，生物学等々のさまざまな観点から，そして学問の境界を越えて議論することではじめて真の深さが見えてくる問いかけでもある。本書がそうした議論の端緒となれば幸いである。

　　平成21年弥生，桜の頃

　　　　　　　　　　　　　　　　　　　　　　　　　　　　高 橋 隆 雄

目　次

まえがき ……………………………………………… 高橋隆雄　i

第Ⅰ部　生命は神聖か

第1章　生命の価値は実在するか…………………… 八幡英幸　3
　　　　── 近代思想のメタ倫理学的回顧 ──

第2章　個的人間生命の不可侵性について ………… 宮川俊行　18
　　　　── トマス主義自然法倫理学的考察 ──

第3章　ナチ時代における「生きるに値しない」生命の
　　　　抹殺政策とキリスト教 ……… トビアス・バウアー　42
　　　　── W. シュトローテンケのプロテスタント的生命価値論 ──

第4章　古代日本の死生観から見る生命という価値
　　　　………………………………………………… 西田晃一　62

第Ⅱ部　現代哲学における生命という価値

第5章　心・意識・人命の価値 ……………………… 信原幸弘　83

第6章　生命に関する価値とリスクの功利計算は可能か？
　　　　── 意思決定科学の知見 ──
　　　　………………………………………………… 平原憲道　100

第 7 章　Brain-Machine Interface から見る
　　　　　生命という価値 …………………………………… 直江清隆　128

第 8 章　脳科学と生命の価値 ……………………………… 粂　和彦　147
　　　　　── 倫理の脳神経科学としてのニューロエシックス ──

第Ⅲ部　生命倫理，法における生命という価値

第 9 章　「産」が生命倫理に語ること ………………… 高橋隆雄　169
　　　　　──「生命」の多義性 ──

第 10 章　生命という価値と法 ……………………………… 稲葉一人　192

第 11 章　バイオエシックスにおけるモンスター神話
　　　　　…………………………………………………… 香川知晶　218

第 12 章　功利主義と生命の価値 ………………………… 加藤佐和　234

第 13 章　看護の見地からの生命という価値
　　　　　── 命に寄りそう看護 ──
　　　　　………………………………… 森田敏子・前田ひとみ　254

第Ⅳ部　生命という価値と末期医療

第 14 章　医療現場における生命に対する価値判断に
　　　　　ついて …………………………………………… 浅井　篤　277

第 15 章　ホスピスの現場からの生命という価値 …… 小澤竹俊　296
　　　　　── 存在と生きる意味を支える援助の可能性 ──

第 16 章　終末期医療に関する態度とパーソナリティ
　　　　　………………………… 北村俊則・森田敏子・坂梨京子　320

第 I 部
生命は神聖か

第1章 生命の価値は実在するか
―― 近代思想のメタ倫理学的回顧 ――

八幡英幸

I. はじめに

　本章では，近代を代表する2つの倫理思想（J. S. ミルの功利主義とI. カントの倫理学）を取り上げ，そこにおける生命の価値の位置づけを検討したいと思う。また，その際には，そもそも価値とは何か，という問題に特に焦点をあてたいと思う。しかし，そのような抽象的な議論が生命倫理にどのように役立つのか，という疑問を抱く人もいるかもしれない。もしそうであれば，次のような場面について考えてもらいたい。

　例えば，ある学生が，「胎児の生命にはどのような価値があると思いますか」という設問を中心としたアンケートを作成し，指導教員であるあなたに点検を求めたとしよう。また，その際，あなたが「このような設問を中心にアンケートを行う目的は何か」と尋ねたのに対し，その学生は「胎児の生命の価値についての論文を書こうと思っています」と答えたとしよう。さて，あなたがこの指導教員であれば，この学生に対し，どのような助言をするであろうか。

　私であれば，「あなたは，そのアンケートの結果が出たとして，それをどのように使ってその論文を書くつもりなのか」，とさらに尋ねるだろう。というのも，そうしたアンケートが成功裏に行われたとして，それによって明らかになるのは，胎児の生命の価値というより，それについての人々の意識だからである。そこで，私が確かめたいのは，「胎児の生命にどのような価値があるかは，結局は人々の考え次第だと，あなたは思うのか」，ということである。

社会科学的な手法による価値に関する調査・研究は，実際，このような想定に基づいて行われることが多いと思われる。また，例えば，証券の価値といったものを考えてみると，それが市場での人々の評価を意味することはほとんど自明のことのように思われる。しかし，その一方で，生命の価値について考えるとき，果たしてそれでよいのか，という疑問があることも事実である。

さて，現代の倫理学の中には，価値というものの本性に関するこのような問いを一つの問題として扱う分野があり，それは「メタ倫理学 Meta-Ethics」と呼ばれている。本章ではまず，このメタ倫理学の視点を導入することにより，生命の価値についての議論を分析するための一つの枠組みを提供したいと思う（II）。そして，現代の生命倫理学にも大きな影響を与えた近代の2つの思想を，ミルの功利主義（III），カント倫理学（IV）の順に検討していきたいと思う。

II．価値とは何か ── メタ倫理学の視点 ──

（1） メタ倫理学とは

大学等で使用される生命倫理，あるいは医療倫理のテキストには，最近までメタ倫理学に関する説明を含むものはほとんどなかった。生命倫理の具体的問題についての議論に先立ち，本章でも取り扱うカント倫理学，功利主義のほか，正義論，共同体主義などの倫理学理論が紹介されることはある。しかし，これらはすべて規範理論として紹介されるにとどまり，それがどのようなメタレベルの議論を前提にしているかは，これまでほとんど省みられることはなかったと言ってよいと思われる。

しかし，最近になって，メタ倫理学についての説明に数章を割く医療倫理のテキスト（赤林朗編，『入門・医療倫理 II』）が登場するなど，日本国内でも状況はやや変わりつつあるようである。しかし，一般には，規範倫理学とメタ倫理学の区別自体がまだよく知られていない状況にある。そのため，ここではまず，倫理学の標準的なテキストの一つである R. ノーマンの『道徳の哲学者たち（第二版）』から，この両者の区別についての説明を引用しておく

ことにしよう。

　現代の多くの倫理学者たちは，実質的倫理学ないし規範的倫理学と，彼らがメタ倫理学と呼ぶものを区別している。彼らの言によると，実質的倫理学は「どのような行為が善あるいは正であるか」という問題に関わり，他方メタ倫理学は「ある行為について，それを善とか正とか言うことは，いかなることであるか」という問題に関わる[1]。

　一読してわかるように，この説明では行為の価値，それも「善あるいは正」という道徳的価値に焦点が絞られている。規範倫理学は，これらの価値についての判断に基準を与えることを主な目的とする。これに対し，メタ倫理学は，そのような判断を下す以前に，そうすること自体の意味あるいは意義を問うのである。ここにはさらに，それは何をどうすることなのかという問いと，なぜそのようなことをするのかという問いが含まれるが，ここでは主にこの前者の問いについて考えていきたいと思う。

　すると，ここでの問いは，例えば「胎児の生命には価値がある」と述べる場合には，私たちは何をどうしようとしているのか，というものになるだろう。以下で見ていくように，この問いに対する答えは，実在論 Realism に属するものと反実在論 Anti-Realism に属するものに分かれる。価値の実在論によれば，そのような発言をする際に私たちが行おうとしていることは，その価値を裏付けるような事実があるという主張である。これに対し，反実在論によれば，そこで行われるのは事実に関する主張ではない。要するに，生命の価値と事実の関係について，この両者は対照的な見方をするのである。以下では，この2つの考え方には，さらにどのような種類があるのかを見ていきたいと思う。

（2）　価値に関する実在論とその諸形態

　ここではまず，価値に関する実在論について見ていくことにしよう。すでに述べたように，この立場は，価値を裏付けるような事実が存在すると主張するものである。この立場は，行為の道徳的価値に関する推論の問題として捉え直せば，事実（〜である is）から当為（〜べきである ought）は導く

ことができるかという問題（Is-Ought Question）について，肯定の立場を採るものと言うことができる。また，この立場は，自然主義 Naturalism，超自然主義 Super-naturalism，非自然主義 Non-naturalism に分かれると言われる[2]。この区別は，価値を裏付ける事実として，経験的な認識の対象となる事実を想定するのか，それを超えた神学的な事実を想定するのか，あるいは，そのいずれでもない価値そのものに関わる事実を想定するのか，という違いによる。

① 自然主義

この自然主義という言葉は，事物の価値を自然科学に属する研究方法によって明らかにしようとする立場と考える人もいるかもしれない。また，このような理解が的を射ている場合もあると思われる（分子生物学の著作で生命の価値が示唆される場合など）。しかし，倫理思想の伝統から言えば，ここで言う自然主義はむしろ，人間が持つ一般的特徴——人間本性 human nature——に関係する概念である。また，その中でも特に重要視されてきたのは，人間が持つ心理的特性である。次に引用するのは，これもまた倫理学の標準的なテキストの一つであるD.D.ラファエルの『道徳哲学』の一節であるが，人間本性を価値の根拠とする自然主義の主張をわかりやすく解説している。

　　ヒュームや他の人々は，道徳的承認と非難とを，人間本性の一般的傾向によって説明している。我々は皆（あるいは，ほとんど皆），幸福であることを欲し，快を享受し苦を避けることを欲する。我々は皆，他人（と動物）の似たような願望と感情に共感する自然の傾向性を持っており，それゆえ我々は，人々が欲するものを得るようにと助けることを承認し，彼らの願望に反することを行おうとすることを非難する[3]。

② 超自然主義／非自然主義

次に，超自然主義は，現代ではおそらく最も理解されにくい思想であろう。というのも，経験的な認識の対象とならない神学的な事実というのが，どのような事実であるのかを理解するのは至難の業だからである。しかし，先に

触れた医療倫理のテキスト，赤林朗編『入門・医療倫理Ⅱ』でも，小さな囲み記事の中でやや簡単にではあるが，この説の例として「神の命令理論」が紹介されている。

　神の命令理論によれば，「道徳的に正しい」とは「神によって命じられている」ことを，「道徳的に間違い」とは「神によって禁じられている」ことを意味する。神の命令理論の強みは，道徳の客観性について明快な解答を与えてくれることにある。つまり，個人の感情や社会の慣習とは無関係に，神が命じたことは正しく，神が禁じているならそれは間違いなのである[4]。

最後に，非自然主義も非常に理解しにくい思想であるが，超自然主義とは異なり，非宗教的な思想である。その基本的な主張は，私たち人間が本来，直観的に理解（直覚）できる価値そのものに関する事実が存在するというものである。そのような事実としては，20世紀のメタ倫理学の原点に位置する『倫理学原理』(1903) の著者 G. E. ムアが主張した「道徳的性質」や「内在的価値」の存在が知られている。だが，これらは他の事実には還元されない，道徳または価値特有の事実であるとされるため，そのよさは直観的に理解されると主張されるだけで，それ以上の説明はできないとされる。

（3）　価値に関する反実在論とその諸形態

ここでは次に，価値に関する反実在論について見ていくことにしよう。これは，価値は事実としては存在せず，また事実に根拠を持つこともないと考える立場である。この立場は，事実から当為は導くことができるかという問題について，否定の立場を採るものと言うことができる。この立場は一見，価値に関する主張の正当化を不可能にするものと思われるかもしれない（実際，情動説ではそうなる可能性が高い）。しかし，価値は事実としては存在しないかもしれないが，事実とは異なる観点から，価値を認め，尊重すべきだという主張が正当化される余地はある。価値に関する反実在論としては，A. J. エア，C. L. スティーブンソンらの情動説 Emotivism と，それを乗り越える形で登場した R. M. ヘアの指令説 Prescriptivism[5] がある。

① 情動説

　まず、情動説の主張は非常に簡明である。それゆえ、自然主義が前提する人間本性に対しても、超自然主義や非自然主義の可能性に対しても懐疑的な人は、この説に魅力を感じるかもしれない。その基本的な立場は、例えば次のように主張される。

　　価値に関する問題は完全に知識の領域外にある。すなわち、何かに価値があると主張するとき、我々が表しているのは自分の情動であって、我々の個人的感情が異なっていても依然として真理であり続けるような事実ではない。(B.ラッセル「科学と倫理」)[6]

　この説の支持者は実際にかなり多いと思われるが、その問題点は何と言っても、価値というものを個人の感情の表現としか見なさない点にある。このことを生命の価値に当てはめてみれば、問題の大きさは明らかであろう。胎児の生命であれ、一個の人格の生命であれ、その価値は「自分の情動」次第であるというのであれば、その価値に関する理性的な議論は基本的に不可能になるからである。

② 指令説

　次に、反実在論の観点を維持しながら、情動説が持つこのような問題点を克服しようとしたのが指令説である。ここでは、この立場の要点をわかりやすく示したD.D.ラファエルの『道徳哲学』の一節を引用しておこう。

　　「あなたは寝るべきである」ということは、厳密には命令(「寝なさい」)ではないが、命令に近似している。それはアドヴァイス、勧告、促しである。価値判断は何が事実であるかについての言明ではない。それはまた、話者が何を感じているかの単純な表現でもない。それは聞き手の行為に何らかの変化を与えようと意図してなされるところの、勧めである[7]。

　例えば、胎児の生命の価値に関する主張が、ある種の指令、勧告と見なされるならば、それが胎児が現実に持つ属性ではなくてもよいことは、むしろ

当然の帰結となる。また，この説を主に唱えたヘアによれば，道徳的価値に関する指令や勧告はさらに，普遍化可能性 universalizability を持たなければならない。言い換えれば，そのような指令や勧告は，それがいま行われるのと同様の状況では，同じように行われ，また受け入れられなければならないというのである。情動説の場合とは異なり，価値はその都度の個人の考え次第であるという見方は，これにより排除されることになる。

(4) 小　括

さて，以上で概観してきたように，価値，特に道徳的価値に関する理論は，メタ倫理学の観点[8]から言えば，まず実在論と反実在論に分かれ，さらにその双方に，自然主義，超自然主義，非自然主義（以上が実在論），情動説，指令説（以上が反実在論）といった下位区分がある。しかし，このような説はいずれも，何かある倫理思想のいわば土台として存在するものである。それゆえ，以下では，近代を代表する2つの倫理思想（ミルの功利主義とカント倫理学）について，このような視点からの分析を行うとともに，そこにおける生命の価値の位置づけを検討していきたいと思う。

Ⅲ．J. S. ミルの功利主義における生命の価値

(1) 功利主義の一般的構造

功利主義はよく，善の理論と正の理論からなると言われる。まず，前者は，何が個々人にとって望ましいかという価値の理論であり，これには快楽をもたらすものが望ましいという説（快楽説），幸福をもたらすものが望ましいという説（幸福説），選好の対象となるもの，あるいは選好充足をもたらすものが望ましいという説（選好説）などの選択肢がある。また，後者は，何をどうすることが正しいかという規範に関する理論であり，功利主義の場合，これは価値の最大化の理論となる。しかし，この点についても，最大化の対象をその総量とする説（総量説）を採るか，その平均とする説（平均説）を採るか，といった選択肢がある。そして，これらの要素に加え，前節で見たようなメタ倫理学の観点から見ると，規範理論として功利主義を採用するに

先立ち，実在論を採るか，反実在論を採るかという選択肢が存在するのである。

（2） J. S. ミルの場合

ミルの場合，以下で見ていくように，善（価値）の理論としては質的快楽説あるいは幸福説を採り，正の理論（価値の最大化の理論）としては総量説を採る。これに加え，メタ倫理学の観点から言えば，ミルは自然主義的な実在論の立場を採用しているように思われる。（このことは功利主義一般の特徴というわけではではない。指令説の提唱者ヘアの場合，選好説と総量説の組み合わせからなる功利主義を，普遍的指令説という反実在論的な学説で支えるという構成を採用している。メタ倫理学の観点から言えば，ヘアはむしろ後述するカントに近いのである。）

① 価値の理論：質的快楽説あるいは幸福説

ミルが価値の理論として快楽説の一種である質的快楽説（より質の高い快楽を得ることが望ましいとする説）を採用したことは，J.ベンサムの量的快楽説（より多くの快楽を得ることが望ましいとする説）との対比でよく知られている。しかし，このことにより，ミルは快楽の質の判断という新たな課題を抱え込むことになる。ミルの主要著作の一つ『功利主義論』には，この点についての次のような考え方が示されている。

　　快楽の質の差とは何だろうか。（……）二つの快楽のうち一方が，両方を経験したすべての人，あるいはほとんどすべての人により，それを優先しなければならないという道徳的義務感とは関わりなく，はっきりと優先されるならば，それが他方より望ましい快楽である。（『功利主義論』, 第 2 章）[9]

生命の価値を考える上で，この説には大きな弱点があるのだが，この点はまた後ほど指摘することにしよう。

② 価値の最大化の理論：総量説

次に、ミルが正の理論（価値の最大化の理論）として総量説を採用したことは、同じく『功利主義論』の次のような記述から明らかである。

> 道徳の基礎として「功利性」または「最大多数の最大幸福」を受け入れる信条によれば、諸々の行為は幸福を増す傾向に比例して正しく、幸福の逆を生み出す傾向に比例して正しくない、と言うことができる。（前掲書、第2章）[10]

この視点が付け加わることにより、生命の価値に関しては、一般にそれを尊重すべきであるという主張が可能になる。この点についても後述する。

③ 価値の最大化の理由に関する議論：自然主義

さらに、メタ倫理学の観点から見て、ミルが自然主義的な実在論の立場を採用していることが窺えるのは、価値の最大化が求められる理由について述べた次のような箇所である。これは、ムアによって「自然主義的誤謬」がある（事実から価値は導き出せないにも拘わらず、そうしている）と指摘された、まさにその箇所である。

> 何かあることが望ましいということを示す証拠は、人々が実際にそれを望んでいるということしかない、と私は思う。（……）一般の幸福がなぜ望ましいかに関しては、各人がそれを達成可能であると信じている限りにおいて自分自身の幸福を望むということ以外に、いかなる理由も与えることはできない。（前掲書、第4章）[11]

(3) 考　察

生命の価値との関係から言うと、まず、ミルが価値の理論として質的快楽説を採用したことは、次のような問題をひき起こすと考えられる。すなわち、ミルの場合、経験を通じた選択が重要になるが、生命の価値を考える場合、ある人が生存と非生存の両方を経験し、その一方を選択することは不可能である。そのため、ミルの枠組みでは、個々の生命の価値を言うことは困難になる。しかし、価値の最大化を求める正の理論によって、生命一般の価値は主張できるようになる。というのも、一般的に言って、他の価値あるものは

すべて生存を通じてもたらされるため（すべての生命がそうだとは限らないが），その最大化のために，生命を尊重すべきだと主張することは可能だからである。

最後に，メタ倫理学の観点から見て重要なのは，生命を尊重することによって社会全体の幸福の増大を図ることが望ましいのは，私たちが実際，それを望んでいるからだとされる点である。このように正の理論を自然主義的に正当化するミルの議論は，確かに馴染みやすい説ではある。だが，それが「自然主義的誤謬」を犯しているという批判以外にも，論証としてはいささか弱いという見方もあるだろう。というのも，すべての人が常に自分の幸福を願っているわけではないし（およそ希望のない人はいる），社会全体の幸福への志向について言えば，その一般性はなお一層疑わしいからである。

Ⅳ. カント倫理学における生命の価値

（1） カント倫理学の全体構造

カント倫理学はよく，義務の理論だと言われる。後述するように，カントは傾向性（自然本性）に基づく生命維持と義務に基づく生命維持を区別し，後者にしか道徳的価値はないと主張するので，これはその意味では当たっている。しかし，ここで生命維持が義務とされるのは，その背景にある行為の方針（格率）が，定言命法と呼ばれる道徳性の基準に合致するからである。それゆえ，カントの議論を検討する際には，その都度の目的に応じて行為がひき起こされるという流れとは別に，命法によって格率が吟味され，それに合致する格率に従って行為することが命じられる，というプロセスがあることを押さえておく必要がある。生命の価値に関してこのプロセスが一番明確に見て取れるのは，これもまた後述するように，カントが自殺を義務違反とする文脈である。

（2） 生命維持について

すでに述べたように，カントは傾向性に基づく生命維持と義務に基づく生命維持を区別する。この区別にはカントの義務論の考え方がよく表われてい

るので，その著作『人倫の形而上学の基礎づけ』から，まずこれについての叙述を紹介することにしよう。

① 傾向性に基づく生命維持

カントの考えによれば，私たちが通常行っているのは，自然な生存への欲求や死への恐怖といった傾向性に基づく生命維持であり，そこには特段，道徳的な配慮はない。カントは同書の第1章で，このことを次のように指摘している。

> 自分の生命を維持することは一つの義務であり，また誰でもそうしようとする直接的な傾向性を持っている。しかし，だからと言って，大多数の人が生命維持のために度々行う細心の配慮は，何ら内的な価値を持つものではない（……）。彼らは確かに，その生命を義務に適合して維持するのではあるが，義務に基づいて維持しているわけではない。（前掲書，第1章，VI.397-8）[12]

② 義務に基づく生命維持

これに対し，義務に基づく生命維持が明らかに行われているとカントが考えるのは，次のようないささか極端なケースである。

> だがこれに対し，厄介な出来事や絶望的な苦悩が人生への愛着を全く奪い去ってしまったときに，その不幸な人が，（……）死を願いながらもなお生命を維持し，しかもその際（……）傾向性や恐れからではなく，義務に基づいて生命を維持しているのであれば，この人の格率には道徳的内容がある。（前掲書，第1章，VI.398）

カントがここで挙げた例は，いささか極端である。しかし，このような極端な例を挙げてカントが言おうとしたことは，生命の価値は，その人が仮に人生への愛着や幸福への希望を全く失ってしまったとしても，決して失われないようなもの（常に義務として尊重すべきもの）だということである。しかし，生命維持がなぜ義務とされるのかということは，この段階ではまだ明らかではない。このことが明らかになるのは，カントが定言命法を適用することにより，これに関連する格率を吟味する際である。

(3) 自殺について

すでに述べたように、カントは自殺を義務違反とする文脈で、そのような格率の吟味を行っている。定言命法にはいくつかの方式（その根本方式を言い換えたもの）があるが、ここでは目的自体の方式の適用を見ていくことにしよう。この方式は、「あなたの人格や、他のあらゆる人の人格の内にある人間性を常に同時に目的として扱い、決して単に手段として扱わないよう行為せよ」、と命じるものである。

① 人格の手段化としての自殺

カントはまず、上記の命法を、「決して幸福になれないのであれば、自殺をしてもかまわない」といった考え方（格率）に適用し、次のように述べる。

> 自殺を企てようとしている人がいて、その人が自分自身に対する必然的な義務の概念に鑑み、自分の行為は目的自体としての人間性の理念と両立しうるだろうか、と自問したとしよう。彼が労苦に満ちた状態から逃れようとして自分自身を滅ぼすとすれば、彼は一つの人格を単に、我慢に足る状態を人生の最後まで維持するための一つの手段として扱っているにすぎない。（前掲書，第2章，VI.429）

カントの主張は、次のように敷衍できるだろう。すなわち、「決して幸福になれないのであれば、自殺をしてもかまわない」というのであれば、あなたは何のために生きていたのか。あなたという人格は、幸福になるための手段であったのか。カントはこのように考え、幸福になるための手段として人格が存在するかのように考えることを強く非難するのである。それはもちろん、人格には幸福追求をはるかに超えた価値があるとカントが考えているからである。

② 目的自体としての人格

しかし、人格はなぜそれほど高い価値をもつのだろうか。ところが、この問いに対する答えは示されていないように思われる。カントはその理由を説明する代わりに、人格が「絶対的価値」を持つことを次のように断定している。

ところで，それの現存それ自体が絶対的価値をもち，目的それ自体として，一定の法則の根拠であることができるようなあるものが存在するとすれば，そのもののうちに，そしてそのもののうちにのみ，可能な定言命法の根拠が，すなわち実践的法則の根拠が存在することになろう。さて，私は言う。人間および一般にあらゆる理性的存在者は，目的それ自体として現存し，あれこれの意志によって任意に使用される手段としてのみ現存するのではなく，自分自身にむけられた行為においても，他の理性的存在者にむけられた行為においても，あらゆる行為においてつねに同時に目的として見られなければならない，と。(前掲書，第2章，VI.428)

人格が目的自体として存在し，絶対的価値を持つということは，すなわち，その価値はそれ以外のもの（例えば，幸福との関係）によって説明されるようなものではない，ということを意味する。メタ倫理学の用語を用いて言えば，カントはここで，人格の価値を自然主義的に説明することを拒否するとともに，その価値の実在を非自然主義的に主張しているのだと考えられる。

(4) 考　察

カントの場合，自他の人格を目的自体として尊重せよという普遍的指令（定言命法）がまずあり，これとの関係で，自殺を容認する格率が批判され，生命維持が一つの義務とされる。このようなプロセスを考えると，カントの立場は，生命の価値の存在を実在論的に主張するものではなく，反実在論，それもヘアが提唱したような普遍的指令説の立場から生命尊重を命じるものと言うことができるだろう。

しかし，その一方で，目的自体としての人格が絶対的価値を持つという主張には，「内在的価値」に関するムアの主張とよく似た点がある。また，カントが，善い意志はそれ自体で無制限に善いと主張している点（前掲書，第1章）や，その規範理論の最終的な根拠を「理性の事実」に求めている点（『実践理性批判』）も，非自然主義的な実在論の要素がその思想に含まれることの証拠であると言ってよいだろう。

そして，このようなメタ倫理学上の立場（普遍的指令説および非自然主義的実在論）を土台とするカントの義務論は，自殺の禁止に見られるように，妥協なく生命尊重を主張するための論理を提供してきたと言えるだろう。実

際，その論理は，自然主義の土台の上に質的功利主義の理論を構築したミルのそれに比べ，はるかに強固である。しかし，特にその実在論の側面について言えば，なぜ人格が絶対的価値を持つのかという問いは，おそらく善い意志の善さについての問いと同様に，いわば究極の問いとして回答を留保されたままである。それゆえ，人格の価値の自明性を一応であれ承認する（カント風に言えば，「理性の事実」と考える）人でなければ，以上のような議論を用いて生命の価値を主張することはできないだろう。

V. おわりに

　ここではさらに，以上の検討結果を要約しておこう。まず，生命の価値との関係で言えば，ミルの功利主義と比べ，カントの義務論のほうが，それを妥協なく尊重すべきだとする強固な主張を可能にすることは明らかである。このような相違は，直接的には規範理論としての両者の性格の違いから生じる。しかし，規範理論としてどのようなものが選択されるかは，その土台をなすメタ倫理学上の立場によってかなり変わってくる（家屋の形態が敷地の形状によってかなり変わってくるように）。

　たとえば，功利主義の土台は，ミルの場合のように自然主義的実在論であっても，ヘアの場合のように指令説であってもよいが，カント風の義務論の土台は，経験的認識の一般性に依存する自然主義ではありえないだろう。また，ヘアがカントと同様，あるいはそれ以上に普遍主義的な理論を構築できたのは，ミルとは異なり，指令説を採用したからであろう。しかし，指令説には，なぜその指令に従わなければならないのかという疑問が生じるため，カントはそこに非自然主義的な実在論を導入し，その土台をさらに強固なもの（しかし，理解しにくいもの）にしたのだと考えられる。

　以上のような理論構成の問題は，確かに非常に抽象的である。しかし，私たちが生命の価値について何かある主張をするとき，「いま私がしようとしていることは，何をどうすることなのか」という意識を持つことは，やはり大切である。また，この土台についての意識が変化する時こそ，価値の理論全体が大きく変化する時であろう。それゆえ，今この時代に，この土台にど

のような変化が起きつつあるのか，あるいは，変化はないのかという点は，本書全体を通して問われてよい課題である。

注

1) R.ノーマン，『道徳の哲学者たち（第二版）』，塚崎智他監訳，ナカニシヤ出版，2001, p.4.
2) 赤林朗編，『入門・医療倫理Ⅱ』，勁草書房，2007, p.83-84.
3) D.D.ラファエル，『道徳哲学』，野田又夫・伊藤邦武訳，紀伊國屋書店，1984, p.39.
4) 赤林朗編，前掲書，p.84.
5) R.M.ヘア，『道徳の言語』，小泉仰・大久保正健訳，勁草書房，1982；『道徳的に考えること』，内井惣七・山内友三郎監訳，勁草書房，1994.
6) R.ノーマン，前掲書，p.279より重引.
7) D.D.ラファエル，前掲書，p.63.
8) ここで紹介したのは，メタ倫理学自体に関しては20世紀半ばまで，規範倫理学との関係を含めても1980年頃までの議論である。その後の展開については，cf. 林芳紀，「メタ倫理学の現在」，赤林朗編，前掲書，p.113-148.
9) 関嘉彦編，『世界の名著49 ベンサム・J.S.ミル』，中央公論社，1979, p.469. 訳文は筆者の判断で一部変更した。以下も同様。
10) 前掲書，p.467.
11) 前掲書，p.497.
12) カントの著作からの引用箇所については，アカデミー版全集の巻数とページ数を示す。多くの訳書の欄外にはこれが併記されている。

参考文献

赤林朗編，『入門・医療倫理Ⅱ』，勁草書房，2007.
I.カント，『訳注 道徳形而上学の基礎づけ』，宇都宮芳明訳，以文社，1989.
I.カント，『訳注 実践理性批判』，宇都宮芳明訳，以文社，1990.
関嘉彦編，『世界の名著49 ベンサム・J.S.ミル』，中央公論社，1979.
R.ノーマン，『道徳の哲学者たち（第二版）』，塚崎智他監訳，ナカニシヤ出版，2001.
R.M.ヘア，『道徳の言語』，小泉仰・大久保正健訳，勁草書房，1982.
R.M.ヘア，『道徳的に考えること』，内井惣七・山内友三郎監訳，勁草書房，1994.
D.D.ラファエル，『道徳哲学』，野田又夫・伊藤邦武訳，紀伊國屋書店，1984.

第2章　個的人間生命の不可侵性について
―― トマス主義自然法倫理学的考察 ――

宮川俊行

I. はじめに

(1) 人間と生命価値

　a）　人間的生命現象への伝統的対応は，結局，生命のいわゆる神聖性であった。人の生命は天から与えられた特別の価値あるものであり，人はこの事実を受け入れた上で生きていくべきものとされた。特別の場合を除き，そもそも人には人の生命を支配し思うように取り扱うとか，人の生死を決定するなどは許されない，とされた。特に「人を殺す」ことは人の道に重大に違反する行為，と看做されてきた。

　だが最近事情は変わってきた。人間的生命現象への大胆な介入が大幅に行われるようになってきた。医学・薬学・医療技術の高度の進歩の結果，人類は人間の生命に対する支配力を強め，人間生活の福祉の向上に貢献するような成果が次々に生み出されている。完全に生命個体の創出はまだできず，また最終的に死の克服はできていないにしても，生死の事柄に関してかなりの支配力・決定力が人間の手に握られるようになったと多くの人が考えている。社会の近代化は人の生命観にも直接間接影響を与えることにもなっている。

　こうして現代倫理学には緊急課題の一つとして人間生命の神聖性の再検討が求められるようになってきた。これは，あくまで死守さるべき真理か，それともその呪縛から解放さるべきイデオロギーか，というのである[1]。

　b）　本章はこの課題にトマス主義倫理学の立場から取り組もうとするものである。

　トマス・アクィナス（Thomas Aquinas, 1225-74）は著作も多い中世の高名

なカトリック神学者だが，かれにはまた自己の宗教や信仰の立場からの見方は一応括弧に入れて，可能な限り万人に備わっている自然的理性の力だけに訴えてすべての人たちと共通の土俵で問題と取り組み真理の探究を目指していこうとする態度で議論を展開している場合も少なくない。特にこの点でその「自然道徳律（＝自然法）倫理学」が注目に値する。

　ここでわれわれは専らこの中世倫理学者トマス・アクィナスの自然法倫理学が「生命神聖論」という現代的問題において万人に理解可能などのような示唆や教示を与えてくれるか，を探ることに関心を絞りたい。なお，トマスは中世人であり時代の子でもあるのでその倫理学も当然当時の自然像や社会・歴史観や文化・思想の影響も強く受けているが以下の考察においては，あれこれの枝葉的発言でなく専らトマスの基本的倫理思想を重視するという姿勢を取りたい。Amicus Plato, sed magis amica Veritas！はトマス自身の倫理学の精神でもあった。

　結局，本章の意図は伝統的倫理学の生命神聖論の一有力代表者であったトマスの思想は改めて掘り下げ検討し正しく再構築するなら今も依然「人間生命の神聖性」を十分に基礎付ける力をもっていることを示したいということである。墓に静かに眠る史的トマスの言葉でなくその「基本的倫理思想」に基づき現代の諸問題と取り組むべく蘇らせたトマスに発言させようとする現代の一トマス主義自然法倫理学の立場からのささやかな試みである[2]。

（2）　個的人間生命

　本論に入る前に，若干の概念規定を行っておかなければならない。

　a）　ここでは「生命」とは「個的生命体」を意味するものとする。そもそも個体は生物が生きていく単位であるが，われわれも人体を構成する細胞や組織・器官など「部分的生命」や「人類の生命」などでなく「自立個体」の生命を考える。多種機能を営む細胞・組織・器官などによって構成されている「有機的統合体」としての人間「個体」の生命である。生物の世界はさまざまの個的存在から成っているがその中の人間生命個体だけが関心の対象である。個体は他から区別された自立存在すなわち一者である。

　b）　また，ここで，「人」・「ヒト」とは地球における生物進化の中から出

現したとされるホモ・サピエンス・サピエンス（Homo sapiens sapiens, 現生人類）という特定種に属する一個体を指すことにする。染色体の数および型が種的に特有で，基本的には22対の常染色体と1対の性染色体から構成されている，と現代生物学は考えている。

II．前提的所与としての道徳現象

（1）　人間生命の価値別格性意識の普遍性

　a）　トマスの自然法倫理学の人間生命論は，通常，人が社会生活において重んじている諸価値の中で「人の生命」は特別のもの，すなわち，他の価値とは異なった「別格」的な取り扱いを受けている，という事実が古来，洋の東西や文化習慣社会発展段階などの違いを超えて広く普遍的に見られることに注目する。いわゆる素朴段階の「生命の神聖性」意識である。生命は価値的「別格性」ゆえにそれに相応しい特別対応に対する強い要求を内包している，天はわれわれにその特別な大きさに相応しく，その素直な受け入れや尊重をそして保護を求めている，という意識である。少なくとも漠然と人間誰もが生まれながらにこのような意識をもっている，という素朴原初的な所与的事実である。

　これと全く違い，あるいは，これに反するような現象はあちこちにないわけではないものの，数は極めて少なく，それぞれ特殊な理由に基づく「普遍的法則的現象」の例外として簡単に納得されうる説明がなされる，といった状態である。

　b）　自然法倫理学はこの事実を重要な所与・前提として受け入れた上で学的考究を行う。この素朴な道徳現象についての組織的な学的検討と掘り下げた総合的考察を行う。こうして，例えば，この一見普遍的と見られる道徳現象はどのような意味で普遍的であるか，なぜこのような現象が生まれたか，この事実は何に起因しているのか，根本的原因は何か，どのような倫理的意味をもっているのか，などが議論される。普遍性に反するような事実はできるだけ統一的理論で整合的な説明が与えられるようにとの努力がなされる。

（2） 本性適合的認識による判断

　a） トマス自然法倫理学は個的人間生命は「神聖性」すなわち，われわれがこの地上の生で関わる諸価値の中で「格別に」大きな価値を備えておりそれに相応しい対応への強い要求を内包しているとする受け止めを，人は本性適合的認識（cognitio secundum connatularitatem）[3]，すなわち反省的概念的認識に先立って自然的本能的に行っている本来的基本的知性的認知によって行っている，と解釈する。

　b） 基礎になっているのはトマスのこの「適合性による認識」論である。その代表的テキストにおいてトマスは言う。「判断の正しさは二通りの仕方で起こりうる。一つは理性の完全な使用によってであり，もう一つは判断しようとする事柄とのある種の適合性によって（propter connatularitatem）である」[4]。

　トマスによれば霊肉一体的存在である人間には，本来，二種類の知性的認知の能力が備わっている。一つは反省的・概念的・対象化的認識すなわち概念知であり学問的認識は専らこの認識活動である。

　もう一つは非対象化的・非概念的認識である。こちらは適合性による認識で，学問や自覚や反省などとは関係なく瞬時的に対象を直接感知するもので物心が多少とも付いた幼児を含め万人に見られる認識である。人間本性による認識，自然的傾きによる認識，共感による認識である。

　c） 一般に人はこの認識で倫理の基本的真理を捉えるが，「人間生命の別格的な価値の大きさは受け入れられねばならない」というのもこのような認識によって万人に自然的に感得できる実践倫理の基本的真理である。

　純粋態においては，本性適合的認識では一般に人は瞬時にしかも正しく物事の本質を捉えるとされ，概念知の場合と異なり，大きな誤りはありえない，と言われる。しかしこれは基本的諸真理についてのことで，総ての具体的本性適合的認識についてのことではない。一口に「本性適合的認識」といってもさまざまな種類があり段階がある。基本的なものほど普遍性も確実性も大きいが，低度のものになるとそれらの水準は低下する。正しい認識には相応しい環境の貢献も大きい。啓蒙や教育の役割も重要になる。人間生命の別格的価値の大きさの認識においてもこの問題は重要となる（Ⅳ参照）。

III. 自然法倫理学の生命神聖論

　自然法生命倫理学はこのような普遍的・原初的な「生命神聖」感得現象を素材として受け取り倫理学的考察を加える。

（1） 道徳現象の根拠
　素朴なものとはいえ「生命の神聖性」の認識が普遍的に見られるのは「最も大きな価値」としての「自己の生命」の感得が万人に自然本性的にあるからである。
　　a） 生命価値の基本性
　万人の原初的感得において自己の生命は人生において自己が重視する諸価値の基礎であり不可欠の条件であることが直接感じ取られる。生命が保持されていて，すなわち生きていてはじめて意味を持つという価値が人生には圧倒的に多い。この基本性のゆえに生命の存在は肯定され，維持され，育成は助けられねばならない。またその安全は脅かされてはならない，と受け止められる。この生命の価値を否定することは自己の人間存在を否定することに等しい，と本性的に理解する。
　　b） 生命価値の脆さ
　誰も自己の身体は傷つき易く，毀損や破壊や破滅の大きな可能性に常に曝されていることを原初的な数々の体験から自然本性的に感得する。必要な注意や保護を加えられねば容易に滅びることを感じ取り，自己の生命の価値の大きさの実感を強める。
　　c） 一回性
　人の生命は一旦滅びたら終わりで，この世界での個的実在へと再び戻ることがない。いわゆる「個体死」すなわち生存終了はその個的人間生命体にとっては地上における存在の決定的終わりである。生存は繰り返しや，やり直しが決して起こらない一回的なものである。それゆえ個体死も決定的不可逆的な出来事である。このことを人は社会生活の中で繰り返し経験する他人の死から自然本性的に感得する。人は特にこの理由ゆえに自己の生命の価値の抜

群的重さを実感している場合が多い。
　d）　他者の生命価値の感得
　人は自己の生命価値の別格的重要さの原初的感得を基に他者の生命の大きな価値をも自然本性的に感得する。但し，自己が基準となる感得であることに基づくさまざまの制約があり，環境の影響も大きい。

(2)　生命価値論

　万人に見られる自己の生命価値の重要性の自然本性的感得[5]は客観的実在界における個的人間生命価値の別格的大きさの人間の認識界への忠実な反映である[6]。個的人間生命にはたしかに特別の大きな価値が内在している，とトマスは考える[7]。
　a）　価値の内在性
　このような大きな別格性は個人生命にその本性からして内在している特性である，とトマス倫理学は考える[8]。生命個体は成立後原則として，発育，成熟，老化，個体死の自然的過程を辿ることになっているが，この「価値的別格性」は生命個体の経過する段階や内外の偶然的環境からくる状態によって影響されることなく同一水準において存続する，というのである。
　b）　価値の平等性
　価値別格性が同一水準において自然本性的に一貫して内在していることは，受精卵として成立したときから「自然死」による崩壊時までのあらゆる個的人間生命体が等しく別格的価値を内在させていることを意味する[9]。
　c）　「別格性」の限界
　但し，この「別格的」な大きな価値は絶対的無条件的なものではない。本来，個人生命は本性的に有限存在であり[10]，本来的にその実在は期間的にも無限たり得ない。トマスの哲学的人間論によれば生命個体は実体的形相（forma substantialis）である精神魂（anima spiritualis）と第一質料（materia prima）という本質次元の二原理的要素の統合的合体で形成されている複合体（compositum）であり，自然本性的には早晩崩壊する定めにある[11]。不死を願う者が多いのは人間の精神性に基づく自然本性的永久存在願望がそれとして自覚されず無知に基づいて心身の存在としての不老不死の願いの形を取っ

ているに過ぎない。

別格的な大きな価値すなわち不可侵性はあらゆる種類の人間生命現象に内在するものではない。自然本性に基礎をもっている限りにおける個的生命体だけに内在しているのである。個的人間生命も本性を超えて人為的に引き延ばされた場合，不可侵性を失ってしまう。

(3) 生命倫理規範：「個的人間生命の不可侵性」

生命価値論の中心である「人間生命についての理法の倫理的要求」は次の相互補完的二要素（A，B）より成る。個的人間生命の「不可侵性（inviolability of human life)」として要約されよう。上述のように「別格的に大きな価値」があらゆる個人生命に本性的に内的に備わっており，その点であらゆる個的人間生命体は平等であるので保護に対する平等の自然法的要求を持つということになるのである。

A） 個的人間の生命は万人にその実在を受け入れることを求める。誰もこれに「意図的に」実在を脅かす重大加害を行ってはならない。不正にこちらの生命に重大加害を加えようとしない者（無辜［an innocent human being]）の生命に意図的に重大加害を加えようとすることは特に厳しく万人に禁じられる。

自然法のこの規範は万人に個的人間生命の「意図的な」重大侵害，すなわち「殺すこと」あるいはそれと実質的に等しい加害を禁じるのである。自殺をしてはならないし，他人を殺そうとしてもならない。

B） 個的人間生命体の生存が深刻に脅かされる重大損傷例えば死が偶然的あるいは外的事情によって引き起こされたりすることがないように人は事情の許す範囲で出来る配慮や努力をすべきである。この努力には一定の合理的な限度があり，それを超える努力は合理的でなく義務付けられていないが，合理的な努力を意図的に怠ることは倫理的には重大加害を加えることと等価値的行為とみなされる。

以上の積極（A）あるいは消極（B）の形で，「不正に」個的生命に意図的に

重大加害を加えようとすることが「罪」である。この禁を侵した者は無辜でなく「罪ある存在」である[12]。

(4) 規範の基礎付け

この規範は次のように基礎付けられる。

a) 倫理原則

トマスは先ずこの生命の倫理規範の基礎には，各人が「社会的存在」としての自己を正視せよという，理法の普遍的且つ根本的な倫理原則の要求を受けているという現実がある，と考える。人間は本性的に社会的存在であるが，社会の成立と存続のためには成員の正しい協力関係の存在と維持が不可欠となる。要求は万人は社会的存在でありそれに相応しくあらねばならぬ，ということである。

ⅰ) 理法は先ず「万人」に協力と共存を要求する。ホモ・サピエンス・サピエンスは共存的存在であり，社会が可能であるためには成員としての全員の協力的生き方が求められる。それは正義の支配を認めることでもある。理法の一般的要求として平均的正義（justitia commutativa）と配分的正義（justitia distributiva）と法的正義（justitia legalis）の確保がある。

ⅱ) 次に理法は各人に個的生命体である社会的存在者としての万人の基本的価値平等の受け入れを要求する。このことの同意的承認である。個的生命体である限りにおける万人は基本的価値平等者である。それゆえあなたは他者の生命の別格的特別価値性を受け入れこれを尊重しながら生きていかねばならない。現世はあなただけの世界ではない。あなたと同じ価値を持った生命個体としての他者の「生存」を受け入れよ，という平等者万人の生命的存在の受け入れの要求である。

ⅲ) すなわち，われわれは，具体的な「生命倫理規範」だけでなく，その基礎として理法からさらに別の「より普遍的な原則的要求」を受けているのである。皆が共存し協力して正しく生きていかねばならぬことを受け入れよ，そして，生命価値的平等者としての他者の「生存」を受け入れよ，という二重の原則の要求である。上に見た具体的な「生命倫理規範」はこの普遍的な原則的要求の光の下に受け止められるとき初めて正しく理解されるので

ある。

b） 存在論的倫理原理

ところでトマスの見るところでは、この二重の普遍的原則的要求の背景には「存在の秩序（ordo ontologicus）」における所与としての万人の基本的自然本性的「自己愛と生存欲求」と、これの反映である「倫理の秩序（ordo moralis）」における万人への基本的自然法的「自己愛と自己の生命保全の規範的要求」がある。上の「生命倫理規範」の根拠を求めて行くとき、こうして最終的に行き着くのは存在論的倫理原理である。

ⅰ） 先ず、万人には自然本性的欲求として自己に対する愛そして自己の生存とその継続への基本的求めがある、とトマスは考える。これは人の根源的現実である[13]。また、各人にとり自己の個体的生命が最も基本的で格別重要な「善（bonum）」であることは天が人に生命を与えたときから根源的体験によって感得される事実となっている。誰もが自己の生存を最大の価値として求め、これを破滅から守ろうとする。自然本性的に万人にはこの基本的愛と要求が内在的傾向として存在しているのである[14]。

人は社会的存在であり複雑な社会関係の中で自己外の人間と関わりながら生きる。トマスによれば人は自然本性的に他人をも愛する。この愛はしかし自己愛（amor sui）によって可能にされた愛である。人は他者の中に拡張された自己を見るがゆえにこれを愛することができるのである[15]。

ⅱ）「存在の秩序」におけるこの基本的所与を確認した上で、トマスは自然法秩序の要求がこれに対応して与えられているという。存在の秩序と本性的倫理の秩序はトマスにおいては調和的に照応するものとなっている。存在界は理性的存在である人間をも含むが、存在の論理の合理性は倫理秩序にも反映の形で貫徹しているのである[16]。

このような理解を背景にトマスは次のように考える。

α） 人間は自然必然的に自己を愛しており、自分が大切にしている諸価値の中で自己の身体的生命を特に基本的で別格的に重要なものと考えこれを保持し続けることを心の底から強く望んでいる。これは天の定めた存在の秩序の忠実な反映である。万人は自然本性的に自己を愛し自己の生命を大きな価値として重んずる。そしてまた社会的存在であるわれわれはある特定の他

人をも非常に愛しその者の生命を非常に大きな価値として自己の生命と同じように大切にする。

β) ところで人間は理性的存在であるが，この存在の論理は人間にこの論理の秩序を重んじこれに従って生きるように努めよという倫理的要求をその必然的付随物として持っていることをも感じ取る。人間は自由な存在として自己決定をし行為を選択できる，すなわち自己の行為とその結果についての責任を取るべきことを理解している理性的存在である。この自然本性的自己愛と自己の生命価値重視，そしてそれと殆ど同じような自己に特別に親しい者の生命価値の重視は「倫理的義務」として理法が実践を求めていることでもある，という理解をこうして自然本性的に行っているのである。

しかし総ての人が人間本性を共有する自分と同じ個的人間であることを本性適合的認識で自然に感得するとき，人は実践理性が読み取る理法の求めとしての上述の「個的人間生命不可侵の倫理規範」［Ⅲ(3)A，B］を受け入れざるをえない。こうして結局「万人」の生命不可侵が「万人」に要求されていることを誰もが感得するのである。

ⅲ) トマスに詳しい解説を求めるならば，自然法の生命倫理規範は次のような内容と構造を持っている。

α) ここで，求められているのは先ず自己の生命への愛であり，不可侵性の尊重である。人間には自然本性的に自己を愛し自己の存在を特別に重要な基本的価値として保持し続けようとする傾向が内在しているがこれは「倫理的要求」の意味をもっている。「人は誰よりも自己自身を『愛さねばならない』」── これは自然本性的に人が求められている理法の基本的要求である。万人における基本的自然本性的要求「自己愛と生存保持」である。自己生命の基本的善としての取り扱いの要求である。心身的自己の存在は肯定され喜ばれ大きな善として受け入れられねばならない。この存続を「望まねばならぬ」。自己の生命を大きな善として取り扱わねばならない。自己の生存を自身で滅ぼす自殺は厳しく禁じられる。

β) また，人は自己の生命を保持するよう「努めねばならない」。それの存続に必要なことをしなければならない。滅びの危険から守らなければならない。それゆえ，仮にこれを他者が攻撃することがあれば，当然これを守る

ように努めねばならない。滅亡の危険を避けるとか逃れる努力をしなければならない。いやそれだけではない。自己の生命を不正な攻撃者から守るため合理的であるとか，少なくとも必要な場合，利用可能な物理的力を用いてもよい。必要な場合，この者の生命を滅ぼすことさえ許される[17]。なお以上 α，β は自分が保護の責任を負っている個的生命体例えば親にとっての幼児にもそのまま適用される。特別な場合を除き一般に生命倫理ではそのような生命体は自己の一部と見做されるからである。

　γ）他者の生命については特別な考察が必要であろう。

　トマスによれば自然法の論理では本来人は自己と自己の生命を愛し，その存在を保持するよう努めねばならないだけではなく他の人間をも「自己に密接に繋がりのある者」としてこれを愛し，その生命をも自己の生命に準じ別格的に大きな価値をもつものとして尊重しなければならない。

　そもそも人は社会的動物であり，自然本性的に自分に「緊密に繋がりのある」他の人間に親しみを感じ，この者を自分と殆ど同じように愛するものである。この繋がりは血の繋がりであったり，自己の選択に基づくものであったりだが，緊密な繋がりは相手をあたかももうひとりの自分として自分と殆ど同じように愛するように人を仕向ける[18]。存在の秩序において人は自然本性的にこのように愛するようになっている（S.T., II-II, q.114, a.1 ad 2）ことを意味するが，これは同時にそのまま自然法の規範でもある。万人は自然本性的に自己の生命を大きな価値として重んじ，さらに「緊密に繋がりのある」親しい者をも自己と同じように愛「さねばならない」のである。

　ところでこの自分との「緊密な繋がり」は言うまでもなくさまざまでありうる。最も厳密な意味における「緊密な繋がり」となれば親子・夫婦・兄弟姉妹間のような家族的繋がり[19]や狭義における友情（amicitia）で相互に分身（alter ipse）的に結ばれている特別の友人間のものが考えられる[20]。史的トマスがここ（ibid.）で「直接」言おうとしているのは誰もが経験しているこのような「特別に緊密な繋がり」における愛であろう。しかし，われわれはトマスがここで含蓄的に意味していると思われる「最広義におけるつながり」に注目する。自己との「本性的同一性・種的同一性」に基づくつながりである。人間性を共有しているところから来る相互間の愛である。ストア的人間

愛思想 (philanthropia) が重視した互いに「人間である」という意識に，しかしここでは最も低い水準のそれに基礎を置いたか細い友愛である[21]。

この解釈を取るとき，トマスの思想は次のようになる。この「本性的同一性」は相互を平等者として結び，愛は最小・最低水準の要求をする。その生命に対して何らかの好意的行為を行えとかせめて挨拶をせよ，というのでなく，これを自分と共に社会の成員であることを受け入れよ，この世界から排除しようとするな，という要求である。正義の要求である。「故意に殺そうとしてはならない」である。最低の愛とは，相手を自分と同じ生存の権利を天から与えられている一人の人間として「受け入れる」こと，相手をこの世から締め出そうとしないこと，「故意にその生命を滅ぼそうとしないこと」である。

それゆえトマスの理解する生命倫理規範の要求は，「誰もが自己の生命を非常に重んじなければならない，そしてそれと同じように他人の生命をも大切にしなければならない」である。誰もが総ての人を自分と平等の一人の生命体として受け入れなければならない。あなたが自己の生命を愛しこれに特別な価値を認めこの維持を望むように総ての人間が自分の生命について同じことを望んでいる。総ての者には自己の生命を特別の大きな価値としてこれを非常に大切にするような自然本性的傾向が与えられている。あなたは他人の生命をも自分の生命同様に尊重しなければならないという要求である。普遍的な個的人間生命不可侵の厳しい正義の要求が理法から万人に向けられているということになる[22]。

人間を他の諸生物から区別するのは人間の精神性であり人格性であるがこの点の理性的認識に基づいて相手の生命の不可侵性を受け入れよというのではない。相手が自分と同じ人間性を共有する個的生命体であるという認識が相手の生命の不可侵性を認めるようにと要求するのである。

結局，ここでトマスが強調しようとするのは「自己と他者との本性に基づく平等性」である。「自己と他者との本性に基づく緊密な繋がり」を認める者には各人の平等も明らかである。あなたは他の人間と「人間性 (natura humana)」を共有しておりその限り「平等」だ。われわれは自分は万人の中の第一者 (primus inter omnes) でなく，等しい万人の中の一人 (unus inter omnes pares）であることを受け入れねばならない，というのである。

δ）特別の考察を必要とするあと一つの問題に注意を向けよう。

人は個的人間生命にその実在を脅かす重大加害を意図的に加えようとしてはならないが，この自然法生命倫理の厳しい規範を敢えて犯し，他者をこの世界から排除しようとした者が出た場合どうなるか，という問題である。

このような行為がそのまま放置され黙認される場合，結局，社会の成員の正義への関心が徐々に麻痺し社会が成り立たなくなってしまう。人類は滅亡の危機に曝される。このようなことが起こらないように「公共の福祉（bonum commune）」を維持したり防衛したり侵害されたのを回復するのは完全社会である国家の責任である。実定法秩序を確立し生命倫理規範の遵守が行われるよう配慮し，故意にこれに違反し無辜の生命を奪った者を，逮捕し正しい裁判によって相応しく処遇することによって実効的な社会防衛ができる。この処遇には他に相応しい道がない場合，死刑も含まれうる。死刑において国家は直接的に死刑囚の個的生命を奪うことを目指す。このような行為はこれまで見てきたように個人においては厳しく禁じられているが，特別の場合，理法は国家には許すのである。理由は，トマスの考えでは，個的人間生命の価値に対する公共善の価値の優先である[23]。公共善を守るために他に好ましい手段がなくどうしても必要な場合，「罪ある」個的人間生命への直接的重大加害すなわちその者の生命を奪うことさえ許される[24]。

トマスのこの考えの根拠は何であろう。「種」に対する愛について述べているところに答えが示唆されている。トマスは自然本性的に部分は自分よりも自分が属している全体をより愛するのであり個人は自然本性的に自分自身の善よりも全体である「種」の善を愛する，と言う[25]。

人間の個的生命の不可侵性の倫理規範は自然法の普遍的な基本的要求であるがこれを人が無視したり軽視したりするとき結局人類の破滅が引き起こされるであろう。自然法違反の罰は自滅である。人類の存続のためには個的人間生命の不可侵性の倫理規範は厳しく守られなければならぬ。公共善はこれを要求する。これに違反する行為は結局人類の社会生活を不可能にし，人類の滅亡を引き起こす。公共善を侵害から守る自然法的責任を負う国家はそのためにどうしても必要で他に方法がない場合，「罪ある者」の生命を直接目

指して奪うことが正しい処置となる。人間の理性は正しい死刑は「種」が国家を奉仕者として用いながら遂行する合理性をもった一つの自己防衛であることを了解するのである。たしかに個的生命の価値はその者が罪を犯したにしても失われない。しかし、人間の種（species）の価値は個的生命の価値に優先する。種の存続のために個が犠牲になるとか奉仕するなどのことは他の動物においてはよく見られる現象と言われるが、これはこのような形で自然法的に人間においても実現しているのである。上述の箇所（S.T.,I, q.60, a.5）でトマスが「人は自己の生命たるとある他の者の生命たるとを問わず個的人間生命よりも種（species）をより愛するもの」だ、と言っているのは恐らくこのことを念頭に置いているのであろう。個的人間生命の不可侵性は社会が成り立ち、人類が存続するための前提である。必然的に実現していく人間社会の論理の要求である。これを無視するときあるいは軽視するとき自己存在の基盤から分離し、人類は結局自滅に追い込まれるであろう。純粋型においての死刑制度はこれを防止しようとする人間の努力として自然的に発生したものである。

「善を為すべし、悪を避けるべし（Bonum est faciendum, malum est vitandum）」という自然法の基本的要求は結局自己のすなわち人類の破滅に導く行為を悪、自己の存続発展すなわち人類の存続発展に導く行為は善、とする思想である。ここで善は直接的には存在的善であるが存在の秩序と倫理の秩序を対応すると考えるトマスの自然法思想では、その存在を保持することはそれ自体として倫理的善であり、人間的行為において追求すべき価値である、ということになる。存在することは善であるというのはトマス主義倫理学の最も基本的な命題なのである。

IV. 生命倫理規範を巡る諸問題

（1） 生命不可侵性規範の意義

以上、われわれは万人は個的人間生命の不可侵性を実践倫理の基本的真理として受け入れることを理法から求められている、というのがトマスの自然法倫理学の判断であることを見てきた。積極あるいは消極の形で、「不正に」

個的生命に意図的に重大加害を行おうとしてはならない，というのである。

　これは自然法倫理学が数々の世紀を超えた長年の考察・反省・議論の上捉ええた道徳的真理を厳密に表現しようとしたものである。個的人間生命との正しい関わりとして理法の求めている普遍的な道徳的真理は本質的にはこれだというのである。

　規範定式形成までの長い考察の出発点は人間の世界に道徳現象として普遍的に見られる生命尊重だった。万人は本性適合的認識によってこの真理を少なくとも漠然とではあるが，そして部分的にではあるが捉えているというのが自然法倫理学の判断である。不完全とはいえ，深奥に厳存している重要な道徳的真理へと自然法倫理学が迫るために本性適合的認識の捉える真理は重要な役割を果たしているのである。同じことはさらに実践理性の演繹的判断・帰納的推論や倫理学者たちの学問的判断に関してもある程度あてはまる。

　人の自然道徳律認識はさまざまの障害を克服しながら徐々に進行する，とトマスは考える[26]。特に規範道徳律の場合，生命のような基礎的善と関わる重要な道徳的真理であってもその総てが容易に認識されるわけではない。認識にはしばしば失敗があり，迂回があり，挫折がある。反省も，訂正も，真理を目指す絶えざる努力も必要である。社会環境の影響もあれば教育の役割も無視できない。誤った思想が正しい認識を妨げることもある。

　自然法倫理学はまた現在捉えている自然法規範といえどもその理解の深さや表現の適切性において進歩の可能性があることさえ認める。われわれは真理を直観できない。実践理性は推論と判断によって真理に迫るのである[27]。

　結局，実践の領域においては，われわれが見てきた生命倫理規範は理念的な性格を保たざるをえないということであろう。個的生命体と関わるに際しての，各人の究極的に目指すべき理念を指し，強く良心に訴えはしても，そのまま万人の具体的な個々の行為を不可抗的に支配するちからを発揮することには必ずしもなりえない。具体的な人間的行為（actus humanus）においてこれに従わない者を倫理的逸脱者として厳しく断罪するものではない。生命倫理規範の実効性は死刑を含む刑罰をもってその重大侵害を阻止しようとする実定法規によってある程度の外的支援を与えられるにしても常に確実な成果が期待されるわけではない。例えば死刑である。自然法倫理学は条件付

きで有用な制度として容認はするが，同時に，最も基本的な条件である。各死刑実施における「正しさ」の確保が，非常に困難であることをも忘れない。権力の悪用や冤罪・誤判の可能性や，その死刑の公共善保全のための真の必要性の不在などにより自然法の許さない国家権力による不正な殺人となる危険が完全には排除できない不完全な制度である。ある死刑が正しいかどうかは，それが具体的状況において真に相応しく必要かどうかに帰着するが，必要性も意義如何も時代的・文化的・政治的状況によっても影響されるので不安定性は避けられない。

　生命倫理規範の実効力の弱さの大きな理由の一つとしてさらに行為の関わる対象に伴う不確実性がある。最後にこの問題を取り上げよう。

(2) 生命倫理規範認識の困難

　a) 問題の中心はわれわれはある生命個体が人間生命体であることを常に確実に認識できるとは限らない，ということである。他の動物は自己と同一種に属する個体を本能的に識別できるらしいが，人間の場合その本能はない。われわれは過去の経験で学習した人間個体の行動様式や体型その他人間の特徴と考えているものを基準にある対象を人間個体として受け止めるに過ぎない。手がかりになるものがなければお手上げである。

　例えば仮に，識別に視覚が役に立たない初期胚段階の人間や猫や猿や鶏などを一緒に差し出されたときわれわれは人間個体をどのように選別できるか。染色体・遺伝子検査によるか，「これ」は人間の精子と卵子の合体から生まれた生命体であることを知っている場合にだけ，正しく選別ができるに過ぎない。ある個的生命成体を前にした場合とて困難はありうる。それが人間個体すなわちホモ・サピエンス・サピエンス個体であるかどうかをわれわれは必ずしも常に間違いなく認識できるとは限らない。例えば滅亡したといわれているホモ・フロレシエンシス個体と仮にどこかで偶然遭遇したとき，人は生命倫理規範に従って行為すべきであろうか。また現代生物学は遺伝子型 (genotype) と表現型 (phenotype) を区別するが，遺伝子的にはヒトゲノムを共有しているとはいえ人間個体には個性もあるし影響を受ける環境も違う。自分が日ごろの経験から人間個体の特徴として理解しているような一般性か

らかけ離れた著しい異常遺伝子に起因する異常個性を備えた人間個体に遭遇したとき，われわれはこれを瞬時に人間個体として正しく受け止め倫理規範の要求に忠実に行動できるかどうかは疑わしいのではあるまいか。

　b）　正しい人間個体認識はさらにさまざまの思想的偏見・先入主によって妨げられる。

　人間個体を人間個体として正しく受け止めることを妨げるような妄想に人が囚われた例などナチス・ドイツを含めこれまでの歴史にもいろいろある[28]。犠牲になるのは常に社会の弱者である。判断するのは強者だからだ。個体生命が最弱者状態となる初期と末期において誤った判断の犠牲となる危険は一挙に高まる。個的人間生命体の始まりと終わりがいつかによって生命倫理規範の適用領域は変わってくるが，極めて重要なこの問題でもわれわれには真理の直観ができないのであり，文化や哲学の影響によって人の判断は異なってこざるをえない。これは胚の身分や脳死の問題として現代医療倫理学がまきこまれている状況である。自然法倫理学の目には現在医療の現場で広く見られるという余剰ヒト胚の処分などまさに日常化した強者による弱者生命体の不当殺害以外のなにものでもない。これらの生命体を不可侵の個的人間生命体として受け入れることを拒み，経済発展や科学の進歩，人類の福祉の向上などの目的実現のため犠牲にして省みない社会功利主義思想や経済的利害重視思想などのイデオロギーが強者たちの真理の認識を妨げ，良心を麻痺させているのである。

　c）　このように認識論的な個的人間生命体同定の困難が避けられない以上，自然法倫理学が提案できることは生命価値規範の最低の要求としての安全主義（Tutiorismus）の採用ということになる。ある生命個体が人間生命個体かどうかが100％確実でない場合，あらゆる人間生命個体の不可侵性を確実に尊重する倫理的義務を果たすため，常にこれを「人間生命個体」として取り扱おうではないか，ということである。核戦争や環境破壊による人類滅亡の危険をわれわれは恐れているが，真剣に取り組むべき問題はここにもある。生命倫理規範を侮る勿れ。認識が困難であるだけで，理法の生命不可侵要求が「厳存」していることは間違いない，というのが自然法倫理学の確信である。社会成員の中の強者が弱者生命の不可侵性を自己の利害本位に勝手

な口実の下に公然と侵害することを行い続けるならば人類の滅亡は避けられないであろう，というのがトマスの警告である。

注

1) 特に目立つのは現代の医療倫理の具体的問題への取り組みにおいて，生命の質 (quality of life) への顧慮もなく一元的に生命の神聖 (sanctity of life) を主張する伝統倫理への批判として展開されている生命神聖否定論である。Cf.H.Kuhse, *The Sanctity-of-Life Doctrine in Medicine: A Critique,* Oxford 1987 (邦訳：ヘルガ・クーゼ［飯田恒之他訳］,『生命の神聖説批判』，東信堂 2006 年); B.Baertschi, "La vie humaine est-elle sacrée? Euthanasie et assistance au suicide," *Revue de théologie et de philosophie* 125(1993), pp.359-381; H.Kuhse(ed.), Peter Singer, *Unsanctifying Human Life. Essays on Ethics,* Malden, Ma 2002, esp. pp.179-294. M.Ahmann, *Was bleibt vom menschlichen Leben unantastbar? Kritische Analyse der Rezeption des praktisch-ethischen Entwurfs von Peter Singer aus praktisch-theologischer Perspektive,* Münster 2000 は詳しいピーター・シンガー批判である。なお例えば K.Bayertz(ed.), *Sanctity of Life and Human Dignity,* London 1996 が「生命の神聖」問題の現状を知るのに有益な情報を提供している。

2) 本章でのトマスの引用は次のように行う。代表作『神学大全 (*Summa Theologiae*)』の場合，書名は *S.T.* とし，『部』をローマ数字で，どの「問題」かを q. で，第何「項」かを a. で，第何「異論に対する回答」かを ad で表示する。他の著作の場合，書名部分を除いて大体これに準ずる。ラテン語テキストの引用はマリエッティ版のある場合はこれを，未刊のものは Frommann [Roberto Busa] 版を用いる。なお邦訳は『神学大全』については創文社版（山田晶・稲垣良典他訳者多数）が刊行中であるのでこれを利用する。但し，引用者が多少手直しをすることもある。他の著作の場合引用者の試訳。

3) J.Maritain, *Distinguer pour unir ou le degrees du savoir* (Paris [ed.8] 1963), pp.515-521, 556-557 (*Les degrees du Savoir* [Œuvres complètes, Fribourg tome iv, 1983]). Cf.A.M.Caspani, "Per un'epistemologia integrale: La conoscenza per connaturalità in Jacques Maritain," *Doctor Communis* 35 (1982), pp.39-67; P.-A.Belley, "L'analogie de la connaissance par connaturalité chez Jacques Maritain," *Acta Philosophica* 11 (2002), pp.93-120.

　　トマスの重要なテキストである，明確にこの問題を論じた『神学大全』第二・二部，第45問題，第2項の他，含蓄的に「本性適合的認識」について語っている箇所は少なくなく，例えば『ペトロ・ロンバルディ命題集注解 (*In III Sent.,* dist. 33, q.2, a.4, sol.4; d.35, q.2, a.1)』,『真理についての討論集 (*Quaestiones Disputatae* De Veritate, q.26, a.3 ad 18)』,『ディオニジウスの神名論注解 (*In Dionysium de divinis nominibus,* c.2, 1.4)』,『アリストテレスのニコマコス倫理学注解 (*In III Ethic.,* lec.13, n.518-520; *In VI Ethic.,* lec.2, n.1131; lec.9, n.1247)』，その他が挙げられよう。いずれにせよ「本性適合的認識」はトマスの思想の重要なテーマである。Cf. I. Biffi, "Il giudizio 'per quandam connaturalitatem' o 'per modum inclinationis' secondo San Tommaso: analisi e prospettive," *Rivista di Filosofia Neoscolastica* 66 (1974), pp.356-393; M. D'Avenia, *La conoscenza per connaturalità in S.Tommaso d'Aquino,* Bologna 1992. 邦文によるものとして水波朗『自然法と洞見知－トマス主義法哲学・国法学遺稿集』(創文社 2005年) がこの認識について詳しく論じている。

4) "Rectitudo autem judicii potest contingere dupliciter: uno modo, secundum perfectum usum rationis; alio modo, propter connaturalitatem quandam ad ea de quibus jam est judicandum" (*S.T., II-II,* q.45, a.2 [邦訳第17冊, 165-6頁]).

5) Cf. J.Noonan, "An almost absolute value in history," J.Noonan (ed.), *The Morality of Abortion* (Cambridge 1970), pp.1-59.

6) Cf. A.Regan, "The worth of human life," *Studia Moralia* 5 (1968), pp.179-200; G.Ermecke, "Zur moraltheologischen Grund- und Schlüsselfrage: Woher stammen die sittlichen Normen? Die Seins-Ordnung als Grundlage der Handlungs-Ordnung und der mit jener sachlich identischen Wert-Ordnung und so Grundlage der sittlichen Ordnung," *Theologie und Glaube* 72 (1982), S.1-13; "R.M.Pizzorni, "Il fondamento ontologico del diritto naturale," *Apollinaris* 57 (1984), pp.311-333.

7) 根源まで遡った考察となるとこの問題は本章の直接的な取り組みの対象とはなれない。トマスはそこではキリスト教信仰に基づく議論をしているのに対し、本章は専ら自然的理性のみを用いて万人を相手に議論を行う自然法倫理学者トマスの立場から問題の考察を行うことになっているからである [Cf. I (1)b]。しかし議論において捨象するだけでトマス自身の思想においては相互は調和しているのであるから参考にはなるので、神学思想の概要を簡単に見ておこう。

　カトリック神学者トマスによれば、万人は神からその三位一体的「いのち」の交わりへの永久的参与へと招かれ予定された有限ペルソナとして創造されており、これが各人の尊厳の基礎である。現世で人は死後の超自然的永久の至福 (supernatural beatitude) への準備段階としての身体的存在 (corporeal existence) を神から与えられている精神的有機体であり、その上不完全とはいえすでに生存中に神の「いのち」も恵まれる可能性は万人に開かれている (*S.T., I-II,* q.2, a.5)。有機的ペルソナとしての個的存在は受精卵の成立より自然死までの全期間に亘る。地上的個的人間生命は来世的超自然的永久存在の前提かつ準備として大きな価値をもっている。それは絶対的価値でも究極的価値でもなく有限の手段的価値に過ぎないものの、神が「あなた」と呼びかけながら永久のいのちへの招きと共に一人ひとりとの間に設定した固有の関係の一部を形成するものとしてかけがえのない存在であり、その支配者は神である。個的人間生命の神聖すなわち不可侵性の根拠はこのような神との関係の価値に存する。個的人間生命に重大深刻な損害、例えば死、を「意図的に」引き起こすことが自然法によって万人に厳しく禁じられるのは神の支配権を侵すことになるからである。

8) 自然法倫理学者トマスはアリストテレスから発展的に継承している質料形相主義 (Hylemorphismus) に拠った議論で価値の内在性を基礎付ける (宮川俊行「ペルソナについて－トマス人間論哲学的考察」,『カトリック社会福祉研究』6 [2006], pp.1-48 参照)。実体的形相 (forma substantialis) としての同一精神魂 (anima spiritualis) の一貫現存である。この現存はそこに形成される構成体を人間ペルソナ

たらしめ，これに「存在（esse）」に伴われた精神性に基づく不可侵性を与えるのである（Cf. S.T., I, q.93, a.4; q.12, a.4 ad 4; II-II, q.25, aa.1. 6）。Cf. R.Lucas Lucas, "Fondazione antropologica dei problemi bioetici," *Gregorianum* 80 (1999), pp.696-758; A.Holderegger, "Die 'Geistbeseelung' als Personwerdung des Menschen. Stadien der philosophisch-theologischen Lehre-Entwicklung," K.Hilpert/D.Mieth (Hrsg.), *Kriterien biomedizinischer Ethik. Theologische Beiträge zum gesellschaftlichen Diskurs* (Freiburg 2006), S.175-197; A. Gomez-Lobo, "Inviolability at Any Age," *Kennedy Institute of Ethics Journal* 17 (2007), pp.311-320.

9) この問題も上の場合と同じように同一精神魂の現存によって説明される。前掲拙稿参照。Cf. L.Honnefelder, "Die Frage nach der Einheit des Menschen. Bioethik und Hylemorphismus," K.Hilpert/D.Mieth (Hrsg.), *Kriterien biomedizinischer Ethik, op. cit.*, S.50-65.

10) トマス倫理学では厳密には個的人間生命に「神聖性」は帰せられない。本章におけるこの表現は「世俗での生命議論における『いわゆる生命の神聖』」の意味で，不可侵性と同義で用いられているに過ぎない。

11) この命題は現代生物学の理解と調和することも注目に値するであろう。二倍体細胞生物にあっては個体の死が細胞に遺伝子として組み込まれており，しかもこれが種の存続を可能にしているという。仮に幸運で事故死を免れたり人為的な努力である程度の延命に成功することはあるにしても，人はアポトーシスとアポビオーシスという遺伝子によって制御された二種の細胞死による個体死からは逃れられない，というのである。田沼靖一『死の起源－遺伝子からの問いかけ』（朝日選書 2001年），を参照。

12) 倫理学では『罪』とは一般にある倫理規範の要求に背いた状態や行為を意味するが本章はこの面に意味を限定する。

13) 「いかなるものも自然本性的に自分自身を愛する。いかなるものも自然本性的に自らの『存在（esse）』を保全しようとし，もろもろの破壊的要因に対して可能な限り抵抗するのはその徴しである」("...naturaliter quaelibet res seipsam amat: et ad hoc pertinet quod quaelibet res naturaliter conservat se in esse et corrumpentibus resistit quantum potest", *S.T.*, *II-II*, q.64, a.5 [邦訳第18冊，172頁])。

「存在」とは，トマス哲学的には，厳密には，「その本来的なあり方」における実在を意味するが，広義においてはあらゆる次元における存在を意味しえ，ここでも「生命体としての実在」を指していると考えられる。事実トマスは別の箇所で「然るに万物には自然本性的に自己の生命とそれに秩序付けられたものを愛するような傾きが埋め込まれている」とも言う ("Inditum autem est unicuique naturaliter ut propriam vitam amet, et ea quae ad ipsam ordinantur..." *ibid.*, q.126, a.1)。個的生命体としての個人には基本的自然本性的欲求としての生存欲求があるというのである。

14) この理解に対立するものとしてG.フロイト（1856-1939）の「死の本能仮説（Todestrieb-Hypothese）〔自我とエス，1923〕」を思い出す者があるかもしれない。かれはすべての本能を有機体の構造に根ざした二本能（Triebe）すなわち「生の本能（愛の情熱，性愛，エロス）」と「死の本能」に還元されるとした。かれによれば，あ

らゆる生命個体には自己である生命体を保存しそれをより大きな単位へと結合させようとする本能, すなわち生きようとする本能と, これに反対の本能すなわち死の本能, 死のうとする傾向, がある。死の本能 (Todestrieb) とは有機体である自己を解体して原初的な無機物の状態にもどそうとするあらゆる生命体の生得の傾向である。この破壊の情熱 (死の本能) が自己の外部に向けられると他者を攻撃し破壊しようとする衝動になる。生の本能も死の本能も全ての生きた有機体の中にある生物学的力である。全ての生きている細胞が生命体の二つの基本的性質すなわちエロスと死へ向かう努力をもっている……。

しかしこの見方は諸専門領域からの学問的批判が多く一般には受け入れられていないという。Cf. J.Laplanche, *Leben und Tod in der Psychoanalyse*, Olten 1974; A.Willwoll, "Trieb," W.Brugger (Hrsg.), *Philosophisches Wörterbuch* (Freiburg [17]1985), S.413-4. 自殺は結局社会学的あるいは病理学的に対応可能な倫理的無記的現象, または誤まった倫理的判断に基づく自然本性的傾向に逆らう自由意志悪用的逸脱行為と解されることになろう。Cf. F.Hammer, Selbsttötung philosophisch gesehen, Düsseldorf 1975; G.Grisez-J.M.Boyle, *Life and Death with Liberty and Justice. A Contribution to the Euthanasia Debate* (Notre Dame 1979), pp.407-412.

15) トマスは「自己自身に対する愛」を愛する主体と客体の同一性 (aequalitas) によって説明し,「他の人間に対する愛」を主体にとっての客体の類似性 (similitudo) に基づくものとして説明しようとする。「如くに, という場合, 同一性ではなく類似性が問題にされている。……丁度, 自分自身を愛するのは自らのために善を欲することであるように, 他者を愛することは他者の善を欲することであり, この点に関する限り, 自然本性的に自分自身に対するのと類似の愛 (similis dilectio) を他者に対してもつのである」("...sicut non designat aequalitatem, sed similitudinem.... naturale est quod similem dilectionem habeat ad alium sicut ad seipsum, quantum ad hoc, quod sicut seipsum diligit inquantum vult sibi bonum, ita alium diligat inquantum vult ejus bonum." *S.T., I*, q.60, a.4 ad 2 [邦訳 第4冊, 313頁])。これは親子や兄弟や親友など特定者についてではなく, 一般的に他者に対しての愛を論じた箇所である。トマスは他者に対する愛は自己愛の拡張として理解されると見るのである。Cf. J.-R.E.Ramírez, "L'amour de soi base de l'amour d'autrui," *Laval théologique et philosophique* 14 (1958), pp.77-88. 自己に対する愛は他者に対する愛の根拠と見られているのである。

16) いわゆる自然主義的誤謬 (naturalistic fallacy) の問題は特別重要とは見られていない。Cf. G.Ermecke, "Zur moraltheologischen Grund- und Schlüsselfrage," *op. cit.*; R.M.Prozzorni, "Il fondamento ontologico del diritto naturale," *op. cit.*; J.Fuchs, "Naturrecht oder naturalistischer Fehlschluß?," Idem, *Für eine menschliche Moral. Grundfragen der theologischen Ethik I* (Freiburg 1988), S.291-312.

17) トマスに詳しい説明を聴こう。

普遍的生命倫理規範 [Ⅲ(3)A, B] によれば, 万人は他者の生命を受け入れることを理法から求められている。それゆえ「意図的に」重大加害を加えようとする者は不正な攻撃者 (aggressor injustus) である。誰かが「不正に」こちらの生命を「故

第2章　個的人間生命の不可侵性について　39

意に」重大加害しようとしたとき，人には自己の生命の正当防衛権がある。物理的暴力を用いてでも自己の生命を不正な攻撃者から守ることは許される。勿論，説得する，謝る，宥める，逃れる，交渉する，脅すとか，他者に助けを求める，などの方法で生命を十分に守れるのであれば，暴力は避けるべきであろう。暴力を用いるにしても相手に打撃を与え無害化することだけで十分ならばそうすべきであろう。しかしどうしても必要な場合相手を殺すことも理法は認めている。

但し，注意すべきは，この際といえども，相手を「殺そう」と「目指して」はならないということである。なぜならこれは自然法が万人に禁じている人間生命への重大加害を「故意に」「目指して」行うことになるからである。しかし人は正当防衛において致死的な暴力を相手に加えることが必要の場合，これが致死的であることを「知っていてもあるいは予想していても」倫理的に問題はない。この反撃によって相手が死ぬであろうことが予見されることは構わないのである。禁じられるのは故意に相手を殺そうとすること，すなわち「死を意図すること (intendere)」である。相手がこちらにとって有害でない状態を作り出すのが「正当防衛」の基本精神であり，「殺す」ことを目指すものではないのである。

また正戦 (bellum justum et licitum) における戦闘行為で，兵士は不正な侵略者である敵兵を撃退するために必要な武力は用いてよいが，相手の死を意図ないし目指してはならない。この戦闘行為は不正な侵略者から国家を守るためのものであるから直接的に「目指し意図している」のはこちらの強い防衛意志を示したり相手の攻撃力に深刻な打撃を与え不当な侵略を思い止まらせたり不可能にしてしまうことである。こちらの戦闘行為が相手に致命傷を与えたり相手の死を引き起こすことが蓋然的あるいは確実な結果として予見されていることは差し支えない。自然法によって禁じられるのは相手の死を「直接的に」「意図し目指す」ことである。

この二つの場合，すなわち個人の正当防衛行為や正戦における戦闘行為において，「殺人は許される」わけであるが，この殺人行為は直接に相手の死を「意図したり目指したりする」行為ではない。「相手の死」は個人や国の自己の正当防衛という別の目的実現を目指す行為が，目指してもいないのに，引き起こしてしまう一つの「結果 (effectus)」である，と解釈されるのである。こうなることは「予見されていた」，あるいははっきり「分っていた」かもしれないが，人間的行為の倫理的評価（正不正や善悪）は「分っている・予想している・知っている」などによってではなく根本的には行為者の意志がこれを「意図ないし目指していた」かどうか (intention) によって決まるのであり，従ってこのような場合の「死」を仮に起こっても自然法原則は行為者に「倫理的責任」ありとはしない。たしかに行為者の行為は死を引き起こしているので物理的には行為者のもたらしたものであるが，倫理有責的には行為者とはつながりがないとされる。すなわちこれらの行為における「殺人」は，理法は万人に殺人を厳しく禁じており，これは殺人であるにも拘わらず，一定の条件（拙稿「二重結果の原則」『純心女子短期大学紀要』19[1983]，1-9頁を参照）を満たしている場合，「不正攻撃者の間接的殺人 (occisio indirecta injusti aggressoris)」とされ倫理から容認され弾劾を受けないのである。Cf. L.Rossi, "Duplice effetto (principio del)," L.Rossi-A.Valsecchi(dir.), *Dizionario Enciclopedico di Teologia Morale*, ed.4 (Roma 1976), pp.293-308.

18)「立派な人にあっては，友人はまるで自分自身のように受け止められる。なぜなら，

その友人は友である自分の気持ちの上ではまるでもう一人の自分のように感じられるものだからである。すなわち，人は友情的愛で愛する場合，友人をまるで自分自身のように受け止めるのである ("...virtuosus se habet ad amicum sicut ad seipsum, quia amicus secundum affectum amici est quasi alius ipse, quod scilicet homo afficitur ad amicum sicut ad seipsum", *In IX Ethic.* lec.4, n.1811 [拙訳])」。

19) Cf. S.J.Pope, "Familial Love and Human Nature: Thomas Aquinas and Neo-Darwinism," *American Catholic Philosophical Quarterly* 69 (1995), pp.447-454.
20) 前注18のトマスの注解はこれを指して言っているのであろう。
21) 「すべて人間は自然本性的にすべての人間にたいして何らかの一般的な愛によって友人である。それは『集会書』第十三章第十九節においても『総ての動物は己の同類を愛する』といわれているごとくである。そして人が外的に言葉と行為において，他国人や見知らぬ人に対してさえも示すところの友愛の徴しはこうした愛を表示している。したがって，そこには偽装はない。というのも，かれはかれらにたいして完全な友愛の徴しを示しているのではないからであり，なぜなら特別な友愛によって自分と結びついている人々と同様に親密な仕方で，他国の人々に対してふるまっているのではないからである ("omnis homo naturaliter omni homini est amicus quodam generali amore: sicut etiam dicitur Eccl. 13, 19, quod *omnne animal diligit simile sibi.* Et hunc amorem repraesentant signa amicitiae quae quis exterius ostendit in verbis vel factis etiam extraneis et ignotis. Unde non est ibi simulatio. Non enim ostendit eis signa perfectae amicitiae:quia non eodem modo se habet familiariter ad extraneos sicut ad eos qui sunt sibi speciali amicitia juncti." *S.T., II-II,* q.114, a.1 ad 2 [邦訳　第20冊, 204頁])」。ここでトマスは人と人の間の友愛（amicitia）関係には二種がある，と言う。友情的友愛で結ばれている友人間の場合は高い水準の例だし，見知らぬ人に対する親切の場合は低い水準の例だ，と。この低い水準をさらに徹底した厳密な「最低水準」すなわち単に「相手が人間であるがゆえ」の愛もこの言葉「友愛」に含蓄されている，とわれわれは考える。根拠はトマスがこのテキストで「総ての動物は己の同類を愛する」という聖書の言葉を引用していることである。「人間性を共有しているゆえ」だけの結びつきである相手に対する「友愛」がありうることが示唆されていると思われる。
22) Cf. R.M.Hayden Lemmons, "Are the Love Precepts Really Natural Law's Primary Precepts?," *Proceedings of the American Catholic Philosophical Association* Vol.66 (1992), pp.45-71; S.J.Pope, *The Evolution of Altruism and the Ordering of Love,* Washington, D.C. 1994; J.McEvoy, "The Other as Oneself: Friendship and Love in the Thought of St. Thomas Auinas," J.McEvoy-M.Dunne(eds.), *Thomas Aquinas: Approaches to Truth* (Dublin 2002), pp.16-37.
23) トマス主義倫理学者の中にはこの点でトマスを間違っていると批判する者もいるが読みが浅い。Cf. G.Grisez, "Toward a Consistent Natural-Law Ethic of Killing," *American Journal of Jurisprudence* 15 (1970), pp.64-96; G.V.Bradley, "No Intentional Killing Whatsoever: The Case of Capital Punishment," R.P.George(ed.), *Natural Law and Moral Inquiry. Ethics, Metaphysics, and Politics in the Work of Germain Grisez* (Washington, D.C. 1998) pp.155-173.

24) *S.T., II-II,* q.64, aa.2-3.7.
25) 「部分は何れも自然本性的に自らを愛する以上に全体を愛するものであるし，個別者は何れも自然本性的に自らの個別的善を愛する以上に自らの種の善を愛するものだ ("...unaquaeque pars diligit naturaliter totum plus quam se. Et quodlibet singulare naturaliter diligit plus bonum suae speciei, quam bonum suum singulare." *S.T., I,* q.60, a.5 ad 1［邦訳　第4冊，318頁］)」。Cf. "Unumquodque autem in rebus naturalibus, quod secundum naturam hoc ipsum quod est, alterius est, principalius et magis inclinatur in id cujus est, quam in seipsum... naturaliter pars se exponit, ad conservationem totius... Et quia ratio imitatur naturam, hujusmodi inclinationem invenimus in virtutibus politicis..." (*ibidem, corpus*); "...natura reflectitur in seipsam non solum quantum ad id quod est ei singulare, sed multo magis quantum ad commune: inclinatur enim unumquodque ad conservandum non solum suum individuum, sed etiam suam speciem. Et multo magis habet naturalem inclinationem unumquodque in id quod est bonum universale simpliciter" (*ibidem,* ad 3).
26) R.M.Pizzorni, "Gradualità della conoscenza del diritto naturale," *Euntes Docete* 37 (1984), pp.301-328.
27) J.G.Milhaven, "Moral Absolutes and Thomas Aquinas," C.Curran(ed.), *Absolutes in Moral Theology?* (Washington, D.C. 1968), pp.154-185; J.Llompart, *Die Geschichtlichkeit der Rechtsprinzipien. Zu einem neuen Rechtsverständnis,* Frankfurt/M. 1976; K.Hörmann, "Die Unveränlichkeit sittlicher Normen im Anschluß an Thomas von Aquin," W.Kerber(Hg.), *Sittliche Normen. Zum Problemen ihrer allgemeinen und unwandelbaren Geltung* (Düsseldorf 1982), S.33-45; J.Finnis, *Moral Absolutes. Tradition, Revision, and Truth,* Washington, D.C. 1991; L.Honnefelder, "Absolute Forderungen in der Ethik. In welchem Sinn ist eine sittliche Verpflichtung 'absolut'," W.Kerber (Hg.), *Das Absolute in der Ethik* (München 1991), S.13-33.
28) L.ハンケ（佐々木昭夫訳），『アリストテレスとアメリカ・インディアン』，岩波新書　1974年，参照。

第3章 ナチ時代における「生きるに値しない」生命の抹殺政策とキリスト教
―― W. シュトローテンケのプロテスタント的生命価値論 ――

トビアス・バウアー
(Tobias Bauer)

I. はじめに[1]

　ナチズムの時代は歴史の一齣であるが，そこにおいては，人間の生命の価値と無価値について思いをめぐらした挙句に，「生きるに値しない」(lebensunwert)と宣告された生命を物理的に抹殺するという，途方もない結果を招くに至り，集団殺戮という形で行動に移されてしまった。数十万の人々[2]── 病人や障害者のみならず，住所不定者，アルコール中毒者及び失業者といった人々 ── が，「お荷物的存在」，劣等者，生きるに値しない人間と断じられ，薬物，毒ガス，栄養断絶，射殺等々の手段によって殺害されたのである。ナチス国家のいわゆる「安楽死」プログラムという体験は，今日に至るまでトラウマとなって尾を引いている。これは今日に至るまで，生命倫理をめぐるドイツの議論を特徴づける一つの要因となっていて[3]，「生きるに値しない」生命の抹殺は当時「安楽死」と婉曲に言い回されていたため，「安楽死」という概念がドイツにおいては後々までタブー視されたにとどまらず[4]，安楽死の問題についての実のある議論を後々までも困難にするという事態につながることになった。そのことは，例えば1989年のピーター・ジンガーのドイツ来訪の際，堕胎や安楽死についての彼の主張に対する激しい反応で明らかになった通りである[5]。

　ナチズムによる「安楽死」プログラムや，「生きるに値しない」生命という発想のイデオロギー上の根拠づけは，多くの視点から研究され，例えばエルンスト・クレーの著作[6]を通して，狭い専門科学者の枠も超えて広く一般にも身近なものとされるに至った。ナチズムの「安楽死」活動に対するキリ

スト教の教会，公共機関，神学者たちの（厳しい拒否から，時間をかせぎながらの協力，部分的な賛同に至るまで，どっちつかずのままに終始していた）態度も，すでに歴史学的研究の対象となっている。小論は，この教会，及び神学上の意見が多様な広がりを見せていることを視野に置きながら，「生きるに値しない」生命の絶滅というナチズム的プログラムをキリスト教的・プロテスタント的観念と一致させようという，福音派の神学者ヴォルフガング・シュトローテンケ（Wolfgang Stroothenke, 1913-1945）のこれまでまだ殆ど研究されたことのない試みの内実を分析しようとするものである[7]。彼のこの試みは，その急進性のゆえに，福音派（及びカトリック）神学の主流としての拒否的姿勢を代表するものとは呼べないのは確かだが，小論は他ならぬこの試みを究明することによって，キリスト教のように，基本的に神の前における人間の生命の価値を高く評価する宗教的教義が，幾多の神学者たちの思考の中で，いかにしてその神学的コンセプトが読み換えられて，時代の「要請」，もしくはその時代の思想的環境に適応していったのか，そして，今日なお悪の総体とされている犯罪に神学的立場から接近していったのか，についての理解に一石を投じようとするものである。（人間の）生命の価値，及び無価値に関する差し迫った，アクチュアルな問題を目の当たりにするにつけても，こうしたことについての理解を深めることは，このような典型的な事例研究に対する歴史的な関心はもとより，今日の生命倫理の議論にも，一つの重要で警告的な寄与を果たすことができるように思われるのである。

II. ナチズム下の「生きるに値しない」生命

「生きるに値しない」生命というコンセプトの成立は，概念的にも内実の面でも，ナチ支配の時代に根ざすものではない。このコンセプトの成立の条件要因は，少なくとも19世紀末葉にまで遡り，すでに1933年のヒトラーの政権掌握以前に，優生学や人種衛生学の構築という環境の中で，科学，社会及び健康政策の面で具体的な形態を備えるようになっている[8]。しかしながら，人種衛生学や遺伝養護という政治的転換の枠内における，「生きるに値しない」生命の物理的絶滅という最終的な結論が現実に遂行されたのは，ナ

チ支配下の時代のことになる。以下に述べるところが「生きるに値しない」生命という発想の成立と展開については極めて簡略に触れるのみで、しかも、「安楽死」行動の歴史について、その実践的遂行というおぞましい細部に立ち入ることを避けているとすれば、それは、小論が衆知のこととか、道義的憤激の確認を問題にしているのではなく、両者は当然の前提となっているからである。

（1） 1920年のビンディングとホッヘによる「生きるに値しない生命抹殺の解禁」要求

19世紀の終り頃に「安楽死」は、社会ダーウィニズム的生物進化論思想の影響を受けて、極めて重度の障害を持つ生命の殺害として論じられた（例えば、アドルフ・ヨースト：『死に対する権利』、1895）。しかしながら、「生きるに値しない生命」という概念が導入されたのは、ようやく1920年に至ってからのことであった。ライプツィッヒの法学者カール・ビンディング（Karl Binding, 1841-1920）とフライブルクの精神科医アルフレート・ホッヘ（Alfred Hoche, 1865-1943）は、1920年に公刊された論文『生きるに値しない生命抹殺の解禁 —— その基準と形式』によって、第一次世界大戦後に先鋭化された経済的、社会的危機という重圧の下で、安楽死の許容に関する強烈で重大な議論を惹き起したが、この安楽死はいまや、人道的で進歩的と称される動機から、医師たちによって特定の病人や障害者の合法的殺害と解された。この論文は、法律的、法実証論的・規範理論的論拠によって、「お荷物的存在」の殺害を容認するものであった。人種生物学的、ないし人種衛生学的視点は、この筆者たちによって挙げられなかった。この筆者たちにとって決定的な関心の的となったのは、何よりも先ず、経済的動因であり、国家は（例えば戦争において）「最も価値のある」成員を犠牲にし、最も価値のない成員を莫大な費用をかけて支援していると非難された。曰く、「白痴の保護に奉仕している諸施設は、他の目的から遠ざけられる。私的な施設に限っては、利子が算定されねばならない。何千もの介護従業員が、この全くもって非生産的な任務のために拘束されて、やりがいのある仕事から遠ざけられているのである。70歳を下らず、さらに老齢となっていくこれらの空虚な形骸と

第3章　ナチ時代における「生きるに値しない」生命の抹殺政策とキリスト教　　45

なった人間のそばで、あらゆる世代にわたる看護者が年老いていくことは、想像するだけでもやりきれない限りである。これらの厄介者というカテゴリーに属する人々のために必要とされる出費があらゆる方面から見て正当化できるかという問題は、暮らし向きの良かった昔の時代なら差し迫った問題ではなかったが、しかし今は事情が違ってきており、われわれはいやでもこの問題に真剣に取り組まざるを得ないのである」[9]。

　その際、ビンディングとホッヘが抹殺の解禁、即ち殺害を処罰の対象にならないとして評価しようとしたのは、一つは、精神的な健常者が例えば重大な事故で意識を失くしてしまい、意識を回復しても重度の障害が予想される場合であり、もう一つは、病人とか負傷者が治癒の見込みのない状況に直面して、死による救済の望みを表明した場合である。それに止まらず――この点でビンディングとホッヘはナチズムの「安楽死」プログラムの思想的先駆者となったのだが――、かれらは「不治の白痴者」の殺害の解禁（すなわち、免責）を主張して、こう言う。「かれらは生きる意志も死ぬ意志も持っていない。かれらは殺されることに進んで同意するでもなく、かといって殺されるなんてまっぴらだという程の生きる意志もない。かれらの生はまったく目的のないものであるが、それを耐え難いと感じてもいないのである。かれらの身内にとっても、社会にとっても、かれらは大きなお荷物となっていて、かれらが死んだところで――母親やこころ優しい看護婦の心の中は別かもしれないが――、いささかの亀裂さえ残さない。かれらが手厚い保護を必要とすることがきっかけとなって、全く生きるに値しない生命を何年も、何十年も辛うじて存えさせることに没頭するような職業が生じているのである。[…]真の人間の姿からおそろしくかけ離れ、見る人のほとんどすべての人に恐怖心を起こさせるこれらの人間の殺害を解禁しない根拠は、法的にも、社会的にも、道徳的にも、そして宗教的な観点からも全然ないと、私は思うのである」[10]。

（2）「生きるに値しない」生命とナチズムの遺伝養護

　ビンディングとホッヘが目指したような法律の変更が実現されることはなかったが、すでにワイマル共和国の時代に絶大の賛同を得たその論文によっ

て[11]，かれらはナチ国家における「安楽死」の思想的先駆者となった。かくして，国家社会主義者たちは，かれらが支配権を握る以前に実現された「安楽死」に関する読み換えと，その概念上の新定義，並びに「生きるに値しない」生命という新たに提示された概念を，自らの絶滅プログラムを過小に見せるために利用することができた。「生きるに値しない」生命は，こうして，不治の病人や精神障害者の存在を際立たせるための恰好のナチズム的スローガンとなったのである。

「生きるに値しない」生命に関わるナチ国家の具体的措置としては，先ず第一に，遺伝病の子孫予防法（1933年7月14日）[12]において合法化された強制断種が挙げられねばならないが，この法律は1935年になると，優生学上の適応症の問題を事由とする堕胎にまで拡大された（1935年6月26日，遺伝病の子孫予防法の変更のための法律）。精神分裂，癲癇，遺伝性盲聾，アルコール中毒等々を患っている人間の断種によって，「国民の健康」及び「遺伝病質のない体質」の向上と，障害者施設における介護費用の明確な削減が期待された。ここにおいて，戦争勃発後の「安楽死」活動が開始される前からすでに，暗黙のうちに精神病者や障害者が，法律によって「生きるに値しない」と決めつけられていたことが明白となる。即ち，1930年にはすでに，『国家社会主義月刊誌』において，「生きるに値しない生命に死を！」と謳われているのである[13]。

1939年という年は，国家社会主義者たちの人種政策実践の面で一つの画期となった。「国民の身体」の「質的向上」を図るための，大部分が人種衛生学的な動機に基づいているこの措置は，「人種衛生学的」と称される行動によって補完されたが，この行動は制度的な面では，法律の枠外に置かれることによって，「安楽死」と結び付くこととなった。外形上の法律に取って替わったのが，総統公示である。即ち，ヒトラーは1939年10月には秘密の文書を作成したものと思われるが，それは特定の医師に対して，医学的診断の結果，患者が不治の病と宣告された場合には，「恩寵の死」を与える権限を認めるものであった。これによって，ナチの安楽死措置の一環としての最初の行動，いわゆる「小児安楽死」——その年齢制限は実践が進行するにつれて，17歳までに引き上げられた——が開始された。

第3章　ナチ時代における「生きるに値しない」生命の抹殺政策とキリスト教　47

　これに続いて，1939年9月以降に占領された地域における療養所の患者たちの殺害，並びに，全帝国領内にある療養所の患者たちの毒ガスによる集団殺害が行われ —— これはいわゆるT4行動と呼ばれる ——，この実践に当たっては，精神病患者や養護施設の居住者たちが調査用紙によって把握され，書類に基づいて医学的鑑定家の手で抹殺相当として選び出された。1941年8月になると，住民や教会からの抗議を受けて[14]，それまで多かれ少なかれ秘密裡に行われたり，隠蔽されていた「安楽死」行動は，公式には中止されるに至ったが，個別的で秘密の行動，いわゆる「無秩序の安楽死」はなお戦争の終結まで行われていた。

　この国家社会主義による「安楽死」プログラムには，「安楽死」というまさに曖昧模糊とした概念を利用したプロパガンダが付随していた。例えば，『わたしは告訴する』(1941)という映画は，不治の病に苦しむ場合における要求に基づく殺害の問題を取り上げ，事は「生きるに値しない」生命の抹殺と同様のことであるかのようにみせようとしたものである。その際，ナチ国家による病人殺害の婉曲な描写に役立ったのは，安楽死と，「生きるに値しない」生命の抹殺の区別が，「安楽死」という概念の下で，未分化のまま，一緒くたにされていたことであるが，これはすでにビンディングとホッヘにおいて見られた通りである。ビンディングとホッヘによって練り上げられた採算性優先という考え方も，国家社会主義的プロパガンダによって進んで取り上げられた。

Ⅲ.「生きるに値しない」生命の抹殺に対する教会及び神学の反応

　「生きるに値しない」生命についての国家社会主義的コンセプト，並びに，こういう生命を抹殺しようとする措置に対する二大キリスト教会，及びその代表者たちの反応は，態度表明，請願書，抗議文書，司教教書等の広範で多様な活動や，例えば教会負担による社会事業施設のリーダーによる実践活動の中に見られるが，その折々の態度や論拠を個々に究明することはとうてい無理なので，ここでは，「生きるに値しない」生命の抹殺という現実に直面した二大教会の神学的な論拠の基本的特徴を簡潔に紹介するに留めざるを得

ない[15]。

（1） カトリック教会側からの態度表明

「生きるに値しない」生命という国家社会主義的コンセプトの評価，並びに，そういう生命を抹殺しようという動きに対するカトリック教会やその代表者たちの態度を特徴づけるものは，殆ど一貫してこれを拒否するという点にあった。かれらの拒否の中心には，一つには，どんなにみじめでどんなに弱小の人間であろうと，どの人間にもその生命の傷つけようのない不可侵性があり，それを放棄することも，帳消しにすることもできない権利が認められているという，自然法的視点がある。

「生きるに値しない」生命の抹殺を拒否するカトリックの論拠の第二点については，ノヴァクが次のように要約している。「人間はその生物学的，社会的状態ではなく，永遠の相の下に見られていた。永遠の相の下では，人間は不滅の魂を与えられていて，この魂は（人間的評価からすれば）動物と同様の段階，またはその下の段階で細々と生きていると見える肉体の中でも，不滅のままに生きていた。人間，もしくは神によって創造されたその不滅の魂の持つ無限の価値は，この地上では不信の徒の目には隠されたままであるにしても，それでもその価値は厳存していたのであり，健全な人間の魂と同じ，永遠の約束の下にあったのである。魂を神から直接授けられたものであり，神に属するものと捉えるカトリック教会は，これを人間の肉体における機械的，化学的事象の反映と解することを拒否した。カトリック教会は魂を，いわば神的なものの圏内から，素材的なものの圏内に生み出されているものとして捉えたのである。魂は形而上的なものであり，それゆえ，（精神病者の場合におけるように，心的な事象自体が変化したとしても）決して破壊され得なかったのである」[16]。

カトリック教会の代表者たちがナチ政府の代表者たちとの交渉において，一定の前提条件の下では「安楽死」を容認する用意があると見えた時があったにもかかわらず[17]，カトリック教会のこの批判的な立場は，多数の論文，司教教書，並びにナチ政府の指導的部署に対する抗議や陳情書において明らかにされ[18]，ついには，ローマの聖職会が「自然法と実定的神的な権利に反

する」ゆえに、「精神的、あるいは肉体的欠陥を理由にして無実の人間を直接殺害する」[19] ことを禁止するに至ったのである。

(2) 福音派教会側からの態度表明

カトリック教会とは対照的に、福音派陣営の意見はより大きな振幅を見せているが、このことは、福音派教会の教会論的起源と関わりがあるのは確かであり、それによって、一つの権威的で拘束力のある態度の表明が排除されたのである。それにも拘わらず、「生きるに値しない」生命の抹殺に対する拒否という点では殆ど一貫している。この拒否の最も重要な視点として、ノヴァクは次のような論点を確認している。「1．最も惨めで弱小の人間の生命も不可侵のものである。それを抹殺することは、この生命を創り出し、守っている神の大権に対する侵害である。2．惨めで弱小な人間に対する奉仕は、キリストのまねびにおける光栄ある奉仕である。この奉仕を通じて、愛と慈悲と犠牲の力が解き放たれるのである。3．病気と罪とは分かち難い相関関係にある。病人を抹殺することは、病者と健常者を同等に包み込んでいる罪の連帯からの逃避の試みである。4．人間が人間に対して下す〈生きるに値しない〉という判断は、専ら生物学的、社会的、文化的見地から生じるものであり、神の前では、いかなる〈生きるに値しない〉生命も存在しない。いかなる生命も神の前では同等の価値がある。5．悩み苦しみは、意味のないことではない。生命が崩れ折れることは新たな生命を示唆するものであり、神との出会いへの道を開くものである。6．一つの国民は、家族と全く同様に、その病める成員の面倒を見る義務を負う。7．介護体験は、きわめて悲惨な被介護者にも霊的生命の痕跡が見出され得る、もしくは呼び覚まされ得ることを実証する」[20]。

(3) 国家社会主義的「安楽死」プログラムに奉仕する神学的所見

キリスト教、神学、教会の立場からの意見の中で、クレーによれば[21]、とりわけ二つの論文が際立っているが、これは「生きるに値しない」生命の国家社会主義的抹殺と、キリスト教的世界観との合意は、個々の問題全部ではないにしても、原則的には可能だとみなすものである。カトリック側から言

えば，これは総統の官房から要請され，パーダーボルンの道徳神学者ヨゼフ・マイアー（Joseph Mayer, 1886-1967）[22]によって執筆された所見であり，この中で彼は，神学者の大半が精神病者の殺害を拒否していることを認めてはいるが，しかし，同時に彼は，「他ならぬイエズス会士たちによって唱えられている蓋然説の体系を指摘している。それによれば，人が直ちに賛否の決断を明らかにすることができるような道徳的決断の例は比較的わずかしかないが，大部分の問題に対しては，賛成するにしろ反対するにしろ，数多くの理由がつく。この場合，個々人に信ずるに足る根拠と，その根拠に対する注目に値する権威が備わっているならば，多数意見に与する必要はなく，自分の良心の決定に従ってさしつかえない。この体系に従えば，たとえ神学者の大半が反対だとしても，安楽死に賛成することができる」[23]という。

福音派の側では，若き神学学士ヴォルフガング・シュトローテンケ（Wolfgang Stroothenke, 1913-1945）が1940年に『遺伝養護とキリスト教：断種，北方民族化，安楽死，結婚の諸問題』という研究書を発表した。その中で彼は，強制的安楽死は否定したが，要求に基づく殺害，並びに両親の希望に基づく奇形の「劣等な」子供の殺害は支持している。指導的な優生学者で人種衛生学者の一人であるフリッツ・レンツはその前書きの中で，シュトローテンケの著作を「アドルフ・ヒトラーが政治的世界観の中心に据えた種族維持の問題に前向きに取り組もうとする，一人の若き神学者の勇気ある真摯な試み」(5)[24]として，賛辞を送った。曰く，「自分はほぼ25年前から，とは即ち，（わたしが）そもそも人種衛生学に学問的に携わるようになって以来，福音派の側からのこのような態度表明を待ちわびていたのである。これは今日では遅きに失したのではないか，神学者たちは時代の要求に最終的に関わり合うことを怠ってきたのではないか，と尋ねたいくらいのものである」(5)[25]。

この間隙を埋めるのはシュトローテンケの意図と，自著に対する自己理解に叶うものであり，彼はなかんずく次のように指摘する。「福音派の方から，責任感を自覚した遺伝養護的な考え方に基づいて，われわれの現在の医学的，生物学的知見に対応する遺伝養護上の結論を引き出し，権利を主張した者は，これまで殆どいなかった」(44f.)。

これに応じて、キリスト教的な発想が「安楽死」プログラムの基礎になっている国家社会主義的イデオロギーと関連づけられていく。即ち、シュトローテンケは、「個々人の魂の不滅にかまけて、民族の生物学的不滅を忘却し、ないがしろにしてきた」（福音派の）神学及び教会のこれまでの怠慢を、道義的価値としての人種と民族をキリスト教的倫理学の中に取り込むことによって、修正しようとするのである (67)。こういう考え方から、彼は「生きるに値しない」生命についてのナチズム的コンセプト、並びにその抹殺を、福音派的見解と一致させようと試みる。このような論理を展開することによって、ナチズムの遺伝養護的処置を合法化する人間の価値、もしくは無価値に関する彼の理論は、カトリック教会聖職会の聖務公布 (1941年2月19日) によって禁書目録に載せられたという事実の根拠の一つともなったのである。

「本書の目的は、自発的、もしくは国家の強制による断種、及び、自発的、もしくは人種政策上の理由から、当局の指示によって為される「安楽死」は、キリスト教的倫理学によって断罪されることはなく、たびたび要求されることであるということを論証することである。キリスト教的教義に対する一連の違反と並んで、シュトローテンケは、人間の道義的価値はその心的、肉体的特性に依存しているのであり、一人の人間が断種されたり、社会生活の役に立たない人間が殺害されても、それは人間の尊厳を侵すものではない、と主張する責任を負わされたのである」[26]。

Ⅳ.「生きるに値しない」生命の抹殺を福音派的立場から合法化しようとする W. シュトローテンケの試み

以下、「生きるに値しない」生命の抹殺を福音派的見解と一致させようという、シュトローテンケの具体的な手法について明らかにしていくことにするが、そのために、『遺伝養護とキリスト教』という彼の著作に対して、特に三つの疑問を呈したい。先ず第一に (Ⅳ(1))、シュトローテンケはその（福音派の）キリスト教の立場から、ナチ国家による遺伝養護プログラムをどのように評価しているかについて概観する。それに引き続き、人間の生命の価値に関する彼の理論を分析することにするが、その際、とりわけ生命価値の剥奪についての神学的根拠づけを検証する (Ⅳ(2))。それを踏まえて、

最後に，このように「生きるに値しない」と分類された生命がキリスト教的視点からはどのように対処すべきであるかという疑問に対する彼の解答を検討する（Ⅳ(3)）。

(1) 遺伝養護とキリスト教
―― キリスト教的信仰観念とナチ国家による遺伝養護プログラムの一致の前提 ――

その著書の冒頭の第1章でシュトローテンケは，具体的な遺伝養護的措置，もしくは断種（第2章），北方民族化（第3章），安楽死（第4章），そして結婚（第5章）に対する後続の論述のための「世界観的前提条件」に筆を費やす。その際の彼の目的設定は，単に遺伝養護的措置とキリスト教的信条との原則的一致を浮き彫りにすると同時に，キリスト教の真の本質を歪曲する信条の表現としての，遺伝養護に関するキリスト教からの批判の論拠の正体を暴き出すだけでなく，むしろ，遺伝養護を，正しい理解に基づくキリスト教的信条から必然的に生じてくる，神の意志の遂行のための措置としても納得させることである。

シュトローテンケによれば，人間の遺伝素質は「被造物の世界で本質的な地位」(9)を占めているので，遺伝養護とキリスト教の一致にとって決定的なのは，先ず何よりも，被造物，自然，及び世界に対するキリスト教的倫理の姿勢であるとする。「自然と世界が宗教と倫理学においてそのあるべき地歩を占めている場合にのみ，遺伝養護は問題となり得るのである。即ち，一つの疑問が生じて，それがその折々の精神的態度に応じて否定されたり，部分的または全面的に肯定されたりするのである」(9)。

被造物，自然，及び世界（そしてそれに伴って遺伝養護も）を肯定的に評価する一つの姿勢は，キリスト教的立場から見てもふさわしい，一般にも受け入れられ得る見解であり，他の立場は「キリスト教の本質」(10, 17)と矛盾するか，それでなければ，単に「時代に縛られた」(13)教義を言い表しているに過ぎず，そこでは神学は，その本来の核心を時代の条件に適応させることに成功していなかった，というのがシュトローテンケの見解である。

彼は自らの立場を明確に押し出すが，中でも彼はとりわけ，例えば原始キリスト教のような「極端に走った，反世界的な形をとった世界終末的な思想」

第3章　ナチ時代における「生きるに値しない」生命の抹殺政策とキリスト教　53

を，キリスト教の本質にそぐわないとして拒否する。これと全く同様に，彼は神中心主義的キリスト教の見地から，キリスト中心主義的見解を排除するが，それというのも，後者は「啓示の担い手としての自然」(10)，とりわけ，民族や人種のような「人間としての個体の上位に位置づけられた被造物の単位」に対しても，また人間以下の自然に対しても，それ相応の存在価値を認めないからである。これとは逆に，神中心主義的立場からは，民族や人種のような神によって欲せられたカテゴリーの価値評価も含めて，被造物，自然，及び世界に対するそれ相応の価値評価のみならず，神の意志を遂行するものとしての人種衛生学や遺伝養護への委託も生じてくる，というわけである。曰く，「これに対して，神中心主義的のキリスト教は，常に自然全体を包摂して，遺伝養護と矛盾することは決してないだろう。種の存続は自然の法則である。〈しかるに，自然の諸法則は神の法則である。人種は神によって欲せられたものである。人種の純血性に反するいかなる不正も，神の意志と被造物の秩序に対する不正となる。もしわれわれが自らの血を尊重しなければ，われわれは神の意志を侵すことになる。言い換えれば，われわれの種族に対して奉仕し，われらが種族の純血を維持することは，神の意志を遂行することである〉」(11；シュトローテンケはここでハンス・シェッム (1891-1935，ナチ党の大管区長官) を引用している)。

　このようにして，正当に理解されたキリスト教から殆ど不可避的に生じてくるものとされた遺伝養護は，シュトローテンケによれば，人間，ないしはその遺伝因子の価値，その「自然な価値」，そして，それに応じた人間への「養護的」な介入の評価と直接に結び付く，とされる。「遺伝養護はその措置によって，退化した遺伝因子を除去し，一定の視点で価値ありと認定された他の因子を助長しようとするものである。ある人間グループの遺伝の存続には，手が加えられる必要がある。いかなる手入れも，手が加えられるべきものの肯定という結果について査定することが前提となる」(9)。更に他の個所では次のように述べられる。「遺伝養護は，保護されるべき人間集団の個々の成員が，その多様で自然な価値に応じて，その生殖がさまざまに助長され，あるいは阻害される場合に限り，実行に移されることができる」(17)。それゆえ，次項では，シュトローテンケがキリスト教的見地から人間の生命の価

値をどこにあると確信を持って見ているか，そしてとりわけ，どのような生命が「生きるに値しない」とみなされているかの問題を追及し，その上で，そこから生じてくる，具体的な遺伝養護的な措置に対する結論について考察することにしたい。

（2） 生命の（無）価値と遺伝価値
―― 人間の生命の価値は何によって決定されるのか？ ――

　シュトローテンケは一個の人間の「生命価値」を，「多様な道義的，生物学的，経済的，文化的（科学的かつ芸術的）な価値」の総和と定義する (18)。そこでは，例えば道義的領域では「無価値」(18) にもかかわらず，優秀な遺伝質を持っているとか，多大の経済的価値を生み出すゆえに，平均以上の生命価値が認められるような，道義的に堕落した人間が考えられる。他方では，「ある遺伝病者が生物学的には無価値であるが，彼が芸術的に際立ったものを生み出し，ある大きな人間集団にとって重きをなすことで，芸術的かつ個人的価値を通してその生命価値を相殺する以上の収支計算を示すこともあり得る」(18)。

　彼にとっては，多様な価値の総和としての一人の人間の全体的な生命価値が，その道義的，文化的，個人的な価値等々と全く同様に，客観的にではなく，むしろ単に個人的に「感情的な予感」によって規定され得るのに対して，遺伝養護にとっては，一人の人間の「遺伝価値」を十分に規定することで事足りる，とされる。こうしてシュトローテンケは，神学的，あるいは哲学的な視点から，純粋に生物学的－医学的根拠によって生じてくるはずの遺伝価値の探知を拒否するとか，彼の意見によれば，許容されない道義的価値の増大，もしくは絶対化によって生命価値を規定しようとする議論を退ける。

　一人の人間の遺伝因子を生物学的視点からのみ評価して，道義的観点を一切遺伝価値の規定に持ち込ませようとしない（道義的，自然的評価が切り離して行われないと，このようなことがとりわけカトリック教会において起こるが，しかし福音派の方も例外ではない ――〈例えば 33-36 参照〉）この立場を，シュトローテンケは強調するが，その際，彼は人間の個性を，本来は切り離して評価されなければならないはずの遺伝因子，環境，自由意思という

三つの基本要因に還元して次のように言う。「自由意思のみが道義的評価の場なのであり，それゆえこの領域においてのみ，個性は最高の価値となるのである。遺伝因子と何らかの環境上の事実は，多分，道義的目的となり得るであろうが，それ自体が［道義的な… T.B.］評価を根拠づけることは決してできない。これと全く同様に，もし個性が道義的かつ宗教的な領域の外で，例えば遺伝因子の枠内で，自らを最高の価値にしようと思うならば，それは話が逆である」[20]。

シュトローテンケはその論証を更に進めて，人間の自然的価値と道義的価値の区別から出発する。その際，彼は「その肉体的な状態とは無関係に，すべての人間にとっての道義的価値づけの平等性」を認める。しかしながら，彼によれば，この（神の前での）平等な道義的価値の容認が，それぞれの肉体的な資質に応じて人間たちの間に生じてくる「価値の落差」(99) について思い違いをすることは許されないとして，「一方的な道義的観点から，自然的価値の落差を解消するとか無視することに対するブライト［Ernst Breit (1932) *Das sittliche Verhältnis der Frau zur Eugenik.* Münster. … T.B.］の（カトリック教徒としての）反駁は注目に値する」(99) と言う。遺伝養護的措置は，ひとえに「自然のままの人間の生命の価値に対する疑問」に基づくというわけである (18)。

(3) 選別し淘汰する遺伝養護
──生きるに値しない生命といかに向き合うべきか？──

シュトローテンケによれば，キリスト教的見地から見て，一面では価値ありと認められた遺伝因子を促進し，他方では遺伝価値の意味で「生きるに値しない」生命の淘汰，および生殖を排除するものとしての遺伝養護は，単に神の意志を成就するための処置というに止まるものではない。というのも，健康は「創造にふさわしい規範」(99) とみなされるのに対して，病気とか，堕落した被造物の一部としての劣等退化は，処理を施されるべき一つの状態なのであり，何よりもこれを「取り除くことが神の意に叶い，人間に施されるべき慈悲の一部」であるから，というのである（98；シュトローテンケはここでハインツェルマン［*Ethik. Sexual- und Gesellschaftsethik* 12, 1935/36.］を引

用している)。

　それどころか,「生きるに値しない」生命の生存権の制限は,「キリスト教の見地からして完全に是認されている」(17) として, 次のように言う。「高い価値を持つものと, わずかな価値しかないものにとって, 同等の権利というものはない。わずかな価値しかないものは排除され, 高い価値を持つものは保護されねばならない。」「人間の権利は, 誕生によって獲得されるのではなく, 生物学的な十全の価値によるのである。劣等者に対するヒューマニティは一つの贈り物であって,［劣等者が… T.B.］要求できる権利などというものではない」(17)。

　しかるに, シュトローテンケは遺伝養護を, 単に創造にふさわしい規範に適合した神の意志の成就として捉えるだけではない。彼の解釈によれば, 苦しみと同情に関するキリスト教の教義に照らしても, 遺伝養護的処置はキリスト教的世界観と一致するばかりではなく, そこから必然的に生じてくる結論を示すものとされるのである。かくして, シュトローテンケは, 肉体的苦しみのありうべき意義を認めはするが, しかしそれは, 彼の考えによれば, 少数の「肉体的には意味のない苦しみを意味あるものとして耐える」(100) ことのできるような,「信仰心の篤い」人間に限定されざるを得ないのである。

　しかし, 彼によれば, 神学の側からしばしば主張されるような,「少数派の人間に与えられたこの恩寵の贈り物が, 多数派の人間にとっての行動義務になるという根拠は存在せず, 従って, 意味のない苦しみから逃れるのは何の罪にもならないのである。極度の苦痛に苦しめられている婦人を, その子供が麻酔を用いて解放させてやるのは差支えがない。救済の見込みのない大きな苦痛に悩んでいる病人は, 自らの生命の終わりを求めることができる」ことになる。彼の見解に従えば, 間違った理解という形で神学側のみならず, とりわけ教会に支援された保護施設の代表者たちから, 淘汰を事とする遺伝養護に反対する論拠として持ち出されるような, 同情という観点からみても, 遺伝養護的な処置は, 正しく理解された奉仕活動や慈善事業と何ら矛盾しないのみならず, むしろ, その成果ということになる。曰く,「意義のある同情は, かくして, 苦しみの克服につながっていかなければならない。無意味

な苦しみが，内面からの信仰によって意義ある苦しみへと変化を通じて，これがうまくいかないのであれば，同情は外的な手段を利用することが正当化され，義務づけられる」(103)。それゆえ，社会や民族や人種に対する責任を直視するならば，「キリスト教徒として民族性を肯定する者は，淘汰し，選別する遺伝養護も肯定しなければならない」(42) ということになる。

　この決定的な論証の流れ，人間の手によって他の人間の「生きるに値しない」生命に対して「外的な手段」を利用すること，即ち，その物理的な抹殺の合法化を，シュトローテンケは今度は死，ないしは罪に対する死との関係についての神学的な新しい価値づけを通して行う。その際，彼は先ず，人間の肉体的な死は「罪の報い」ではなく (104)，それゆえ死期は人間に不可侵なものではない，つまりどうしても神の判決に委ねるべきものではなく，むしろ，それは単に「個別の生命の終わり」(104) を示すに過ぎない，ということを確認する。それゆえ，一個の人間の死の評価は，肉体的な体質，即ち，人間の自然的価値に対する直接的関連へと位置付けられ，道義的・倫理的評価との関わりは拒否される。これに関して，彼は次のように言う。「個別の生命の終わりとしての死は，かくして罪とは何の関係もないのである。それは道義的な評価ではなく，自然的な評価に属する。自然的な評価の枠内では，死は関係価値なのであり，それは当該の人間の生命についての価値判断を含んでいるのである。つまり，自然的な評価が肯定的なものであったとすれば，死は何らかの良きものを破壊するものであるがゆえに，否定的なものとして受け取られ，自然的な評価が否定的なものであったとすれば（不治の，悲痛な病気），死は悪しきものを取り除くものであるがゆえに，肯定的なものとなる。倫理的な評価は，肉体的な死によって動かされることはなく，その人間が邪悪であったとすれば，彼は死の前にすでに精神的には死んでいたのである。その人間が道義的であったとすれば，彼はその道義性の程度に応じて，多かれ少なかれ永遠の生に関わり合うだろう」(105)。

　シュトローテンケはこのようにして神学的に新機軸を開いた後，「生きるに値しない」生命の抹殺のためのもろもろの処置の許容性，特に安楽死（「要求による殺害」，「その自然の死がまだ見通せない不治の病者における死の招来」106f.) を具体的に論じる。彼はこの安楽死，要求による殺害の許容性を，自

殺との比較を手掛かりにしながら，人間の生命の価値という彼の構想に取り込みながら論じていく。それによれば，要求による殺害と自殺ほう助との法律的な類縁にもかかわらず（法律の領域では，自殺の免罪性から安楽死の許容性が推論されるが），神学の領域では，自殺の否定から安楽死の非許容性が推論されるのは許されないことになる。シュトローテンケはこれによって，例えば神から人間に与えられた生命を人間が自由に取り扱い得る権利を認めず，従って，要求による殺害を自殺と一緒くたにして拒否するような神学的意見を拒絶する。安楽死の許容にとって決定的なのは，むしろ生命の客観的な無価値なのであり，純粋に主観的な無価値感に基づく自殺ではこのことが検証されることはないが，安楽死の場合には「即物的な視点に照らして」(108) この生命の客観的な無価値が突き止められなければならない，と言うのである。「自殺は，不当に我が物にされた自己の権利による殺害である。安楽死においては，個々人の限定された視点の枠外の，それを超えたところで下される権利の決定についての同意が与えられる。自殺をしようと欲する者は，自らの生命をもはや価値のないものと感じて，そういう確信から自己殺害へと踏み出していく。安楽死を熱望する者もやはり自分の生命をもはや価値がないと感じる。しかし，彼はこの確信から一つの申し出をするのみである。この申し出は，即物的な見地から決定が下されるが，それについては聞き届けられるのと全く同じ確率で，拒否されることもあるかもしれないのである。自殺者は主観的な決定によって行動する。しかし，その生命が主観的に無価値と感じられているかどうかは，問題にならない。決定的に重要なのは，それが客観的に無価値であるかどうか，ということである。無価値という主観的な確信がこれに加わらなければならないのは言うまでもない」(108)。

　神学的見地からする自殺と安楽死の評価と境界設定に関して，シュトローテンケは新たに，倫理的及び自然的価値という彼の区分法を活用してこう主張する。「主観的な無価値感から客観的には価値のある自らの生命を破壊する者は，罪を犯すことになる。安楽死の場合には，罪深い価値破壊の可能性が排除されている。倫理的な価値づけは死によっては動かされない（そして，人間によって決定されることはまるきりあり得ない）ので，自然的な価値づ

けが，安楽死願望に関する決定の決め手となるのである。かくして，結局，その重症度と不治性が確認される病気や異常の場合においてのみ，安楽死が認められ得るという結論に至るのである」（108f.）。

シュトローテンケは，要求による殺害（107-109）に止まらず，両親の希望による奇形で「劣等」の子供たちの殺害（112f.）についても，その論文の中で更に言葉を尽して具体的に自らの考えを明らかにし，賛意を示している。彼が，その論文が公刊された時点ですでに国家社会主義的なプログラムの中で集団的に遂行されていたような，成人した精神病者の強制的殺害に賛同する用意がなかったのは，ひとえに，この時点ではその境界が流動的であり，なかんずく，これによって医師に対する信頼関係が危機にさらされる可能性があり得るという理由からのみであった。この信頼関係は偉大な国民的財産であり，したがって，それに比べれば，何千かの「劣等」な人間の生命の維持は取るに足りない，というわけである（115)[27]。

注

1） 本稿は，科学研究費補助金・若手研究（B）の研究課題「ドイツの生命倫理論議にみられるキリスト教ならびに同教会の果たす役割に関する研究」（課題研究番号19720016，研究代表者：トビアス・バウアー）の成果の一部である。なお，小論の日本語訳については，坂田正治氏の協力によるところ大である。ここに記して謝意を表したい。
2） 最新の見積もりでは26万の犠牲者について報告されている。(Wolfgang Naucke, Einfuhrung: Rechtstheorie und Staatsverbrechen. In: Bindung/Hoche (2006), S.XXXVIIf., Fn.50)
3） Post（2004）は例えば「致命的な医学的な実験，優生学および安楽死，及び多数の医師の同時進行の道徳的退廃という歴史の重荷」を，ドイツ語圏内における生命倫理議論を特徴づける5つのファクターの一つと呼ぶ（S.1627）。
4） 安楽死をめぐるアクチュアルな議論における歴史的事件の評価については，例えばFrewer/Eickhoff（2000）を参照。
5） Post（2004），S.1631．ドイツにおける現在の安楽死論議および安楽死問題に対するジンガーの立場との論争については，例えばHegselmann（1991）参照。
6） 参考文献参照。
7） シュトローテンケの『キリスト教と優生学』の内容の簡単な要約は，von Hase（1964），S.52ff. および Nowak（1978），S.124f. に見られる。
8） ドイツにおける優生学と人種衛生学の歴史については，Weingart/Kroll/Bayertz

(1992)，両者の「生きるに値しない」生命というコンセプトに対する関係については，特に S.523-532 参照。
9) Binding/Hoche（2006），S.51.
10) Binding/Hoche（2006），S.30.
11) Binding/Hoche に対するキリスト教・神学の側からの意見表明に関しては，Nowak（1978），S.58-64，及び Klee（2004a），S.25-28 参照。
12) Klee（2004a），S.36ff.
13) Klee（2004a），S.32.
14) 司教 Clemens August Graf von Galen の 1941 年 8 月 3 日の説教は，この関連で特に影響力の大きいものと見なされる。Klee（2004a），S.334-344，及び Nowak（1978），S.161-172 参照。
15) 断種と「生きるに値しない」生命の抹殺に対する両教会の姿勢を詳細に扱ったものは，Nowak（1978），S.91-177 に見られるが，そこでは両教会の個々の意見表明や抗議が紹介されているだけではなく，安楽死行動に反対するその実践活動も取り上げられている。同書では告白教会の抗議行動についても触れられている（S.152-158）。Nowak がその著書で「生きるに値しない」生命の抹殺に対する教会および神学の抵抗を強調しているのに対し，Klee はその論考の中で異なったイメージを描き出し，教会とその代表者たちのナチによる絶滅プログラムへの協力を考察の中心に置いている。Klee（2004a），特に S.278-289，Klee（1993），S.83-103 および Klee（2001），S.143-198. 参照。
16) Nowak（1978），S.126.
17) Klee（2004a），S.285-288.
18) Nowak（1978），S.158-177.
19) Klee（2004a），S.288; Klee（2001），S.184.
20) Nowak（1978），S.126.
21) Klee（2004a），S.278ff.
22) 生涯と業績については，Manfred Berger によって作成された『伝記的書誌学的教会事典』（*Biographisch-Bibliographisches Kirchenlexikon*）中の記載が，オンラインで検索可能である（http://www.bautz.de/bbkl/m/mayer_jo.shtml；2008 年 11 月 15 日現在）。
23) Klee（2004a），S.279. 元帝国保安本局の秘密護衛警察班長 Albert Hartl の証言による（1967年）。
24) シュトローテンケの『遺伝養護とキリスト教』からの典拠のページ数表示は，以下，脚注ではなく，本文中にカッコ書きで示す。
25) 中央委員会会長，教会社会事業の担当官である Horst Schirmacher も，この著作に多大の賛辞を送った（Nowak（1978），S.125）；Nowak（1978），S.200f.，脚注 26 も参照。
26) Nowak（1978），S.125; Nowak はここで Osservatore Romano を引用している。
27) 優生学的指示による強制的な妊娠中絶は，シュトローテンケによって拒否される（109f.; 123）。これに対して，強制的な断種は，来るべき世代に及ぶキリスト教的な隣人愛の表れとしてのやむを得ない犠牲として彼の賛同を得る（43-81）。

参考文献

Karl BINDING, Alfred HOCHE (2006) *Die Freigabe der Vernichtung lebensunwerten Lebens: Ihr Maß und ihre Form (1920)*. Berliner Wissenschafts-Verlag.
Ralf FORSBACH, Hrsg. (2006) *Medizin im "Dritten Reich": Humanexperimente, "Euthanasie" und die Debatten der Gegenwart*. LIT.
Andreas FREWER, Clemens EICKHOFF, Hrsg. (2000) *"Euthanasie" und die aktuelle Sterbehilfe-Debatte: Die historischen Hintergrunde medizinischer Ethik*. Campus.
Hans Christoph von HASE, Hrsg. (1964) *Evangelische Dokumente zur Ermordung der "unheilbar Kranken" unter der nationalsozialistischen Herrschaft in den Jahren 1939-1945*. Evangelisches Verlagswerk.
Rainer HEGSELMANN, Reinhard MERKEL, Hrsg. (1991) *Zur Debatte über Euthanasie: Beiträge und Stellungnahmen*. Suhrkamp.
Ernst KLEE (1993) *"Die SA Jesu Christi": Die Kirche im Banne Hitlers*. Fischer.
Ernst KLEE, Hrsg. (2001) *Dokumente zur "Euthanasie"*. Fischer.
Ernst KLEE (2004a) *"Euthanasie" im NS-Staat: Die "Vernichtung lebensunwerten Lebens"*. Fischer.
Ernst KLEE (2004b) *Was sie taten - Was sie wurden: Ärzte, Juristen und andere Beteiligte am Kranken- oder Judenmord*. Fischer.
エルンスト・クレー (1999) 『第三帝国と安楽死：生きるに値しない生命の抹殺』松下正明監訳，批評社。
Alexander MITSCHERLICH, Fred MIELKE, Hrsg. (2004) *Medizin ohne Menschlichkeit: Dokumente des Nürnberger Ärzteprozesses*. Fischer.
Kurt NOWAK (1978) *'Euthanasie' und Sterilisierung im 'Dritten Reich': Die Konfrontation der evangelischen und katholischen Kirche mit dem 'Gesetz zur Verhütung erbkranken Nachwuchses' und der 'Euthanasie'-Aktion*. Vandenhoeck & Ruprecht.
Stephen POST, Hrsg. (2004) *Encyclopedia of Bioethics*. Rev. ed. Macmillan.
Kazimierz SĘKALA (2007) *Das Euthanasieproblem im Licht der moraltheologischen Prinzipien: Euthanasie und Palliativmedizin aus theologischer Perspektive*. Ludwig.
Wolfgang STROOTHENKE (1940) *Erbpflege und Christentum: Fragen der Sterilisation, Aufnordung, Euthanasie, Ehe*. Leopold Klotz Verlag.
Peter WEINGART, Jürgen KROLL, Kurt BAYERTZ (1992) *Rasse, Blut und Gene: Geschichte der Eugenik und Rassenhygiene in Deutschland*. Suhrkamp.

第4章　古代日本の死生観から見る生命という価値

　　　　　　　　　　　　　　　　　　　　西田晃一

I. はじめに

　生命の価値について考えることは，生命をいかなるものとして捉えるかという問いをつきつける。日常では自明のものであるかのように語られる「生命」という言葉は，文化によって，文脈や状況によって，あるいは各個人によって，複数の意味を示す言葉であり，その意味は一義的ではない。
　また，現代の生命倫理学が検討の対象とする生命は，主に人間の生命である。医療現場での患者の生命，先端医療技術の対象としてのヒト受精卵の扱いなど，人間に限定された文脈で語られることが多い。これは，近代を淵源とする人間の尊厳という理念に大いに関係しており，人間が人間であるゆえに尊重され保護されるべきであるという考え方は，今後も尊重されるべきであろう。
　しかしまた，人間のみを強調する考え方に対し，環境倫理学では人間非中心主義という見解が提示されてきた。現在では，人間中心主義と人間非中心主義という二項対立的な状況に対し，弱い人間中心主義という見解も提示されている。人間も生物の一つであると同時に，周りの生物と共存してきたという事実を踏まえるなら，人間以外の生命も尊重すべきであるという見解も，私たちが大切にすべきものの一つであるといえる。
　このように，人間の尊厳概念を従来通り尊重しつつ，生物としての生命活動にも目を向けることが求められている。これはまた，生命倫理学と環境倫理学の接点に立った考察の可能性を開くと考えられる。その際，生命と環境の接点としての自然にも目を向ける必要があろう。自然と生命がいかなる関

係にあり，その関係の中で人間がどのような位置を占めるのかについて考えることは，現代においてはもちろんのこと，普遍的課題であるといえるからである。

以上のことを踏まえ，本章では生命の価値について考察する上で，生命を生命活動として捉え，生命活動を行う存在である生物というあり方を積極的に評価する。それに加え，古代日本の思想を現代にも意義をもちうるように再解釈し，古代日本の思想と生物学的知見との接点において，生命の価値について考えてみたい。

古代日本の思想を探るうえで参照したのは『古事記』，『日本書紀』（以下，二書をまとめて表現する場合には記紀と略す）であり，日本思想研究の先学たちによる成果にも大きく依拠している。記紀は8世紀の書物であり，それゆえ本章での「古代日本」という表現は，8世紀頃の日本を指している。古代日本の思想を探ることに一体どれほどの現代的意義があるのか，という批判が容易に想定される。

このような批判に対して，私なりの応答を2つ述べておきたい。一つは，先学たちの指摘の中に，古代から現代まで続く日本人の発想の特徴といえるものが含まれていることである。もしそのような特徴があるとするなら，現代の日本人のあるべきあり方について探るうえで，考慮すべき不可欠な材料ということができる。

もう一つは，古代と現代との間に断絶があるとしても，現代の問題を解決する上で，古代の思想の中に意義ある要素があるとするなら，それを現代の人間たちにも分かる形で指摘することは，極めて大切なことであると考えられるからである。

古代日本の人々は，現代のような科学的知の枠組みはもたなかったが，彼らなりの理解の形において生命を捉えていたと考えることができる。実際に，本章で扱う古代日本の思想は，生物学的知見とも接点を持ちうるものである。古代的なものを昔のことであると切り捨てることは，現代に生きる私たちの考えをより豊かなものにする可能性を失うことである。過去について考えることは現在について考えることにもつながっている。したがって本章では，現代にも意義を持ちうるものとして古代日本の思想を捉え直すことを試みる。

本章の構成は2節からなる。IIでは根源的生命と価値について論じる。まず（1）では，記紀神話に根源的生命という観念を見出すことができることを，「なり」，「むすひ」，「おのづから」という3つの観念を取り上げることによって論じる。ここで捉えられる根源的生命という観念は，生命観の話に限定されず，自然観まで含むものとなっている。その意味で，本章で論じられる根源的生命という観念は，環境倫理学においても用いることができる観念である。

次に（2）では，根源的生命の価値と個別的生命の価値について考察する。まず，環境倫理学において述べられてきた3つの価値区分を参照する。それらの区分について検討し，本章では2つの価値区分を採用することにした。それらのうち，本章では本質的価値に焦点をあて，根源的生命と個別的生命の両者ともに本質的価値を有することについて述べる。

IIIでは，「おのづから」という観念を手がかりに，自然のはたらきとしての生命活動と，それを感受してきた日本思想の交差について述べる。（1）では，すべての生物に共通する生命活動の基本的特性と，動物に共通する生命活動の基本的特性を挙げ，和歌に詠み込まれたものとのつながりを示す。

そして（2）では，生命のあり方を規定する自然のはたらきと対峙し，そのはたらきを受容していく人間の姿勢を「みづから」という観念を手がかりに考察する。この「おのづから」と「みづから」という対比が，現代における生命の尊重と人間の尊厳について考える上で，重要な役割を果たすと考えている。それではまず，本章の重要な観念である根源的生命について考えることから始めよう。

II．根源的生命と価値

（1）記紀神話に見られる根源的生命の観念

① 「なり」の観念

まず，古語「なり」に着目してみよう。『岩波古語辞典』によれば，「成り・為り・生り」という3つの表記をもつ「なり」は，「植物の実が『なる』ように時が自然に経過してゆくうちに，いつの間にか，状態・事態が推移して，

ある別の状態・事態が現われ出る」[1]という原義をもつ。この言葉は記紀神話における神々の誕生場面において多用されている。そこで，記紀での用いられ方について見てみよう。

『古事記』における神々の誕生場面のうち，主に天地初発からスサノヲ神話までの間に多くの神々が誕生する。神々の誕生は，自然発生的な「なり」，あるいは，生殖行為の結果としての「うみ」によってなされる。『岩波古語辞典』によれば，「生み・産み」という2つの表記をもつ「うみ」は，「成熟した卵や子を母胎から出す」[2]という意味をもつ。

『日本書紀』における神々の誕生は主に神代・上で語られており，『古事記』の場合と同様に神話の前半で語られている。『古事記』と違う点があるとすれば，神々の誕生方法に自然発生的な「あれ」，「あり」[3]が加わる点である。『岩波古語辞典』によれば，「生れ」という表記をもつ「あれ」は，「神や人が形をなして（忽然と）出現して，存在する」[4]という意味をもつ。それに対して「有り・在り」という表記をもつ「あり」は，第一義として「空間的・時間的に存在する。あるいは他から存在が認識される」[5]という意味であるが，ここでは文脈上，誕生を意味する言葉として解釈するのが適切であると思われる。

以上のように，記紀においては自然発生的な誕生と，生殖行為による誕生が語られている。そこで次に，これらの誕生場面からどのような生命観を読み取ることができるのかについて考えてみたい。

まず，自然発生的な神々の誕生について見てみよう。記紀に共通する点として，イザナキ・イザナミ[6]の誕生までは自然発生的に描写されていることを挙げることができる。イザナミ・イザナキが生殖行為によって子生みをする段階から，目的意識的行為による誕生が始まるのである。その意味で，生命の誕生方法においては「うみ」より「なり」の方がより根源的であると考えることができる。

次に，生殖行為にもとづく神々の誕生について考えてみよう。イザナキ・イザナミは子生みをする前に，自分たちの身体の相違を確認し合っている。その上で生殖行為をなし，子生みを行っていくのであるが，その身体の相違はまさに「なり」きたったものとして今ここにあるものである。その意味で，

子生みは目的意識的な行為であるが，それを促しているのは根源的生命であると解釈する余地があるように思われる。この解釈が許されるなら，「うみ」という神々の誕生の中にも，「なり」の要素を読み取ることは可能であるといえる。

　ここでもう一つ目を向けたい点がある。それは，神々の誕生が「なり」から「うみ」へ完全に変わるのではなく，「うみ」が始まった後も「なり」によって誕生する神々がいることである。たとえば，イザナミが病み臥している際の吐瀉物や屎，尿からは神々が誕生している。あるいは，イザナミが黄泉国から帰ってきた際に行った禊（みそぎ）によっても多くの神々が誕生し，最後はアマテラス・ツクヨミ・スサノヲの三貴神が誕生している[7]。

　さらに，スサノヲが殺したオオゲツヒメノ神の死体からは穀物の種が誕生している。死体から新たな生命が誕生すること，そして穀物が人間の食糧として生命をつなぐものであることを考えると，「なり」が生命を育む力を示唆していると解釈できよう。

　さて，ここまでの議論を踏まえると，「なり」は特定の人格的存在の目的意識にもとづかない形で，個々の生命を生み出し育むことを示唆する観念であるといえる。では次に，「むすひ」の観念について考察してみよう。

② 「むすひ」の観念

　「むすひ」の観念について考えるために，まず古語「むすひ」（産霊）の意味を見てみよう。この語は『岩波古語辞典』によれば，「草や苔などのように，ふえ，繁殖する」という原義をもつ。「ひ」は「日」と同根であり，「太陽の霊力と同一視された原始的な観念における霊力の一」とされている[8]。語義としては，「生物がふえてゆくように，万物を生みなす不可思議な霊力」とされている。

　次に，「ひ」（霊）の意味を見てみよう。古語「ひ」（霊）は「原始的な霊格の一。活力のもととなる不思議な力。太陽神の信仰によって成立した観念」[9] という意味をもつ。また，この「霊」という漢字は複合語に用いられて「ち」と発音した場合の意味も有する。その意味は，「原始的な霊格の一。自然物の持つはげしい力・威力をあらわす語」[10] というものである。

　この「ち」（霊）という語を用いた複合語の例として「いのち」（命）があ

る。古語「いのち」の原義は,「い」が息を表わし,「ち」が勢力を表わすところから,「息の勢い」とされる。また,古代人が「生きる根源の力を眼に見えない勢いのはたらきと見たらしい」と指摘されている[11]。語義として,「①生命力,②寿命,③一生・生涯,④運命,⑤死期」が挙げられている。

以上,古語「むすひ」,「ひ」,「ち」,「いのち」の語義に着目すると,ある共通点を見出すことができる。それは,万物を生みなしたり活力を湧き立たせるような力の観念である。この力の観念は,根源的生命というイメージの形成に重要な役割を果たしていると考えられる。

また,「いのち」の五つの語義のうち,②・④・⑤には死を感じさせる要素と,人間の生命を左右するような働きに対する諦念を見て取れる。この点も,根源的生命という観念について考える上で重要である。根源的生命は生を介してのみ個別的生命に関わるのではなく,死をも己の中に含みこみ,それを超越するものであることを示唆していると解釈できる。

では,記紀において「むすひ」の観念をどのように読み取ることができるだろうか。まず一つの方法として,「むすひ」という言葉そのものに着目してみる。そうすると,この宇宙が生じるまさにその時に,高天原に生まれた神々のうち,2柱の神の名に「むすひ」という言葉が入っている。1柱はタカミムスヒノ神,もう1柱はカムムスヒノ神である[12]。これらの神々は『古事記』では最高位を占めるのに対し,『日本書紀』では別伝としての「一書」の中に見られるのみである。また,神話において果たす役割も『古事記』においての方が重視された扱いとなっている。したがって,以下では,『古事記』における両神の位置づけとエピソードを取り上げ,検討することにしたい。

タカミムスヒノ神とカムムスヒノ神はこの宇宙ができて最初に生まれた3柱の神のうちの2柱である。ただし,この両神は位が高いにもかかわらず,登場回数は極めて少ない。また,タカミムスヒノ神が一つの役割を果たしたのに対し,カムムスヒノ神は複数の役割を果たしており,後者の方が根源的生命を考える上で重要な素材と考えることができる。したがって,カムムスヒノ神が果たした役割に着目してみよう。

『古事記』においてカムムスヒノ神が果たした役割は主に3つである。第

一は，食物を掌る女神であるオオゲツヒメノ神の死体から成った五穀を，種として人間に与えたことである。第二は，オオクニヌシノ神が未熟なオホアナムヂノ神であった頃，兄弟の陰謀によって殺された際，その母の請願に応じて彼を再生させたことである。そして第三は，オオクニヌシノ神に対し，スクナビコナノ神と協力して葦原中国の国作りを命じていることである。

以上3つの役割のうち，生命観との関わりで着目すべきは第一と第二の役割である。五穀を種とするという行為は，穀物の再生産を人間に約束していると見なすことができ，豊穣をもたらす生成力を示唆していると解釈することができる。また，死した神を再生させることは，生と死を超越し，生命の再生産を可能にするはたらきを示唆していると解釈することができる。したがって，「むすひ」の観念も「なり」の観念と同様に，個々の生命を生み出し育むことを示唆する観念といえよう。

さて，「なり」，「むすひ」という2つの観念について考察してきたが，最後に「おのづから」の観念について考察する。この観念は日本思想史の研究においても着目されてきた重要な観念であり，この観念の中の生命観を探ってみたい。

③ 「おのづから」の観念

日本倫理思想史研究者の相良亨は『岩波古語辞典』における古語「おのづから」についての語源的説明にまず着目する。この語の原義は「己つ柄」であり，カラは生まれつきという意味である[13]。ここから，「『おのずから』は，もともとある主語的存在があり，その様態，その動きについて，それが他の力によることなく，その存在に内在する力によってなることを意味する」[14]と解釈する。つまり，「おのづから」は主語的存在を前提として有する。通常，主語的存在としては特定の人格が想定されるが，「おのづから」においては，その主語的存在が無限定なものと考えられている。主語的存在が無限定であるゆえに，生成の運動と，その運動のうちに生成する万物に，究極性がその背景として内包されることになる[15]。

このことはたとえば，『古事記』の神話において指摘することができる。天地初発の時に，最初の神々はまさに「おのづから」成りきたって誕生する。また，ヒノカグツチノ神を生んだことで陰部に火傷を負ったイザナミが病に

臥した際の，嘔吐物・屎・尿からも神々が「おのづから」誕生する。そして，イザナキによって斬り殺されたヒノカグツチノ神の血や身体からも神々が「おのづから」誕生する。この神々を生ぜしめたものは，その背景として内包されている力である。

そして，相良は「おのづから」の意味用法についても検討している。この語は「①自然の力・生まれつきの力，②自然の成り行きで・自然に，③成り行きのままで，④たまたま・偶然に，⑤ひょっとすると・もしかすると」という5つの意味用法を持っている[16]。①〜③の意味用法が「なり」の意味を濃厚にもっており，「おのづから」が自発的生成の意味を中核としていると彼は指摘している[17]。

さらに相良は，日本人が現実主義的であると同時に生に恬淡であるという，相反する指摘を受けてきたことについて，「おのづから」としての自然という宇宙観をもってくることで統一的に理解されると述べている。彼によれば，「この世の生は無窮の生成より成り現われたもので，この世の生に生きること自体が，無窮の生成の一齣に生きることであり，絶対につながるものであった」のであり，「死も無窮の生成，つまり自然そのものに帰ることであり，生の終りを悲しみつつも，なお『あきらめ』うるものであった」のである[18]。

相良による上記の考察を踏まえるなら，「おのづから」の観念は，個々の生命の生成・消滅を促す根源的な生命のはたらきといえるものを示す観念であると解釈できる。生物はみな誕生し，成長し，死を迎える。それは個体の意志にもとづくのではなく，あらかじめ定められたものである。また，個体としては消滅するものの，世代をつなぐことによって生命それ自体の営みは継続される。あるいは，四季の変化によって桜の花が咲いては散り，楓が紅葉しては散る。次の年にはまた，新しい花や楓が盛り，そして散り行く。これらはまさに「おのづから」生じるのであり，生成と消滅を繰り返す根源的な生命のはたらきを示しているといえよう。

以上，3つの観念に関する考察を踏まえると，「なり」と「むすひ」の観念が生成を示すのに対し，「おのづから」は生成と同時に死をも示す観念であると解釈できる。これらを統合的に一つの観念として捉え直すと，個々の

生命の生成・消滅を促す力といえるようなものがあること。また、その生命の運動ないし力の主語的存在は不定であり、個々の生命現象の背後に読み取ることしかできないことも示唆された。したがって、個々の生命を絶えず生成し消滅させる力のはたらきを「根源的生命」と呼ぶことにしたい。

次節では、根源的生命の価値と、個々の生命体の生命（以下、「個別的生命」と称す）の価値について考察を行う。そこでまず、価値とは何かについて説明することから始めることにしたい。

（2）　根源的生命の価値と個別的生命の価値

これまでの環境倫理学では、自然の価値について主に3つの区別がなされてきた。たとえば、環境倫理学者の鬼頭秀一は次のような区別を行っている[19]。

人間が介在する価値について考える時、そこには2つの区別が可能である。一つは「使用価値（instrumental values）」であり、人間にとって利用できるゆえに大切だとする考え方である。もう一つは「内在的価値（inherent values）」であり、利用することとは関係なくとも、人間にとって畏敬や驚嘆の対象として大切だとする考え方である。それに対し、人間がそこに介在せずとも、自然それ自体に本質的に価値があるとする、「本質的価値（intrinsic values）」という考え方がある[20]。

この価値区分のうち、「内在的価値」と「本質的価値」についてまず検討してみたい。上記の規定を踏まえると、この2つの価値は、人間が価値を認めるから価値があるのか、それとも人間が価値を認めるか否かに関係なく価値が存在するのか、という問いを喚起する。この問い自体がきわめて大きく重要なものであるため、本章での検討対象とはしないことにする。そこで、本章の前提として、人間が価値を認めるから価値というものが存するという立場を選択することにしたい。

さらに、inherent は「固有の」と訳され、intrinsic は「内在的」と訳されることがあることから、鬼頭による「内在的価値」と「本質的価値」を統合した概念規定を行いたい。「本質的価値」の肝要な点は、「それ自体に価値がある」ということであり、「内在的価値」の肝要な点は、「利用の可否に関

係なく価値がある」ということであった。そこで本章では，この2つの肝要な点を集約し，「人間にとって利用の対象ではなく，それ自体に価値があると人間が見なすもの」を「本質的価値」と呼ぶことにする。

　（1）で述べたように，根源的生命は個別的生命を生み出すはたらき（あるいは力）を意味する観念である。人間も個別的生命であり，人間を生み出し，成長させ，死を与える根源的生命のはたらきは，人間にとって「利用」という観点からのみの対象とはなりえないだろう。もちろん，現代の科学はそのようなはたらきの仕組みを自然科学的に解明し利用しようとしているが，それだけには還元できない価値を，私たちは生命のはたらきに見て取っていると思われる。その意味で，根源的生命は本質的価値をもつと考えることができるといえよう。

　もしこの考えが許されるなら，個々の生命体も本質的価値を有すると考えることができる。なぜなら，根源的生命の本質は絶えざる生成という働きに存するのであり，その生成を可能にしているのが，個別的生命の生と死だからである。つまり，個別的生命の生命活動（その終わりも含めて）が根源的生命を支えているとも言うことができ，その意味で根源的生命のはたらきと個別的生命の生命活動は互いを支えあう関係にあるといえる。ここから，個別的生命の生命活動は本質的価値をもつと考えることができるのである。

　次節では，生物であることと人間であることの意味について，「おのづから」と「みづから」という観念を手がかりに考察を行う。

Ⅲ．「おのづから」と「みづから」

（1）　生物であることと「おのづから」

　生物であるとはいかなることであろうか。それを知るために，まずは『レーヴン／ジョンソン　生物学　上』というテキストをもとに，生命の基本的特性を取り上げてみよう[21]。

① 　細胞という体制
　　すべての生物は1個あるいは複数個の細胞——膜で包まれた複雑で組織

化された生体分子の集合体 —— からなっている。
② 感受性
すべての生物は刺激に応答する。しかし，同じ刺激に対して同じ応答を示すとは限らない。
③ 成長
すべての生物はエネルギーを吸収し，それを代謝とよばれる細胞の体制維持や成長に使う。植物，藻類や一部の細菌は，太陽光を利用して光合成を行い，二酸化炭素と水から有機物を合成する。この共有結合におけるエネルギーの転換が，地球上のすべての生物に必要不可欠なのである。
④ 発達
単細胞生物と多細胞生物のいずれでも生長し成熟するにつれて一連の遺伝子に指示された変化をとげる。
⑤ 生殖
すべての生物は世代から世代へと個体をつなげるために生殖を行う。
⑥ 調節
すべての生物は細胞内部のさまざまな過程を統合するための調節機構を持っている。
⑦ 恒常性
すべての生物はみずからの内部環境を外部環境とは異なった一定の状態に保とうとする。
⑧ 遺伝
地球上のすべての生物は，DNAとよばれる長く複雑な分子の複製を基本とした"遺伝システム"をもっている。このメカニズムは，長い時間における適応や進化を可能にし，生物の顕著な特徴としてあげられる。

これらの基本特性は，地球上のすべての生物にあてはまるとされている。つまり，生物学的観点から見た場合，「生きる」とは上記の活動を行うことである。そして死は，このような活動を永久に停止することとして理解することができよう。このことは，生物の分類群に関係なく共通する事実である。
では次に，動物に共通する特徴を取り上げてみよう。『レーヴン／ジョン

ソン　生物学　下』によれば，大部分の動物には以下の特性があてはまる[22]。

① 動物は従属栄養生物で，植物や藻類やほかの動物を栄養源として摂食する。
② すべての動物は多細胞性で，しかも植物や原生動物と違い細胞壁をもたない。
③ 動物はある場所からほかの場所へ移動することができる。
④ 動物は，その外観や生息場所がきわめて多様である。
⑤ 大部分の動物は有性生殖をする。
⑥ 動物は特徴的な様式の胚発生を行い，独特な組織をもつ。

人間も動物界に属しており，私たちはこれらの特徴にも規定されている[23]。

　このように，生物は生命の秩序といえるものに規定されていることが分かる。この秩序はまた，環境との相互交渉によって形成されてきたと考えられることから，生命の秩序は自然のはたらきの一部であると考えうる。私たちは自然のはたらきの中で生まれ，そして死んでいく。「おのづから」という言葉は，このような自然のはたらきを表わす言葉として捉えることができる。その一例として，竹内整一が大伴家持の「世間の無常を悲しみし歌」について述べていることを見てみよう。

　その歌では「天地の遠き始めから，世の中は無常だと語り継がれてきて」[24]いることが冒頭で述べられ，歌の前半において月の満ち欠けや四季の変化が歌われ，後半ではその自然の移り行きと同様に人間も変化すること，吹く風が見えないことや水の流れが止まらないことが歌われている。しかしまた，月の満ち欠けや四季の変化は繰り返されるものである点で，「変わりながら，変わらない，常なるものとしてある」[25]ことを竹内は指摘する。

　このことを踏まえた上で，家持の無常観はあらゆるものが移り変わることに対する感受であるとともに，自然が変わらずにはたらき続けることへの感受でもあると竹内は解釈している。

　ここで語られている自然のはたらきは，生物を生かす環境の中にも，生物自身の中にも存していると考えることができる。個々の生物は自然のはたら

きの所産としてうまれ，自然のはたらきの結果として死にゆく。自然のはたらきは生物にとって，まさに「おのづから」のものとして訪れるのである。前節との関連で述べるなら，自然のはたらきのうち，生物の生成・消滅を司るはたらきを根源的生命と呼べるのではないかと考えられる。この意味で，すべての生物に共通する生命の尊さとは，根源的生命に淵源する価値であると結論づけることができる。

（2） 人間であることと「みづから」

　すべての生物に共通する生命の尊さを可能な限り擁護するとしても，動物は従属栄養生物である限り，他の生物を体内に吸収することでしか自らの生命を維持することができない。これは人間も同様である。つまり，すべての生命に尊さがあるとしても，生命を絶対に奪ってはならないという規範を要求することはできない。生命の尊さという価値が要求できる規範は，無益な殺生をしてはならない，というものだろう。

　ところが，現代に生きる私たち人間は，「人間の尊厳」という理念の下に人間の生命の価値を特別扱いしている。（2）では，人間の生命の価値が，他の生物がもつ生命の価値と比べてなぜ尊いといいうるのかについて，「おのづから」と「みづから」をめぐるいくつかの論考を手がかりに考察を行う。

　相良亨は人間の生命の尊厳について，「おのづから」を「みづから」生きるところに求めうる可能性を示唆している[26]。彼は，唐木順三が『日本の心』において指摘した日本人の心のうごきの特色[27]について，次のような解釈を行っている。「人間はおのずから成り現われたものであるが，成れるもの一般ではなく，その成り成すエネルギーを特に豊かに注ぎ込まれ宿すものなるが故に，まさに自づから，即ち自ずからなしうるものということになろうか。おのずから成れるものとしてみずからおのずからに生きうる存在，ここに人間の『いのち』の尊厳を捉えることは出来ないものであろうか」[28]。

　この解釈で着目すべき点は，人間が「成り成すエネルギーを特に豊かに注ぎ込まれ宿すもの」であるゆえに，「自ずからなしうるもの」であるということの意味であろう。生成の働きは「おのづから」のものであり，その働きは多くの成れるもの自身には自覚されていない。ところが，この「おのづか

ら」の生成の働きを自覚し，また，その働きの結果を受け入れて生きる存在がある。それが人間である。

「みづから」を主体としての意識と捉えるなら，「みづからなす」とは主体としての意識をもち，自身が行為主体であることを自覚しつつ行為するということである。さらに，「みづから」「おのづから」に生きるとは，主体としての意識をもって「おのづから」を生きることである。この主体性という点が人間と他の生物を分かつのだと考えられる。この，「みずから」が「おのずから」ということをどう受けとめるかという問題を，「あきらめ」ということの評価の問題として考察している竹内の指摘を次に見てみよう。

竹内は，小説家の田中英光が「さようなら」に対して相反する評価を与えていることを指摘し，それに対応する形で「あきらめ」には二つの方向性があると述べている。それらは，「大いなる力をそれとして認め，それを積極的・主体的に受けとめようとする決然たる『あきらめ』」と，「あらゆるものをその力のせいにして，それに卑屈にしたがおうとする『敗北の無常観』での『あきらめ』」である[29]。

後者においては「みずから」の存在が消え去り，無責任な現状容認主義なるものが成立するのに対し，前者は「『おのずから』のあり方を他（外）のはたらきとしつつ，なおそれへと自覚的に向き合い受容しようとする『あきらめ』」であり，「『おのずから』のあり方に簡単には解消されない『みずから』の存在やはたらきが認められ」ると竹内は述べている[30]。

「おのづから」としての事実と自覚的に向き合い受容するとはいかなることであろうか。それについて，人間が自身の死と向き合うという事柄を通して考えてみたい。人間が死を意識する時，そこで問われるのは自身の生の意味であろう。人間は自身の生の意味を確認することによって，初めて死の受容が可能になるのだと考えられる。

人間が自身の生の意味を確認するために必要なものとして，「死の物語」を挙げることができる。竹内によれば，「死を前にして，それまでの生を何らかのかたちでまとめることにおいて死を受容しようとするという意味での『死の物語』と，死や死後までを射程にそこに何らかの物語を再構築すべきだという意味での『死の物語』」[31]がある。

前者の「死の物語」を「みづから」と対応するものとして捉え，後者の「死の物語」を「おのづから」に対応するものとして捉えてみよう。そうすると，人間が「みづから」と「おのづから」を同時に生きており，それら2つのものへの納得が重要であると考えられる。

　以上（2）では，人間の生命の価値が，他の生物がもつ生命の価値と比べてなぜ尊いといいうるのか，という問題について検討してきた。その問題に対する結論として，人間のみが持ちうる「みづから」という主体としての意識が，人間の生命に独自の価値を与えていると考えることができる。

IV. おわりに

　本章の目的は，古代日本の思想と生物学的知見との接点において考察をおこなうことであった。古代日本の思想からは，根源的生命という観念を読み取り，それと対比する形で個別的生命というものを捉え，生命の価値について検討した。検討の結果，根源的生命を個々の生命の生成・消滅を促す力として捉えた。

　この根源的生命は，利用という観点からの価値判断の対象ではなく，それ自体が価値をもつものであった。さらに，根源的生命の本質が絶えざる生成という働きに存するのであれば，その生成を可能にしている個別的生命の生命活動にも本質的価値があると考えることができる。この意味で，根源的生命と個別的生命とは互いを支えあう関係にあるといえる。

　そして，本章の後半では，「おのづから」と「みづから」を手がかりに，人間における生物としての側面と，人間が人間であることの側面について検討した。後者については，「おのづから」のはたらきを自覚でき，それと向き合おうとする「みづから」という点を指摘した。

　今後の課題としては，古代以降の日本思想史においても同様の指摘が可能であるかについて検討すること，そして，今回得た知見を日本だけでなく世界へ向けて発信するために，その知見を十分に咀嚼して再構築したいと考えている。

注

1) 大野晋・佐竹昭広・前田金五郎編 (1990),「なり」【成り・為り・生り】『岩波古語辞典 補訂版』, 岩波書店, pp.998-999. 以下,『岩波古語辞典』と略す。
2) 「うみ」【生み・産み】同上, p.191.
3) 大系版では「まし」という訓読であったが, ここでは全集版の「あり」の訓読を採用した。
4) 「あれ」【生れ】同上, p.75.
5) 「あり」【有り・在り】同上, pp.70-71.「あり」についての補足的説明によれば,「あり」は「あれ」(生)・「あらはれ」(現) などと関係があり, それらと共通な ar という語根を持っていることが指摘されている。また,「日本人の物の考え方では物の存在することを, 成り出でる, 出現するという意味で把える傾向が古代にさかのぼるほど強い」ことも指摘されている。
6) 『古事記』ではイザナキノカミ・イザナミノカミ,『日本書紀』ではイザナキノミコト・イザナミノミコトとある。ここでは「カミ」と「ミコト」の相違を検討対象とはしないために,「イザナキ」・「イザナミ」という略称を用いることにする。
7) 『日本書紀』本文では, 日の神オオヒルメノムチ, 月の神, ヒルコ, スサノヲの四神となっている。また, 神代上・第五段・一書第六では,『古事記』とほぼ同様の記述がなされている。
8) 「むすひ」【産霊】『岩波古語辞典』, pp.1287-1288.
9) 「ひ」【霊】同上, pp.1099-1100.
10) 「ち」【霊】同上, p.836.
11) 「いのち」【命】同上, p.125.
12) ただし,『日本書紀』の本文には両神とも登場せず, 神代上・第一段・一書第四においてのみ扱われている。
13) 「おのづから」【自然・自づから】『岩波古語辞典』, p.134.
14) 相良亨 (1995),「『おのずから』形而上学」『相良亨著作集 6 超越・自然』, ぺりかん社, p.120.「おのづから」について, 筆者は古語表記を重視するため「おのづから」を用いるが, 相良は「おのずから」という現代的表記を用いているため, 相良の論考から引用する場合は後者の表記を用いる。
15) 同上, pp.120-121.
16) 「おのづから」【自然・自づから】『岩波古語辞典』, p.134.
17) 相良亨 (1992),「日本の思想: 二 自然」『相良亨著作集 5 日本人論』, ぺりかん社, p.230. ④・⑤の意味は①~③の意味とは相反するものである。この点について相良は,「人間にとって死のような不慮の事態も, 高い次元に立つ時, 成り行きとして当然のこととして受けとめられるという理解があったからではないか」と推測している。同書 pp.233-234 を参照。
18) 同上, p.235.
19) 鬼頭氏の議論については, 次の文献にもとづいて整理した。鬼頭秀一 (1996),『自然保護を問いなおす――環境倫理とネットワーク』, ちくま新書, pp.100-103.
20) ただし, intrinsic は「内在的価値」, inherent は「固有の」と訳される場合がある。

21) Peter H. Raven, George B. Johnson, Jonathan B. Losos, Susan R. Singer (2005), *BIOLOGY* Seventh Edition, McGraw-Hill Companies, p.63. (P. レーヴン／G. ジョンソン／J. ロソス／S. シンガー (2006), R/J Biology 翻訳委員会監訳, 『レーブン／ジョンソン　生物学　上』, 培風館, p.63.)
22) Ibid., p.618. (P. レーヴン／G. ジョンソン／J. ロソス／S. シンガー (2007), R/J Biology 翻訳委員会監訳, 『レーブン／ジョンソン　生物学　下』, 培風館, p.618.)
23) これらの中で重視すべきなのは, 従属栄養生物であることと, 有性生殖を行うことである。なぜなら, それらは生と性をめぐる人間のあり方に最も深く関わっており, 人間とは何か, 人間はいかに生きるべきか, という問いについて考える上で, きわめて大切な事柄だと考えられるからである。
24) 竹内整一 (2009), 『日本人はなぜ「さようなら」と別れるのか』, ちくま新書, p.148.
25) 同上, p.149.
26) 相良亨 (1994), 「死生観：『いのち』の尊厳」『相良亨著作集4　死生観・国学』, ぺりかん社, pp.185-187.
27) 唐木順三 (1965), 『日本の心』, 筑摩書房, p.7.「自然の白はおのづからともみづからとも讀む。みづからがおのづからであり, またその逆におのづからがみづからであるといふことが, 日本人の心のうごきの特色といってよいと思ふ」。
28) 相良亨 (1994), 前掲書, p.186.
29) 竹内整一, 前掲書, p.145.
30) 同書, p.146.
31) 同書, p.60.

参考文献

Peter H. Raven, George B. Johnson, Jonathan B. Losos, Susan R. Singer (2004), *BIOLOGY* Seventh Edition, McGraw-Hill Companies. (P. レーヴン／G. ジョンソン／J. ロソス／S. シンガー (2006・2007), R/J Biology 翻訳委員会監訳, 『レーブン／ジョンソン　生物学　上・下』, 培風館。)
青木和夫・石母田正ほか (1982), 日本思想大系『古事記』, 岩波書店。
磯部忠正 (1976), 『「無常」の構造——幽の世界』, 講談社現代新書。
井上光貞監訳 (1987), 『日本書紀』上・下巻, 中央公論社。
井上光貞ほか校注 (1967), 日本古典文学大系67『日本書紀〈上〉』, 岩波書店。
——— (1965), 日本古典文学大系68『日本書紀〈下〉』, 岩波書店。
大野晋・佐竹昭広・前田金五郎編 (1990), 『岩波古語辞典　補訂版』, 岩波書店。
唐木順三 (1965), 『日本の心』, 筑摩書房。
鬼頭秀一 (1996), 『自然保護を問いなおす——環境倫理とネットワーク』, ちくま新書
小島憲之ほか校注・訳 (①1994・②1996・③1998), 新編日本古典文学全集『日本書紀』①-③, 小学館。
相良亨 (1992), 『相良亨著作集5　日本人論』, ぺりかん社。

―――― (1994),『相良亨著作集 4　死生観・国学』, ぺりかん社。
―――― (1995),『相良亨著作集 6　超越・自然』, ぺりかん社。
竹内整一 (2009),『日本人はなぜ「さようなら」と別れるのか』, ちくま新書。
次田真幸 (1977),『古事記（上）』, 講談社。
―――― (1980),『古事記（中）』, 講談社。
―――― (1984),『古事記（下）』, 講談社。
丸山眞男 (1996),『丸山眞男集　第十巻』, 岩波書店。
―――― (1996),『丸山眞男集　第十一巻』, 岩波書店。
山口佳紀／神野志隆光校注・訳 (1997), 新編日本古典文学全集『古事記』, 小学館。
和辻哲郎 (1962),『和辻哲郎全集　第十二巻』, 岩波書店。

第 II 部
現代哲学における生命という価値

第5章　心・意識・人命の価値

信原幸弘

I. はじめに

　人の命は尊いと言われる。だが、どのように尊いのだろうか。人間の命は、他のいかなるものよりも尊いのだろうか。たとえば、他のいかなる動物の命よりも尊いのだろうか。もしそうだとすれば、それは、人間が他の動物と違って、心をもつからなのだろうか。しかし、他の動物のなかにも、心をもつものがいる。イヌやネコ、サルなどは、ふつう、明らかに心をもつと考えられている。それでもなお、人間の命がそのような他の動物の命よりも尊いとすれば、それは人間の心が他の動物よりもはるかに高次の機能をもつからであろうか。人間には、複雑な推論を行う理性的な能力や、過去の出来事を記憶して現在を過去から未来への時間的な展望のなかで把握する能力や、さまざまな出来事にたいして喜びや怒り、悲しみ、嫉妬、憐憫などの多種多様な感情を抱く能力など、他の動物には見られない複雑な心的活動を行う能力が備わっている。人間はそのような高度な心をもつがゆえに、人間の命は他の動物の命よりも尊いのだろうか。
　それとも、人間の命は、まさに人間の命であるがゆえに、他の動物の命よりも尊いのだろうか。高度な心をもつがゆえにではなく、また、その他どのような違いであれ、何らかの違いがあるがゆえにではなく、ともかく人間の命は、人間の命であるがゆえに、他の動物の命よりも尊いのだろうか。人間はふつう、他の動物と比べて、高度な心をもつ。しかし、人間のなかには、先天的な異常や後天的な事故などによって、不幸にも高度な心の働きを示すことができない人もいる。そのような人のなかには、他の動物よりも心的な

能力が下回る人さえいるかもしれない。また，ふつうの人間でも，胎児の時期のように，他の動物よりも心の働きが劣る時期がある。人間は，どのような心のあり方をしていようとも，またその他の点でどんなあり方をしていようとも，ともかく人間であるがゆえに，その命は尊いのだろうか。

生命の価値を考えるとき，とくに人間であるかどうかではなく，また高度な心をもつかどうかでもなく，意識をもつかどうかという点から生命の価値が考察されることもある。人間は，生命を傷つけられたり奪われたりすると，大きな苦痛を感じるがゆえに，人間の生命を傷つけたり奪ったりしてはいけない。人間は，健全な生命活動を営むとき，快を感じるがゆえに，そのような生命活動を大切にしなければならない。人間の生命が尊いのは，人間が快苦を感じる意識的な存在であるがゆえにである。もしこのような見方が正しいとすれば，人間の生命だけではなく，意識をもつ動物の生命もまた尊いということになる。じっさい，菜食主義者の多くは，ウシやブタなども殺されるときに苦痛を感じるがゆえに，それらを殺して食べてはいけないのだと考えているだろう。

人の命は，なぜ尊いのだろうか。また，どのように尊いのだろうか。以下では，人間の生命の価値について，とくに心や意識との関わりの観点から考察してみたい。

II. 心と生命

（1） 延長された心

人には心がある。そのことが，人間の命の尊さに何らかの仕方で寄与していることは，疑いないように思われる。では，心は命の尊さにどう貢献しているのだろうか。この問題を考察するために，まず心とはどのようなものかをあらためて考えてみたい。

われわれ人間は各々，ひとつの心をもっており，その心はわれわれの内にある。そうわれわれは考えている。われわれの身体のなかのどこに，どのように心があるのか，心は脳にほかならないのか，それとも脳とは別に心があるのか。この心身問題という難問に答えることは，もちろん容易ではないが，

ともかく心がわれわれの身体の外に、身体を取り巻く環境のなかにあるわけではないことは、確かであるように思われる。われわれは黄色いバナナを見たり、昼食を何にしようかと考えたり、年金問題に怒りを覚えたり、論文の執筆を先延ばしにしようと決断したりするが、このような知覚、思考、感情、意思決定といった心の働きは、すべてわれわれの内側で起こるのであって、われわれを取り巻く環境のなかで起こるわけではない。そもそも、食事のメニューを見ながらどれにしようかと考えているとき、その思考が自分の外、たとえばテーブルのうえで起こっているというようなことは、まったく理解しがたい。

しかし、このような「内なる心」という伝統的な見方にたいして、最近、「延長された心（extended mind）」という見方が有力になりつつある。この見方によれば、われわれの心はけっしてわれわれの内部に閉じこめられているのではなく、われわれの身体を超えて、外部の環境世界にまで広がっている。心の働きは、脳や身体だけではなく、環境の諸要因をも巻き込んだ広範な活動によって実現されているのである[1]。

たとえば、わたしがいつも手帳を持ち歩いているとしよう。わたしは記憶力が弱いので、日々の重要な出来事や仕入れた情報を細かく手帳に書きこんでいる。必要なことがらを思い出せないときには、手帳を参照して思い出す。あの会議があったのはいつだったか。手帳を見て、「そうそう、7日だった」と思い出す。先月、講演してもらったのは誰だったか。手帳を見て、「そうだ、プリンツだった」と思い出す。このように手帳を活用しているとすれば、手帳はわたしにとってひとつの記憶だと言ってよいのではなかろうか。

わたしが手帳を参照せずに、「会議は7日だった」ということを思い出したとすれば、その情報は明らかにわたしが記憶していたことである。しかし、手帳を参照して思い出したとしても、そうせずに思い出すのと同じくらい、いつでも、どこでも、そして素早く思い出すことができるとすれば、手帳に書かれた情報はわたしの頭のなかにたくわえられた情報と同じ働きをしていると言ってよいのではなかろうか。そうだとすれば、手帳に書かれた情報は頭のなかの情報と同じく、わたしの記憶だと言ってよいように思われる。ようするに、手帳はわたしの外部記憶なのである。

また，321 × 23 という掛け算を筆算で行ったとしよう。わたしは紙のうえに，3，6，9といった数字を順に書きならべていく。このとき，わたしはこの掛け算をすべて頭のなかで行っていて，その結果をただ書き出しているだけなのだろうか。もしそうなら，この掛け算を行うのに，紙のうえに数字を書きならべる必要はないはずである。わたしは頭のなかでこの掛け算を行うことができないからこそ，紙のうえに数字を書きならべているのである。そうだとすれば，この掛け算は頭のなかではなく，むしろ紙のうえで行われていると言うべきではなかろうか。

　たしかにこの掛け算を行うとき，ひと桁の数字どうしの掛け算や足し算は頭のなかで行われる。しかし，そのような個々の計算がまとめられて最終的な答えが導き出されるのは，頭のなかではなく，紙のうえである。掛け算の主舞台はむしろ紙のうえであり，脳や手は紙のうえで数字の列が展開されるのを手助けする役割を果たしているにすぎない。そうだとすれば，ここでは，掛け算をするという心の働きは主として紙のうえで起こっているのであって，けっして頭のなかだけで起こっているわけではないのである。

　さらに，わたしが妻と一緒に，正月をどう過ごすか考えたとしよう。「久しぶりに帰省しようか」とわたしが言う。「そうね，でも，正月は道が混むから」と妻は言う。「じゃ，静かに家で過ごすか」と言うと，「それもつまらないし」と言う。そしてしばらくして「どこか，旅行に行こう」と妻は言う。「でも，子どもたちが喜ぶかな」とわたしが言うと，「そうね，あの子たちは，家でゲームをやっているほうがよほど楽しそうだし」と言う。「そうだよ，美しい景色を見せても，ぜんぜん感動しないからね」とわたしも相づちを打つ。「やはり家で寝正月かな」と言うと，「それしかないか」と妻も同意する。こうして今年の正月も，例年どおり，寝正月ということになる。

　このように妻と一緒に，正月をどう過ごすか考えるとき，わたしと妻はそれぞれ相手の考えを聞いてそれを参考にしつつも，結局，それぞれ別々に思考しているのだろうか。わたしの考えはわたしのなかで起こり，妻の考えは妻のなかで起こり，それらがただ言葉で表現されて相手に伝えられ，相手の考えに影響を及ぼしているだけなのだろうか。そうではなく，ここで起こっていることは，まさしく「共同思考」ということではなかろうか。わたしが

ひとりで，正月をどう過ごすか考えるとき，わたしはまさにそれを考えている。しかし，妻と一緒に考えるときも，ひとりで考えるときと同じ意味で，わたしと妻は一体となってそれを考えているのではなかろうか。わたしと妻が一緒に考えるとき，われわれはいわばひとつの思考主体となって考えているのではなかろうか。そうだとすれば，このような共同思考においては，思考はわたしと妻のそれぞれの頭のなかで生じているのではなく，わたしと妻，およびわたしたちの発する言葉から成る全体において生じているのではなかろうか。

以上の例が示すように，われわれの心の働きはけっして脳のなかだけで起こるわけではなく，脳や身体を超えて，われわれを取り巻く環境にまで及ぶ。しかも，そのような環境には，手帳や紙のような非生物的な事物だけではなく，生物やさらには他の人間も含まれうるのである。

(2) 心あるものの生命の価値

心が脳や身体を超えて環境にまで広がるとすれば，生命もまた環境にまで広がるということになる。心の働きは生命活動の一部である。生命活動には，呼吸や代謝，生殖など，心的でない生理的な活動もあるが，それだけではなく，心的な活動も生命活動のひとつである。そうだとすれば，心の広がりは生命の広がりにほかならない。

生命が身体を超えて環境にまで広がるとすれば，ひとつの生命はどのような境界によって他の事物や生命から区別されるのであろうか。生命が身体までしか広がらないとすれば，生命の区切りは身体の区切りとして明瞭な境界をもつ。しかし，生命が身体を超えて環境にまで広がるとすれば，それはどのような境界をもつのだろうか。

わたしの外部記憶として働くわたしの手帳は，わたしの心の一部であり，それゆえわたしの生命の一部である。手帳を失ったり破損したりすることは，脳の一部を失ったり損傷したりすることと同じく，わたしの生命を傷つけることにほかならない。

手帳のようなものなら，それが生命に加わったとしても，生命の境界はまだ明瞭である。わたしの生命はわたしの身体と手帳から成る全体であり，そ

の境界は身体の境界と同じくらい明瞭である。しかし，わたしと妻が一緒に考えるとき，わたしの心が妻の心にまで広がるのだとすれば，わたしの生命の境界はどうなるのだろうか。わたしの生命は妻の生命にまで広がるのだろうか。わたしの生命は妻の生命活動の一部，つまり妻の思考活動を含むものとなるのだろうか。心が環境にまで広がるという「延長された心」という見方をとるならば，そうだと言わざるをえない。

わたしの生命が妻の生命を一部，含むとすれば，妻の生命もわたしの生命を一部，含むことになる。わたしと妻が一緒に考えているとき，わたしの心が妻の心にまで広がるなら，妻の心もわたしの心にまで広がることになる。こうしてわたしたちの心は互いに部分的に重なり合うこととなる。そうだとすれば，わたしたちの生命も互いに部分的に重なり合うことになり，両者を分かつ明瞭な境界線は存在しないことになる。

心や生命をそれぞれ互いに独立した実体だとする見方からすれば，心や生命が互いに重なり合うということは，とうてい認めがたい事態である。心や生命がどれほど互いに緊密に関係しあおうとも，それらはあくまでも別個の実体であり，それらは明瞭な境界線によって区切られているはずである。しかし，「延長された心」という見方からすれば，心や生命はもはや独立した実体とは見なせない。それらは互いに重なり合い，明瞭な境界線をもたないのである。

個々の生命がそれぞれ独立した実体ではなく，部分的にせよ，互いに重なり合った存在だとすれば，生命の価値もそれぞれの生命で完結したものではなく，ひとつの生命の価値にはその生命と重なり合う他の生命の価値も関与してくることになる。

記憶をなくした妻との愛を取り戻すというテーマのテレビドラマがあった。妻は自分の不注意で火事を起こしてしまい，大切なわが家を焼失してしまう。そのショックで，妻は自分や夫，子どもたちの記憶を失ってしまい，夫が「わたしだ，お前の夫だ」と呼びかけても，夫が誰だか分からない。妻は夫の呼びかけに応えられず，それゆえにかえって夫を拒絶しようとする。子どもたちにもそうである。子どもたちの呼びかけに応えられず，それゆえかれらを拒絶しようとする。「おかあさん」という子どもたちの叫びは悲痛であ

り，それに応えられない悲劇は見る者の胸を熱くする。

　夫や子どもたちについての妻の記憶は，けっして妻だけの心に属するものではない。それは夫や子どもたちの心にも属する。妻が夫や子どもたちのことを覚えているからこそ，夫や子どもたちは夫や子どもとして妻に接し，妻のことを思うことができるのである。妻が夫や子どもたちの記憶をなくすことは，妻の心を大きく傷つけるだけではなく，夫や子どもたちの心をも大きく傷つける。

　「延長された心」という見方が正しいとすれば，ひとつの生命はそれ単独で一定の価値を有するわけではない。わたしの生命は他のさまざまな生命と重なり合い，わたしの生命の価値はわたしの生命と重なり合う他のさまざまな生命の価値から影響を受ける。わたしの妻や子ども，友人らの生命が失われたり傷つけられたりすることは，わたしの生命が一部，失われたり傷つけられたりすることである。生命が互いに重なり合うということは，生命の価値もまた互いに関係しあうということなのである。

Ⅲ．人命は神聖か

（1）生命の質

　人間の命は神聖であると言われることがある。つまり，人間の命は，何ものにも代えられない絶対的な価値をもち，不可侵だというわけである。なぜ人間の命は神聖だと考えられるのであろうか。そのような考えは本当に妥当なのだろうか。

　人間と他の動物のあいだには，生命の質にかんして歴然とした違いがあるようにみえる。人間には心がある。たしかに他の動物でも心をもつものがあると言ってよいだろうが，人間の心はそのような動物の心と比べてはるかに高度である。理性的な推論を行ったり，自己意識をもったり，過去から未来への時間的な展望のなかで現在を捉えたり，微妙で繊細な情感を抱いたりする能力は，おそらく人間にのみ見られる心的能力であろう[2]。他の動物にも，そのような能力の片鱗ないし萌芽は見られるかもしれないが，人間ほど十全な形でそのような能力をもつ動物はいない。

しかし，このように人間が他の動物と比べて高度な心をもつことを理由にして，人間の生命が神聖であることを正当化しようとすると，たちどころに問題に突き当たる。この点については，とくにピーター・シンガーが的確な批判を行っている。かれによれば，たとえば，きわめて重度で回復不能な遅滞のあるヒトの乳児と，ブタやイヌ，サルなどを比較すると，ヒトの乳児のほうがそれらの動物よりも能力が劣る。たとえば，痛みを感じたり，問題を解決したり，他の存在と心を通わせたりする能力は，そのような乳児よりも動物のほうがすぐれている。そうだとすると，乳児の生命よりも動物の生命のほうが尊いはずである。こうして，人間の生命の神聖性を高度な心によって正当化しようとすると，人間でありながら，その生命の神聖性が認められないものが出てきてしまうことになる（シンガー 2007, pp.90-91）。

高度な心にかぎらず，およそ何かある能力ないし特質によって人間の生命の神聖性を正当化しようとするいかなる試みにも，この批判は当てはまるだろう。人間は人間から生まれたものである。そうである以上，人間でありながら，そのような能力ないし特質を欠くものが必ず存在しうる。そのようなものは，人間でありながら，生命の神聖性が認められないことになる。

そこで，神聖性の擁護者は，人間は人間であるがゆえに，その生命が神聖なのだと主張せざるをえないだろう。つまり，人間と他の動物は異なる生物種であり，それゆえ人間の生命は神聖であるのにたいし，他の動物の生命はそうではないのだというわけである。しかし，このような種の違いに訴える主張にたいしても，シンガーは的確な批判を行っている。かれによれば，人間の生命の神聖性を擁護するために種の違いをもちだすことは，人種差別主義者が人種差別を正当化しようとして人種の違いをもちだすのと同じく恣意的である。人種の違いは，それ自体では，その人をどう扱うべきかという問題と関係がない。同様に，ある存在がどの生物種に属するかということは，それ自体では，その存在をどう扱うべきかという問題と関係がない。人種差別を不当だと考えるなら，種の違いによって人間と他の動物の生命を差別することもやはり不当だと考えるべきなのである（同書 p.91）。

ここでさらに，人命の神聖性の擁護者は，人間はたんに人間であるがゆえにではなく，霊魂をもつがゆえに，人間の生命は神聖なのだと主張するかも

しれない。人間は、その能力や特質がどうであれ、人間であるかぎり、霊魂をもつ。霊魂は人間に特有のものであって、他の動物には存在しない。そのような霊魂をもつがゆえに、人間の生命は神聖なのだというわけである。

じっさい、シンガーによれば、このような考えはキリスト教の教義に見られ、今日、人命を神聖視する考えが西洋社会において根強いのはこのキリスト教の影響による。シンガーは、霊魂のような形而上学的な実体をもちだして人命の神聖性を正当化しようとする考えにたいしては、合理主義的な思想家の宗教批判にならって、その不合理性ゆえに拒否する。霊魂は、人間がどのようなあり方をしていようと、ともかく人間であるかぎり、人間に備わっているものである。それは、心とちがって、それが備わっているといえる経験的な証拠が何もない。ただ人間には霊魂があるとされるばかりであり、われわれはそれを信じるしかない。そのような不合理な存在、われわれの合理的な能力の及ばない存在は認めがたいというわけである（同書 pp.103-104）。

以上、シンガーの議論にそくして見てきたように、理性的に考察を進めていけば、人命の神聖性という考えは受け入れがたいように思われる。人間の命はたしかに尊いが、どのような人間の命も絶対不可侵だというわけではないのではなかろうか。人命の神聖性を否定するシンガーは、きわめて重度で回復不可能な遅滞のある新生児は、治療せずに死なせるだけではなく、苦痛のない方法で殺すことも許容されるとまで主張する（同書 p.98）。

しかし、そのような新生児を殺すことがたとえ許容されるとしても、それはたんに生命の質がきわめて低いからであろうか。そのような新生児は、たしかに痛みを感じる能力や問題を解決する能力、他の存在と心を通わせる能力を著しく欠いているだろう。しかし、ただそれゆえに、それを殺すことは許されるのだろうか。そのような新生児であっても、母親は自分の腹を痛めて産んだ子であるがゆえにその生存を望むかもしれないし、そのような子どもとともに生きる人生に大きな意味を感じるかもしれない。また、母親だけではなく、父親やその他の人たちも、そう感じるかもしれない。そうだとすれば、その子を殺すことは許されないのではなかろうか。じっさい、シンガーも、母親がその子の生存を望まなければ、という条件を付けて、その子を殺すことが許容されるという慎重な言い方をしている（同書 p.90）。

ここに見られるのは，生命の価値がたんにひとつの生命それ自体の質によって決まるのではなく，他の生命とどのように重なり合っているかということによって大きく影響されるということである。人間の生命はとくに互いに複雑に重なり合い，その価値を見積もることはけっして容易ではない。人間の生命の価値はけっして一定不変の絶対的なものではなく，そのときどきで変化する相対的なものである。人間の生命を脱神聖化するということは，人間の生命がそれ自体で絶対的な価値をもつという形而上学的な見方から脱却して，人間の生命が相互の重なり合いのなかで相対的な価値をもつという現実的な見方へと転換するということである。

(2) すべり坂の問題

人間の生命がそれ自体で絶対的な価値をもつのではなく，状況に応じて相対的な価値しかもたないとすると，人間の生命の価値は他の動物の生命の価値と比較可能であり，きわめて重度で回復不可能な遅滞のある新生児の生命が多くの場合に現にそうであるように，場合によっては人間の生命は他の動物の生命よりも価値が低いということになる。また，どの人間の生命も等しく同じ価値を有するというわけではなく，人によって生命の価値が異なることになる。さらに，同じ人であっても，そのときどきの状況に応じて生命の価値が異なることになる。しかし，このように人間の生命を絶対的なものではなく，相対的なものとして捉えることは，人間の生命を軽視することにつながらないだろうか。

シンガーが主張するように，きわめて重度で回復不可能な遅滞のある新生児は，母親がその子の生存を望むというような特別な事情がなければ，殺してもよいと仮にしてみよう。しかし，きわめて重度で回復不可能な遅滞というのは，どの程度の遅滞なのだろうか。そのような遅滞にも，さまざまな程度があるだろう。もっとも深刻な遅滞のある新生児を殺してもよいとすると，それよりもほんの少し軽い新生児はどうなのだろうか。その差が無視できるほどわずかであれば，やはり殺してもよいということになるだろうか。しかし，そうだとすれば，それと同じ推論をつぎつぎと繰り返していけば，やがてふつうの健常な新生児も殺してよいということになってしまうように思わ

れる。

　きわめて重度で回復不可能な遅滞のある新生児と健常な新生児のあいだには，たしかに明白な違いがあるが，そのあいだには，遅滞の程度にかんして連続的に移行する無数の諸段階を想定することができる。この連続的移行においては，隣り合うふたつの段階はその差異が無視できるほどわずかである。したがって，ある段階の遅滞をもつ新生児を殺してよいとすると，つぎの段階の新生児も殺してよいとせざるをえないだろう。こうしてもっとも深刻な遅滞をもつ新生児を殺してよいとするなら，健常な新生児も殺してよいことにならざるをえないように思われるのである。つまり，遅滞の程度は危険な「すべり坂（slippery slope）」なのである。

　しかし，このようなすべり坂の問題は，ほとんどの日常的な言葉についてまわる「連鎖式のパラドクス」にほかならない。日常的な言葉はほとんど，その適用にかんして明確な境界線をもたない曖昧な言葉である。たとえば，「ハゲである」という言葉は，髪の毛が何本以下であれば適用され，何本以上になると適用されないかがはっきり決まっているわけではない。したがって，髪の毛が1本もない人は明らかにハゲであるが，その人が髪の毛を1本，増やしても，まだハゲであり，さらにもう1本，増やしてもやはりハゲであり，この推論を同じようにつぎつぎと繰り返していくと，結局，100万本の髪の毛があっても，ハゲだということになる。髪の毛が1本，増えることは，無視できるほど些細な変化であり，それによってハゲである人が突然，ハゲでなくなることはない。「ハゲである」という言葉が明確な境界線をもたない以上，そのような突然の変化が起こることはない。こうして髪の毛が1本もない人がハゲだとすると，その人の髪の毛がふさふさした状態になっても，その人はやはりハゲなのである。

　この連鎖式のパラドクスを解決することは，それほど容易ではないが，そのようなパラドクスがあるからといって，ハゲであることとハゲでないことの区別がなくなるわけではないし，われわれがその区別をつけることができなくなるわけでもない。われわれは明らかにハゲである人と明らかにそうでない人をはっきり区別できる。ただ，その中間にいる人については，どっちつかずになることがあるだけである。適用の境界が明確でない言葉はたしか

に連鎖式のパラドクスを生み，それゆえすべり坂の問題を提起するが，だからといって，われわれはじっさいにすべり坂を転げ落ちてしまうわけではない。境界が明確でないとしても，われわれはハゲであることとそうでないことの区別を見失うことはない。きわめて重度で回復不可能な遅滞のある新生児とそうでない健常な新生児の区別についても，同様である。われわれはけっしてその区別を見失うことはないのである。

ただし，そのような区別を見失うことがないにしても，線引きの問題はたしかに残る。明らかに重い遅滞があって殺してもよい新生児とそうでない健常な新生児のあいだには，どちらともいえない新生児が存在しうる。そのような新生児は殺してもよいのか，それともいけないのか。殺してもよいかどうかは，曖昧さを許さない。それは明確な境界線を要求する。そうだとすれば，われわれは「重い遅滞」という本来，曖昧な言葉にたいして，人為的に明確な境界線を定めなければならない。そしてその決定は必然的に恣意的なものにならざるをえない。しかし，それが恣意的だからといって，重い遅滞と健常な状態の区別がなくなるわけではない。その区別は曖昧さを含みつつも，確固たる区別として残るのである。

すべり坂の問題は，われわれがこの問題に惑わされて，いったん重い遅滞のある新生児の殺害を認めてしまうと，歯止めがきかなくなるのではないかという恐怖に囚われるのでなければ，それほど恐れるに足りない問題である。われわれはあるところで恣意的な区別を付けざるをえないが，その必要性を明確に認識できれば，本来的に曖昧な区別であっても，十分うまくやっていけるのである。じっさい，われわれは膨大な数の本来的に曖昧な日常の言葉を用いながら，日々の生活をそれなりにうまくこなしているのである[3]。

IV. 意識は生命の価値にどう関わるか

（1） 意識の重要性

心をもつことが生命の価値に大きく貢献していることは疑いないだろうが，なかでも意識をもつことが生命の価値に決定的に重要な役割を果たしていると言われることがある。心の状態や働きには，意識的なものもあれば，無意

識的なものもある。コーヒーを飲んでほろ苦い味がするとき，ほろ苦い感じは意識的であるが，その感覚を産み出す味覚プロセスは無意識的である。われわれはコーヒーを飲んでからほろ苦い感じがするまでの過程を意識することはできない。生命の価値にとって決定的に重要なのは，心の状態や働きのなかでも意識的なそれではなかろうか。

　われわれは，充実した生命活動を営むとき，ふつう快く感じる。栄養のあるものを食べたり，十分な睡眠をとったりすると，快い感じがするし，人と談笑したり，名画を鑑賞したりすると，快い気持ちになる。逆に，充実した生命活動を妨げられたり，生命を傷つけられたりすると，苦痛を感じる。鮮やかに色づいた紅葉を見に行きたいのに，論文を書かなければならないために，見に行くことができなかったり，混んだ電車のなかで尖ったハイヒールで足を踏まれたりすると，大きな苦痛を感じる。このような意識的な快や苦を感じるからこそ，われわれの生命は大きな価値があるのではなかろうか。われわれの生命は，それを大切に扱えば，意識的な快が生じるがゆえに，大切に扱うべきであり，それを粗末に扱えば，意識的な苦痛が生じるがゆえに，粗末に扱ってはならないのではなかろうか。

　もしわれわれが意識をもたない存在だとすれば，つまりいっさいのクオリア（意識に現れる感覚的な質）を欠いた「ゾンビ」だとすれば，われわれの生命はそれほど大きな価値をもたないだろう。おいしい料理を食べても，おいしいという感覚が生じない。たしかに，意識をもつ場合と同じく，おいしい料理を食べると，「うまいなあ」と言い，顔をほころばせるが，快は生じない。また，ハイヒールで足を踏まれても，「痛い！」と叫び，顔を歪めるが，苦痛はまったく感じない。つまり，われわれの身体的・行動的なあり方は何も変わらないが，意識はいっさいないのである。われわれがこうしたゾンビのようなあり方をしているとすれば，われわれの生命の価値はそれほど大きくないのではなかろうか。われわれがどれほど生き生きとした生命活動を営んでいたとしても，そこに快が生じなければ，どんな価値があるというのだろうか。また，われわれがどれほど大きく生命を傷つけられたとしても，そこに苦が生じなければ，価値が損なわれるということはないのではなかろうか[4]。

われわれの世界から、ただ意識だけがすべて消え去ったとしてみよう。どの人間も、どの動物も、すべて意識があるときと同じように脳が活動し、同じように行動し、同じような表情を示すが、それでも意識をもたない。世界の物的なあり方はまったく変わらないのに、意識だけが消滅しているのである。このような世界においては、生命にどれほどの価値があるだろうか。いかなる生物も意識的な快苦を感じないなら、生命にほとんど価値はないのではなかろうか。

意識的な快苦を感じるからこそ生命に価値があるという考えは、人間以外の生物にも適用できるだろう。ウシやブタは意識をもち、殺されるときは苦痛を感じる。それゆえ、食用に供するためにウシやブタを殺すとしても、できるだけ苦痛が少ない方法で殺すようにすべきである。しかし、イネやムギを刈り取るときは、そのような配慮をする必要はないだろう。たとえゴキブリでさえ、殺されるときには苦痛を感じるだろうと思われるなら、われわれはゴキブリを殺すときに、丸めた新聞紙で無惨に叩き殺すのではなく、もう少し配慮のある仕方で殺すようにすべきだろう。

このように、意識をもつこと、とくに意識的な快苦を感じることが、生命の価値に決定的に重要な役割を果たしていることは、間違いないように思われる。

(2) 快苦への還元不可能性

意識的な快苦が生命の価値に決定的に重要だとすれば、それはなぜなのだろうか。意識的な快苦そのものが重要な価値にほかならないからだろうか。

われわれがどのような生命活動を営んでいても、快苦を感じることがなければ、そこには正の価値も負の価値もないように思われる。そうだとすれば、やはり価値を有するのは快苦そのものであって、それとは別の生命の側面ではないのではなかろうか。栄養のあるものを食べると、快く感じるだけではなく、生命の維持にも役立つ。しかし、ここで価値があるのは、快く感じることであって、それがなければ、生命の維持それ自体は価値がないのではなかろうか。たしかに、栄養はあってもまずいものを食べたときのように、そのときは快く感じなくても、生命を維持できれば、やがて快を得る機会も出

てこよう。しかし，そうだとしても，生命の維持はそれ自体で価値を有するのではなく，快を得る機会を提供するという意味で，たんなる手段的な価値を有するにすぎないのではなかろうか。また，足を踏まれると，苦痛を感じるとともに，足が傷つくが，ここで負の価値をもつのは，苦痛を感じることであって，それがなければ，足が傷つくことそれ自体はどうでもよいのではなかろうか。

　快苦がなければ，生命には価値がないようにみえる。そうだとすれば，結局，快苦そのものが価値なのであって，生命はそのような快苦を含むがゆえに，価値があるように思われる。

　しかし，本当に快苦そのものが価値にほかならないのだろうか。もしそうだとすれば，どのような仕方で快が生じても，またどのような仕方で苦が取り除かれても，それは望ましいことだということになる。しかし，たとえば，脳科学が発展して，快苦が生じる脳内メカニズムが解明され，薬物によって自由に快を生じさせたり，苦を除去したりすることができるようになったとしよう。そうすると，おいしいものを食べても，体調のせいでおいしく感じられないときに，ある薬物を服用することで，おいしく感じることができるようになる。しかし，そのようにして快を得たとしても，それは望ましいことなのだろうか。やはり体調を直しておいしいと感じるようになるのでなければ，望ましいこととは言えないのではなかろうか。また，失恋をして，奈落の底に突き落とされたとしても，別のある薬物を飲めば，その失恋の苦しみを取り除くことができるようになる。しかし，そうだとしても，そのようにして苦痛を取り除くことは，はたして望ましいことなのだろうか。やはり失恋を契機にして人間的に成長することで，そのような苦痛を克服するというのでなければ，望ましいこととは言えないのではないか[5]。

　たしかに，意識的な快苦がなければ，生命には価値がないだろう。しかし，意識的な快苦そのものが価値だというわけでもない。快を含む生命のあり方が望ましく，苦を含む生命のあり方が回避されるべきなのは，快苦そのものが正の価値ないし負の価値を有するからではない。快が生じても，適切な仕方で生じるのでなければ，けっして望ましいことではないし，苦を取り除いても，適切な仕方で取り除くのでなければ，やはり望ましいことではない。

生命には，生き生きとしたあり方というものがある。それがどのようなものかを明確に規定することは困難であるが，そのような生命の生き生きとしたあり方は，けっして快苦とは無関係ではありえないが，そうかといって，どのような仕方であれ，快を生じ，苦を取り除きさえすればよいというあり方でもない。それは，生命が脳や身体を超えて環境にまで広がるものだとすれば，環境まで含む生命活動のなかで，快が適切な仕方で生じ，苦が適切に取り除かれるようなあり方である。われわれはそのような生命の生き生きとしたあり方について直観的な理解をもっており，そのような理解によって，生命をその価値に応じておおむね適切に扱うことができる。たしかに，生命倫理の問題が生じるような場面では，そのような直観は必ずしも十分ではなく，われわれは生命の生き生きとしたあり方について理論的な理解を深めたり，新たな直観を形成したりする必要に迫られるが，そのような措置を講じることによって，生命にたいしてその価値を大きく損ねることがないような扱いをすることが可能だと思われる。

生命の価値はその生き生きとしたあり方にある。それは快苦そのものではなく，快を適切な仕方で生じさせ，苦を適切な仕方で取り除くようなあり方である。人間の生命のような複雑な活動を示す生命の場合には，その生き生きとしたあり方がどのようなものかを明確に捉えることはきわめて困難であるが，それでもそのようなあり方について，われわれは直観的な理解をもっている。人間の生命の価値も，そのような生き生きとしたあり方のうちにあるのである。

注

1) 延長された心という見方については，たとえば，Clark and Chalmers 1998, 信原 2000 の第 5 章，中村 2004, 染谷 2004, 河野 2004, 2006 を参照。
2) 人間と動物の心を区別する基準はいろいろ提案されているが，たとえば，ミリカンは時間の観念の獲得および記述的表象（信念）と指令的表象（欲求）の明確な分離を人間の心の独自な特徴と見ている（Millikan 2004）。
3) 生命倫理学や脳神経倫理学では，治療を超えた生命能力ないし認知能力の増強（エンハンスメント）の是非をめぐって活発に議論がなされているが，一部の論者は，治療とエンハンスメントの区別が意味をなさないから，治療を許容してエンハンスメン

トを許容しないのは首尾一貫しないと論じる（たとえば，Levy 2007, Ch.3）。しかし，このような議論は，すべり坂の問題に惑わされた結果であるように思われる。
4) ゾンビを想定した思考実験にたいしては，そもそもそのようなゾンビは可能なのかという疑問が提起されるかもしれない。じっさい，わたしはゾンビ，すなわち意識のあるものと物的にはまったく同じあり方をしながら意識をまったく欠く存在は不可能であることを別のところで詳しく論じた（信原2002）。したがって，この思考実験は，厳密には，ゾンビを想定したものではなく，意識のある存在について，その意識面を無視して，非意識的な側面だけを考察したものとして理解していただきたい。
5) 脳科学の発展により頭をよくする薬（スマートドラッグ）の開発が可能になりつつあるが，このような薬物によって知能を改善することの是非をめぐって，活発な議論がなされている。この点については，植原2008を参照。

文　献

Levy, N. (2007) Neuroethics. Cambridge: Cambrdige University Press.
Clark, A. and Chalmers, D. (1998) The extended mind. Analysis 58:10-23.
Millikan, R. G. (2004) Varieties of Meaning, Cambridge, MA: The MIT Press.
　邦訳，ルース・G. ミリカン（2007）『意味と目的の世界』信原幸弘訳，勁草書房
植原亮（2008）「薬で頭をよくする社会」信原幸弘・原塑編『脳神経倫理学の展望』勁草書房，所収
河野哲也（2004）「存在の具体性」信原2004所収
河野哲也（2006）『心はからだの外にある』日本放送出版協会
シンガー，P.（2007）『人命の脱神聖化』浅井篤ほか訳，晃洋書房
染谷昌義（2004）「拡張する心」信原2004所収
中村雅之（2004）「表象なき知能」信原2004所収
信原幸弘（2000）『考える脳・考えない脳』講談社現代新書
信原幸弘（2002）『意識の哲学』岩波書店
信原幸弘編（2004）『シリーズ心の哲学II　ロボット篇』勁草書房

第6章　生命に関する価値とリスクの功利計算は可能か？
―― 意思決定科学の知見 ――

平原憲道

I. はじめに

　生命倫理が取り扱う主なエリアは，医療や生命工学に関わる「生命の現場」である。そこでの倫理的意思決定が，「生命の価値」に関する選択を免れないことは当然だろう。実際の生命の現場においては，有限の選択肢から最善の決定を行うことは極めて困難である。そこには生命の価値を「比較」するという高度な認知作用が入るため，そのモデル化やルール作りは一筋縄ではいかない。

　それにもかかわらず，応用倫理学においてその価値を導出するべく議論は進み，知見は蓄積されていく。その中でも，現在多くの倫理学者が興味を持っているという印象を筆者が受けているのが，選好功利主義の立場をとるヘアが論じた，彼の「二層理論」(1994)である。医療・生命倫理に関する意思決定に際して，彼は「直観レベル」と「批判レベル」で考えよと教える。特に，テーマを熟考する際には，「批判レベル」で各選択肢の「選好の強度」を比較し，全体の選好の最大充足が得られる選択を合理的に採るべきである，と教える。とても興味深い考え方であると同時に，疑問もいくつか湧く。

　中でも最大のものは，そもそも意思決定の現場における人間が，客観的に選好強度を比較できるほど合理的に思考し，かつその結果に十分満足できるものなのか？という問いである。例えば，その選好を十分に熟考し時間をかけたとしても，その選好強度が，常に1人の人間の中で首尾一貫するものなのだろうか？　もしそこに一貫性がなければ，それを基に「合理的な」意思決定を導き出すことは難しい。この問題について，私の専門である意思決定

科学からの研究報告を通じて考えてみたい。

　ここで，読者のために筆者の立場を示しておきたい。私は倫理学者ではない。私が研究する学問分野は，「認知科学的意思決定論」と呼ばれるものである。これは，人間や他の動物の判断や意思決定に関わる現象を定量的に記述し，同じ認知科学（特に認知心理学）の隣接分野である知覚，学習，記憶，言語，情動，などの研究を通じて，その認知プロセスを考察していく科学である。特にその中でも，私は医療文脈における意思決定に特化して，医療者や患者のリスク認知および両者のリスクコミュニケーションを中心として研究している。

　この章は，真正面から医療・生命倫理を意思決定科学の視点から論じることが目的ではない。筆者のゴールは，選好功利主義の研究者をはじめとして医療に携わる応用倫理学者が，人間の判断や意思決定に関する実際の科学データに触れることで，より深い思索を行うためのきっかけを提供することにある。生命倫理という大きな課題に取り組む彼らに敬意を表しながら，少しでも異分野からのサポートになればと考えている。

II．意思決定のバイアスと生命の価値

　「選好強度」は，選好功利主義の議論において極めて重要な価値を持つ。提示される選択肢のそれぞれを批判的に分析し，各人または各グループの選好を決め総合的に比較する。その際に行われる合理的な功利計算は，意思決定論の文脈では「効用計算」に置き換えられるだろう[1]。各選択肢が持つ「総合的価値」としての「効用」を定めるための計算である。単純化するためにギャンブルを想定すると，

　　手（選択肢）が持つ価値（配当額）× その手が発生する確率

を全ての可能性のある手に対して検討し，最後にそれら算出された効用（期待値）を一斉比較して意思決定を行う。さらには，その意思決定の結果を元に行動を起こす（最善の手に賭ける）ことになる。この合理的な決定手法が

人間の実際の意思決定場面を表現しているとする立場を，期待効用理論と呼ぶ。

しかし，ここで 2 つの疑問が発生する。1 つ目は，そもそも選好強度が一定なのかという問いである。これは他人との比較ではなく，同じ個人に対してのものだ。「状況が同一であれば，私の選好強度は首尾一貫しているのか？」という問いである。合理的に算出され，意思決定の根拠となる「解」としての効用であるため，一意に定まり変化してはならない。だが，実際にそうなのだろうか。

2 つ目の疑問は，選好強度から最善の選択肢が算出された（意思決定が行われた）のだから，それを速やかに行動に移すことが求められるが，本当にそうなるのか，という点である。これに関しては，第Ⅲ節の「リスク認知のバイアスと生命の価値」において議論する。

まず 1 つ目の問いに対しては，現代の多くの意思決定科学者が「NO」と答えるだろう。選好は同一人物の中ですら，課題の捉え方や表現方法によって揺れ動き，一意には定まらない。具体的に研究を見ていこう。

（1）　選好強度の不一致 —— 選好逆転 ——

意思決定科学において，従来の新古典派経済学が前提としてきた「合理的に選択する人間（ホモ・エコノミクス）」像に疑問を呈し，より現実的なヒトの情報処理プロセスに目を向ける必要性を初めて示したもののひとつが，Lichtenstein と Slovic（1971）によって実験的に研究された，選好逆転（preference reversal）と呼ばれる現象である。彼らはその後，実際のラスベガスのカジノでの実験を通じても，この認知バイアス現象を再現している（1973）。モッテルリーニ（2008）の簡略化した例を挙げる。

　問題 1：次のうちどちらの選択肢を選ぶか？
　A：賞金は低いがもらえる確率が高い選択肢（7,000 円，80 %）
　B：賞金は高いがもらえる確率が低い選択肢（7 万円，10 %）

この質問では，67 % の回答者がAを選択した。では，次の課題ではどう

だろうか。

　　問題2：次に，先に示したAとBの選択肢に金額を付ける（「金銭にするといくらの価値があるか」という値付けをする）。どちらの方をより高く見積もるか？

　この質問には，71％がBの方を高く見積もった。
　ここで起こっている現象は，全く同じ選択肢で効用計算による価値が同一であるにもかかわらず，尋ね方次第では選好の順序が変わってしまうことを示している。選択肢を並べてどちらかを選べという「並列」の意思決定では「高確率」の選択肢が選ばれ，各々に値段（価値）を付けろという「直列」型の意思決定の場合には，「高賞金」の選択肢が選ばれている。選好強度がぶれているのだ。この実験に刺激を受けて多くの研究が後に続き，選好逆転の頑健さを示してきた（Tverskyら，1990など）。
　これは，生命倫理にかかわらず，規則が決まる「会議室」とその規則を執行する「現場」とにおける選好の不一致を説明することになるのではないか。例えば，医療倫理に関してある規則が制定されるとする。会議室には臨床医も多く参加し，できるだけ現場の声を尊重しようと試みる。しかし，選択肢の各々に関して効用計算のようなスタイルでアプローチする際，選択肢には「値付け」がされていることになり，それは「直列」での意思決定となる。最終的な期待値（効用）を並べて比較する際には「並列」であるが，その実質的な決定プロセスは「直列」と呼んでよいだろう。
　だが，医療現場における意思決定では，そのほとんど全てが「並列」の形で提示されることになる。例えば，患者家族も含めて患者に治療選択肢が提示されるとき，示されるものは選択肢が並んだリストだ。各選択肢に関して主治医がオフィスで効用計算（のようなもの）を行うとき意思決定スタイルは直列であるが，その結果を現場に持参し提示すれば，それはたちまち並列の意思決定になる。主治医も一旦は心を決めたはずなのに，患者・患者家族の意見を現場で聞いていると何だか自分の意見に自信がなくなってくる。こういうときは，お互いが「意思決定に至ったプロセス」までも話し合いなが

ら，地道に合意形成を行っていくしかないだろう[2]。

ここで，ギャンブル課題と生命（この場合は特に医療）倫理とを同じにするなという意見もあろうが，選好強度を導出するための功利計算と賭けの価値を決めるための効用計算とは類似するし，何よりも，医療現場での意思決定は多くの点で「賭け」に酷似している（高橋，2008[3]）。故に，それほど外れた議論であると筆者は考えていない。

生命の価値に留意し，死の怖れと闘いながら振り絞る意思決定が，つまりは我々の選好強度が，場面によって次々と変わってしまう。「決めたときは納得したのに，『いざ』となると納得できない」という選択に関する人間心理のパラドックスを前にしながら，生命の価値は議論されていくべきであろう。

（2） 利得と損失のずれ —— 価値関数 $v(x)$ ——

人間が往々にして示す意思決定バイアスには，選好逆転の他にも様々なものがある。それらをある程度うまく説明する記述的意思決定理論の代表格として，Kahneman と Tversky の「プロスペクト理論」（1979など）がある[4]。この理論は，従来の効用計算が行ってきた「掛け算」のスタイルを踏襲しながらも，各所に認知心理学が示す人間心理のデータを反映して構築されている点が特徴である。ここでの基本式は，

<u>主観的な価値（価値関数）</u> × <u>主観的な確率（確率加重関数）</u>

となっている。ここでは価値も確率も共に客観性から離れ，直線で表現できる一次関数でなくなる。単純に配当額と数学的確率とで処理可能なはずのギャンブル文脈においてすら，金額も確率情報もそれ自身を意味しなくなっている。もはや1,000円は1,000円ではなく，30％は30％でなくなったのだ。正確な効用計算が意味を持たなくなるこの主観的な歪み（バイアス）こそが，人間心理の現実かも知れない。

人間の主観的な価値の推移を捉えた価値関数は，グラフにすると図1のようになると考えられている。これを見ると分かるように，我々は選択肢の

図1　価値関数 υ(x)

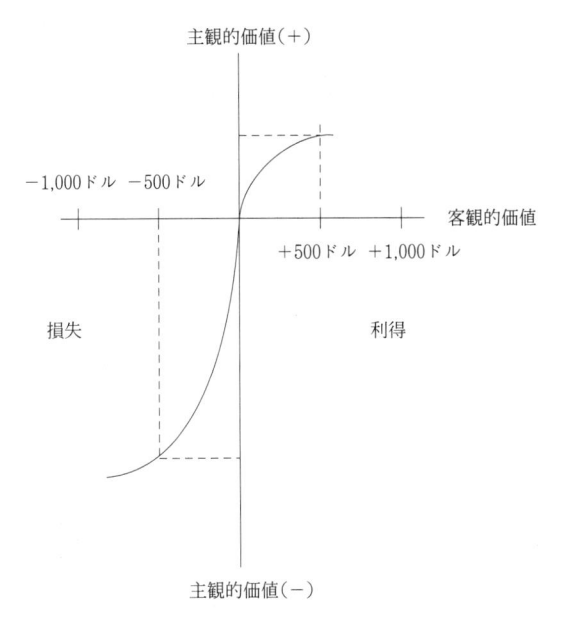

（主観的価値（＋）／客観的価値／−1,000ドル　−500ドル／＋500ドル　＋1,000ドル／損失／利得／主観的価値（−））

Tversky と Kahneman（1981, P. 454）から一部改変

「価値」を連続した直線であるとは考えていない。X軸の「0」に当たる点[5]から右側は「利得」のエリアであり，逆に左側は「損失」のエリアである。今持っているものに何かが「増える」ならばそれは利得であり，何かが「失われる」ならばそれは損失となる。どちらの枠組み（フレーム）で世界を見るかによって，異なる関数が適用されるとしたのが，価値関数のコンセプトである。図1を見ると分かるように，同じ「500ドル」の金額でも損失フレームの方がよりインパクトが大きい。

故に，同じ選択課題であっても，利得フレームで表現されると認知はリスク忌避（risk averse）の傾向を示し，賭けを廃しより確実な選択肢を採択しようとする。それに対して，損失フレームで表現された場合はリスク選好（risk seeking）に傾き，賭けに出ようとするのだ。このフレームによる違いで選好が動く認知バイアスをフレーミング効果（framing effect）と呼ぶ。著名な Kahneman と Tversky の論文（1979）から例を出そう。

問題1：あなたが現在持っている額が，1,000ドル増えたとする。さて，あなたは次の選択肢のどちらを選ぶか？

選択肢A：50％の確率で1,000ドルを得る
選択肢B：確実に500ドルを得る

問題2：あなたが現在持っている額が，1,000ドル増えたとする。さて，あなたは次の選択肢のどちらを選ぶか？
選択肢C：50％の確率で1,000ドルを失う
選択肢D：確実に500ドルを失う

問題1では84％の回答者が選択肢Bを選び，確実にもらえるものを取得しようとする。資金の500ドルと1,000ドルでは主観的に2倍の差はないため，賭けには走らないのだ。だが，問題2の場合，約70％の回答者がリスクのある選択肢Cを選ぶ。大きな額を失う可能性があっても，全く失わなくても済む賭けの選択肢を選ぶのだ。再度，価値関数のグラフを見て欲しい。効用が同じ場合でも，損失の文脈に対して我々はより過敏になることが分かるだろう。

この認知バイアスは何も金銭が絡む経済的な課題にだけ発生するわけではない。生命倫理が議論する「生命の価値」とは少し視点がずれるが，人命を天秤にかけるタイプの思考実験も伝統的に存在する。最も古い例として，同じくKahnemanとTverskyの研究（1981）から，フレーミング効果で著名な実験結果を示す。

アメリカで600人が死亡すると予測されるアジアからの疾病の流行に対して，2つの対策が準備された。各対策の科学的に正確な推定値は次のようなものである。次の選択肢からどちらを選ぶか？

対策A：200人が救われる
対策B：1/3の確率で600人が救われるが，2/3の確率で誰も救

第6章 生命に関する価値とリスクの功利計算は可能か？　107

われない

　この実験では約70％の回答者が対策Aを選んだ。2つの対策は同じ効用だが，利得フレーム下であるため損失忌避の傾向を示したと言える。では，下の選択肢の場合はどうだったか。

　　対策C：400人が死亡する
　　対策D：1/3の確率で誰も死亡しないが，2/3の確率で600人が
　　　　　死亡する

　今度は，実に約80％もの回答者が対策Dを選んだ。損失フレームでは，「座して死を待つ」よりリスクがあってもそちらに賭けること（リスク選好）を選ぶのだ。両対策とも期待値（効用）は同じなのだが，我々が認知する主観的な「価値」は随分と異なる。
　このフレーミング効果は，何も頭の中の思考実験だけで起こるのではない。五感にも影響する大きな力を持つ可能性もあるのだ。ひき肉の内容を「75％赤身」または「25％脂身」（2つは同じ意味）と表現を変えてスーパーで実際に販売した実験（LevinとGaeth, 1988）では，消費者は「75％赤身」の方を「健康で高品質」と評価した。のみならず，実際の試食においても，こちらをより美味であると評価した。脳内での選好が，外界から入る刺激の解釈を歪めたと言えよう。この現象は極めて頑健な認知バイアスであり[6]，無視することはできない。
　医療現場での医療者－患者コミュニケーションにもフレーミング効果は大きな影響を及ぼしており，その分析を通して考えれば違う景色が見えてくるだろう。例えば，難しい手術を勧める場合に，医療者は「手術しなければあるのは確実な『病死』だが，手術に際して起こる致命的な合併症は起こるかも知れないし，起こらないかも知れない」と損失フレームで話すことが多くないだろうか。損失フレームで人はリスク選好になりやすいため，多くの患者はリスクの大きい治療を受け入れる選択をとるだろう。「座して死を待つわけにはいかないでしょう？」などと畳み掛ければ，さらに治療を受容する

方向に進むかも知れない。

しかし，もしこれを利得フレームに置き換えたらどうだろうか。「何もしなければ今の小康状態は維持できるだろうが，手術をすれば完治の可能性もあるが副作用の発生も大いにある」と話せば，リスク忌避の認知が患者に異なった結果（「今ある幸せを保持しよう」）を選択させるかも知れない。患者の選択行動に与える影響を考慮しての医療コミュニケーション（例えば，両方のフレームで繰り返し提示する）は，医療における倫理を執行する場でもある臨床現場でもっと考えられるべきかも知れない。

（3） 確率情報の無知 —— 確率加重関数 $\pi(p)$ ——

プロスペクト理論の基本式における2つ目の重要部品は確率加重関数で表される主観的な確率認知である。その関数のグラフは図2のようになることが，多くの実験データを通じて議論されている。一見して分かるように，やはり価値関数と同様，単純な直線にはなっていない。約30％付近を境に大きな確率を過小評価し，小さな確率を過大評価する傾向を持つ。特に90％や10％の周辺，つまりほぼ確実に起こる／起こらないエリアでは敏感に反応してバイアスが極端になる。幼児の確率には「絶対起こる」，「絶対起こらない」，「どっちか」の3種類しかないと我々は笑うが，実は大人の主観的な確率認知も当てにはできず，本来グラデーションな存在であるはずの「不確実性」の幅を理解はできていないのだ。

「宝くじは『買わないと当たらない』」という聞きなれたフレーズは，意思決定科学で「大穴バイアス」（モッテルリーニ，2008）と呼ばれるが，これは我々の確率認知のいい加減さをよく表している。実際には仰天するほど低い当選確率のため，「買ってもまず当たらない」と言い切れるのだが，その微小な確率は大いに過大評価されることになる。さらに，確率は連続値として認知されておらず，やはり「当たる」，「当たらない」，「どちらか」程度のざっくりとしたカテゴリー理解に留まり，ときには各々が「1／3ずつの確率である」という誤った信念まで形成される。こうなると，それは「小さな掛け金で大きな夢が見られる」システムに映り，「（当選の）機会損失」を避けるために，「当たる」ためには「買う」しかなくなるのだ。小額の投資でも継

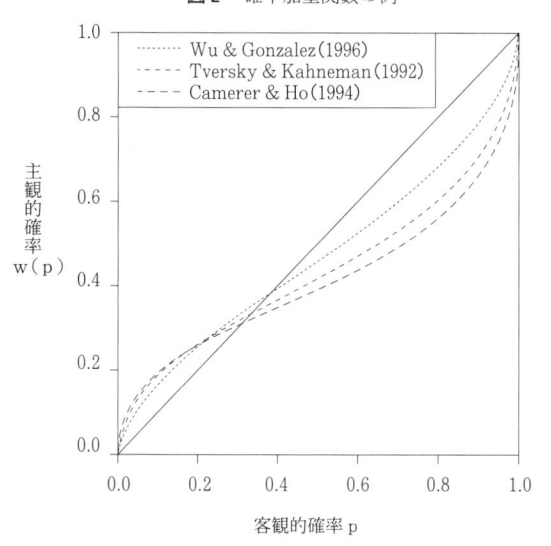

図2 確率加重関数の例

.... Wu & Gonzalez (1996)
- - - - Tversky & Kahneman (1992)
— - — Camerer & Ho (1994)

主観的確率 w(p)

客観的確率 p

(GonzalezとWu (1999, p.132)から筆者日本語訳)

続すれば多額となるのだが,「当たればラッキー・外れても地域還元になる」として深くは考えない。

このように,賭けにおける確率情報はよほど注意深くしなければ通常はほぼ無視され,「価値(宝くじの場合は賞金額)」のみが突出して認知され,「当たったときのイメージ」だけが一人歩きすることになる。ちなみに,「当選」の確率は遥かに高いが,こと「(機会)損失の回避」を避けようとする傾向に関してだけ言えば,医療現場での患者への説明で耳にする「治療しなければ治りませんよ」という物言いも,上記の宝くじとそれほど変わらない認知を患者に与えるだろう。特に,その選択肢に投じる「投資(労力,金銭,副作用への忍耐など)」に関する情報が欠落している場合はなおさらである。

しかし,この確率認識の不具合は何も素人だけに発生するものではない。例えば医療の現場では,医師が診断の際に確率情報をほとんど使わずに結論に至っていることが,臨床推論の多くの研究で判明している。中でも,医師が確率情報を用いた規範的な意思決定モデル(ベイズ推論[7]や客観的な期待値を扱う期待効用理論など)に従って診断を行わず,「病理スクリプト」と

図3

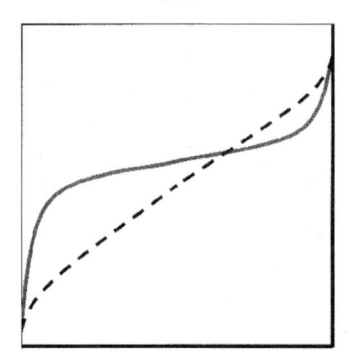

呼ぶ類推を多用したスキーマを用いるとする「スクリプト理論」がSchmidtら（1990）によって提案されてきた。それを受けて，臨床推論を単一で汎用的な推論・意思決定能力とは別の認知メカニズムで捉え，それを狭義の「意思決定」ではなく，問題解決やカテゴリー化にも強く関与する現象である（Hamm, 2003 など）と考える研究者も増加している。

また，確率認知の歪みに関してHsee（2004）が示したように，特に感情的負荷がかかる意思決定の場合はその歪みがより強くなることが分かっている。前述の図と比較すると，図3で小確率の過大評価と大確率の過小評価がより極端になっていることが分かるだろう。医療の現場も含めて，「生命の価値」が関与する意思決定は極めて強く我々の感情に訴えるため，当事者には極めて強いバイアスのかかる確率加重関数が内在する。このことを忘れずに，リスクや意思決定に関するコミュニケーションを我々は考えるべきである。同様の繊細さが，生命倫理を議論する場合にも必要とされている。

Ⅲ．リスク認知のバイアスと生命の価値

前節では，選好強度を一意に定めるべきである一貫した合理的意思決定を行う際に，我々が意識することなく表出してしまう頑健な認知バイアスを見てきた。しかし，そのバイアスがより鮮烈に我々の意思決定に影響するのは，リスクが前面に出る意思決定場面である。その最大の理由は，利得情報が隠

れて損失(危険=リスク)情報のみが際立つため,意思決定者に与える感情的負荷が大きくなるからだろう。

　むろん,これは医療文脈を考えるとき明白である。医療は不確実な科学であるのみならず,積極的にリスクをとることを大前提とした行為であるからだ。意思決定の際に,状況を模式化したギャンブルのメタファーにまで辿り着ければしめたものだが[8],通常はそこに至る遥か以前の「状況を整理する」段階で大きな感情の波に呑まれてしまい,その時点で直感的に「決定」が下されることも頻繁にある。この直感は正しい場合もあれば間違った場合もあるだろう。ただし,決定を下したことに意思決定者自身が気づかない場合も多く,その後の批判的な分析による意思決定が実はただの「後付けの合理化」となっているケースも多い[9]。やはりその最大の理由は,医療が常に「生命の損失=死」という究極(と多くの人が考える)のリスクを扱うため,直感的感情的判断が優位となるからだろう。

　故に,医療・生命倫理を考える際には,リスクが我々の認知に与える強大な影響力を知っておく必要がある。「死」に当事者(家族も含む)として臨む際に感じるリスクの重圧は,会議室で客観的に状況を分析し議論できる研究者の想像を遥かに超えている。加えて,この賭けの状態において患者は医療者と比べ圧倒的に少ない専門知識で対応することになるのだ。この差をどのようにして埋めるか,また,埋められないのであればどのように納得の行く意思決定に到達できるのか。それを研究することは,筆者をはじめリスクコミュニケーションの科学を専門とする研究者,そして応用倫理学者にとって,極めて意義の大きなテーマであろう。そして,その知見の臨床現場への応用力もまた極めて大きい。

　ここでもう一度,第Ⅱ節の冒頭で示した効用計算の基本式(ギャンブルを想定),

　　　　手(選択肢)が持つ価値(配当額)× その手が発生する確率

を思い出して欲しい。客観的なリスクの値も,基本的に同じスタイルの効用計算で算出されることになっており,それは,

リスク（選択肢に付随する）の深刻度 × それが発生する確率

となる。よって，極めて深刻なリスク（例えば結果が致死）であっても，発生確率が極小であれば，掛け算の結果リスク値は取るに足らないものになるのだ。そして，ある選択肢に関して算出された諸々のリスク値を統合し，そこにリスクと対になる便益（利益）を従来の効用計算でもって統合したものを総合比較した上で，その選択肢に対する総合的な効用を求めリスクを取ろうとするのが合理的である。だが，我々は本当にこの計算に近い認知プロセスを経てリスク行動を決定しているのだろうか？

前節で見てきたように，やはりここでも的確なリスク計算をすることは困難なようである。このことは，1970年代以降活発になってきた認知科学的なリスク研究が詳細に示している（総合的なレビューは例えばSlovic, 2001を参照）。その中でも特に，リスク認知に影響を及ぼす感情の働きについて本節は考えていく。

（1） リスク計算の無視 —— 感情ヒューリスティック ——

実際の人々のリスク認知というのは，効用計算のような冷静なリスク計算に基づく理解ではなく，極めて感情的で大まかな印象に基づいて形成され，実際のリスク行動に影響を与えている。この現実を示した実験の1つが，Finucaneら（2000）の「感情ヒューリスティック[10]（affect heuristic）」研究である。

彼らはこう考えた。リスク事象を分析的な観点から考察すると，リスクと便益とは独立し分断されたコンセプトであるべきだろう。例えば，ローラースケートのリスク（転倒や交通事故など）および便益（移動の速さや軽量性など）は全く別の視点から各々分析され，それらが統合されて選択肢の総合的な効用が算出されるべきである。その結果，同じく客観的なリスクへの認識がもう1つ生まれる。それは，リスクと便益との関係は正比例する傾向があるということだ。つまり，非常に大きな便益を与えるものには大きなリスクが伴う（ハイリスク・ハイリターン）という認識であり，原子力発電や最先端の医薬品などが例とされる。しかし，実際には人のリスク認知は「好き」

か「嫌い」かという感情でマークされ，大まかなイメージによってリスク下の意思決定が左右されているのではないか。

　実験はこの仮説を裏付ける結果をもたらした。実験参加者はリスクと便益とが正比例ではなく反比例関係にあると認識しており，多くのリスク事象（アルコールの摂取，食品添加物，殺虫剤など）で，認知される便益が多いほどリスクが小さく認知されてしまうことを発見した。これは科学的なリスク観と大きく異なる認識である。さらに，感情を刺激する形でリスクを評価させた（実験では回答時間を短縮し警告を与える演出を行った）方が，ストレス感情を伴わずに回答した場合よりこの傾向が有意に強化されることも示された。他の実験とも併せて，研究者らは実験参加者が「好き」か「嫌い」かという大まかな1本の感情的評価軸のみでリスク事象を分別していると結論している。

　このリスク認知の現実は，医療・生命倫理を考える際にも重要となる。なぜならば，ワクチン，抗生物質，放射線療法など医療に関わる技術はその便益の側面が極めて強く認知されるため，そこに当然付随しているリスクが実際よりも低く認知される可能性が強いからだ。遺伝子工学においても，「新しい治療法の開発」をはじめとして便益と高度な科学技術の謳歌が強調されるため，本来のリスクに目が向きにくくなる恐れがある。加えて，既に指摘したように，これらのテーマは極めて感情に強く訴えかけるため，その傾向は強化されると考えられるだろう。高度な医療や遺伝子工学の技術をリスク評価するときに働くのが我々の最も原始的な「快・不快」の感情であるというのは，少し皮肉でもある[11]。

　感情的なリスク理解に関連して，「生命の価値」の議論に示唆を与える可能性のある「死の等価性」に関する認知バイアスも知られている。下の課題を考えて欲しい。

　　　新型インフルエンザの蔓延が予測されており，乳幼児が感染すると10,000人に対して10名が死亡する。新型ワクチンは，感染の確率をほぼゼロに抑えることができるが，死亡を引き起こす副作用が稀に発生する。副作用で死亡する子供は，必ずしもインフルエンザ感染で死

亡する子供とは限らない。

あなたは既婚者で1歳になる子供がいる。この子は、ワクチンの接種なしには10/10,000の確率でインフルエンザ感染により死亡する。ワクチンを接種した子供の死亡率がどこまで低ければワクチンを接種するか？

これはRitovとBaron（1990）が実験で使用したシナリオであり、共に損失フレームで記述されている。意思決定者が考慮すべきリスクは2つ。それらは感染リスクと副作用リスクであり、共に「死亡」という最悪の結果に繋がるリスクとなっている。合理的な意思決定としては、同等またはほんの僅かでも副作用リスクが小さければワクチンを接種する選択であろう。客観的リスク値は「『死亡』×10/10,000」と一目瞭然であるため、計算すら必要ない。2つの「死」をどう捉えるかだけにかかっている。

実験結果は、57％が9/10,000、またはずっと低い副作用の確率でないとワクチンは接種しないと回答した。つまり、ワクチンを接種した方が確率的には僅かでも得策だと分かっているケースでも、感染しないことを運に任せる選択肢を選ぶということだ。これを研究者らは「不作為バイアス（omission bias）」と呼び、同じ損失であれば作為よりも不作為によるものである方が納得できるという我々のリスク傾向を示していると考えた[12]。これは、リスクの発生確率が同値でもそれに付随する感情的要因（例えば予期できる後悔など）により与える印象が異なる一例である。まさに、大きな感情の働きが、「客観的には理解するが、主観的には動けない」という現象を引き起こしている。

実際、子へのワクチン接種に関して明らかな不作為バイアスを示す保護者は多く、別の事例では、がん患者から「がんで死ぬのは許せるが、抗がん剤の副作用で死ぬのは絶対嫌だ」という声も頻繁に聞く。医療者の合理的態度としては自明であろう「死の等価性」が、「作為による後悔」を避けようとする患者の認知では許容できないという現実は、現場でのリスクコミュニケーションに課題を与えている。また、生命倫理学者には、「結果としての死」だけではなく、「死に至るプロセス」を検討する重要性も投げかけるだろう。

リスク下の意思決定における感情の働きについて考えることは，人が功利計算を経て納得して選好強度を定めたとしても，実際にはその選択行動に躊躇する，または正反対の選択肢を選んでしまう問題の議論にも示唆を与えるだろう。この，「選好（preference）」と「選択行動（choice behavior）」との不一致問題は，アリストテレスの言う「意志の弱さ（アクラシア）」に起因する問題なのか，または，我々の認知が持つ構造的な特徴に関係があるのだろうか。いずれにせよ，「論理の要求」を十全に理解する意思決定者が，それにもかかわらず直感ベース（「gut feeling」）で選択行動を取ってしまうパラドックスに，この感情的なリスク認知，または次に見るようなリスクに対する非合理な楽観性が関与していることは確かだろう。

（2） 自分には起こらない ── 比較楽観性 ──

認知科学的リスク研究における最近の重要な成果の1つに，「比較楽観性（comparative optimism）」と呼ばれる現象の詳細な捕捉がある。これは，同一のリスク事象が一般的（他人）には起こっても，まさか自分には起こるまいと頻度を低く見積もる，つまりは自分に起こるリスクだけは楽観的に認知するという現象であり，多くの研究がなされている（レビューについてはShepperdら，2002を参照）。リスク認知における「一人称」と「三人称」の差とも言えるだろうか。この認知バイアスは，2つの点で生命倫理の議論に関わるだろう。1つは，応用倫理学の一手法として行われる質問紙調査の有効性に関してであり，もう1つは，現場での医療リスクコミュニケーションに与える影響である。

現実に深く切り込む応用倫理学が実際的なパースペクティブを取り入れるために質問紙調査を行うとする。ただ，生命倫理のテーマは脳死や人工妊娠中絶など「重たい」ため，「私にだって起こりうる」という当事者意識を回答者に持ってもらえるかどうかで回答の質が全く異なってくる。その際に，比較楽観性の影響をそのままにしておくことは諸刃の剣となるだろう。メリットとしては，（当事者意識を持てないという「現実」も含んでの）一般人の意識が把握できるということだが，一方のデメリットとしては，現場でまさに倫理的決断を下そうとする関係者の視点に近い，真に妥当性（validity）の

ある回答が,そのままだと把握できないということになる。「自分には起きない」と安心しきっている声を漫然と収集しても意味は薄い。回答者に特定の倫理的状況を疑似体験させることは困難だが,仮想的な手法でその意識を高めるような実験的工夫はできるかも知れない。この比較楽観性をどう扱うかという問題には,もう少し生命倫理の現場で議論があってもよい。

実際の医療現場におけるリスクコミュニケーションでも,比較楽観性は大きな問題を投じることになる。情報武装し,インフォームド・コンセントを暗記するほどに読み込んだ患者でも,「リスクは頭で理解できているが,『腑に落ちていない』」ということが観察される。平原ら (2008) が心臓カテーテル検査・治療を受けた患者および病棟の医師・看護師に対して行ったリスク認知ギャップに関する調査にそれが如実に出ているので紹介する。

研究者らが,現場の声を参考に当初考えていた「医療者と患者とではリスク理解にギャップがある」という仮説は,調査結果で棄却されることになった。「リスク説明の程度」と「リスクの理解」に関する認知では医師と患者とで差がなく[13],両者は同じように「リスクは共有できている」と考えていた。さらには,心臓カテーテル検査・治療の際の合併症リスクに関しても,大多数の患者は発生確率から頻度の高い合併症の種類までほぼ正確に記憶していた。にもかかわらず,「合併症で自分が亡くなる危険性は?」という質問に対しては,実に8割の患者が「全くない」と回答する。しかも,何故自分にはリスクがないのかの理由として,「病院の規模が大きい」や「地域でトップの病院だから」といった,直接リスクの発生とは無関係な一般的な指標のみを「根拠」としており,統計上の合併症死亡率が,施設規模や自覚症状の軽重にかかわらず一定の確率で必ず発生するという理解が完全に欠落していた。これは「理解不足」というよりも,感情的要素を含めた「その先にある『腑に落ちる』感覚」なのではないか。

従来の医療現場では,リスクコミュニケーションの課題として「医師の説明不足」や,「患者のリスクに関与する理解不足」が問題視されてきたが,上記の調査で考察できることは,真の問題が不十分な説明や無理解だけではなく,患者が頑健に示す比較楽観性にある可能性を示唆している。今後はこうした患者の認知傾向を考慮した上で,「情報としての理解」と「感覚とし

図4　視覚的なリスク理解の工夫

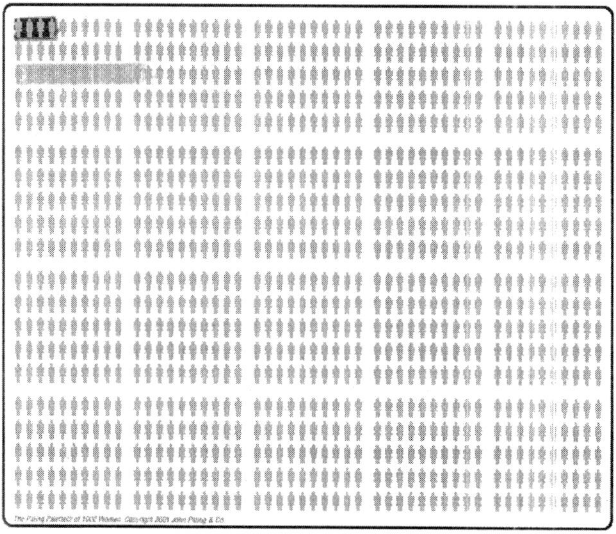

(Paling (2003, p.746) の「1000の人々」チャートの一部)

ての理解」とに分けて総合的なリスク理解を促す情報提供を行う必要があるだろう。医療現場での実際の応用として、例えばPaling (2003) が、リスク感覚を鋭敏にするため様々な視覚に訴えるチャートを利用すべきだとし、直感的なリスク理解を促す例を挙げている（図4）。

「リスク情報の正しい理解」から乖離する「自分には起こらない安心感」は、実際のリスク選択行動にも当然影響を与えるだろう。つまり、この比較楽観性が、選択の意思（選好）とそれに応じた選択行動との連結部分に媒介要因として作用する可能性である。結果として、先の感情ヒューリスティックでも議論した「選好と行動との不一致」問題が帰結する。それは応用倫理学者に課題を与えるだろう。倫理的な意思決定課題の議論では、選好のみを扱っていればよいのか、それは意思決定プロセスの一部でしかなく、実際の選択行動まで捕捉する必要がないのか、と。

IV. 医療・生命倫理の議論にどう活かすか

　ここまで，私の専門である認知科学的な意思決定研究を通じて，医療・生命倫理研究に寄与する可能性が高い研究成果をいくつか紹介してきた。その中でも，主に選好功利主義が掲げる「選好の強度」を導出する困難さを，判断やリスク認識に際して我々が示す認知的な「くせ」にフォーカスすることで考察してきた。

　第Ⅱ節では，倫理的な文脈も含めた意思決定時に発生する認知バイアスのいくつかを概観し，我々がいかに賭けの文脈における「価値」や「確率」に無知であるかを示し，選好が合理的に導かれないのみならず，個人内においてですら一貫性がない可能性を示した。

　第Ⅲ節では，医療現場を始めとしてリスク事象の認知が感情に大きく影響される現実を，いくつかの研究結果を通して議論した。そこでは，我々がリスク事象の便益と損失とを独立した軸で総合的に評価するのではなく，極めて直観的な「快・不快」という感情の影響を大きく受けながら，イメージに基づいたリスク判断を行うことが判明している。また，リスクを伴う意思決定場面での選好と選択行動との不一致に関しても考察した。

　では，医療・生命倫理はそれら意思決定科学からの報告をどのように生命の価値の議論に繋げればよいのであろうか。紙幅が尽きてしまうため詳細な議論には至らないが，4つのポイントを簡潔に示しておきたいと思う。

（1）意思決定プロセスへの注視

　まず，今後の生命倫理の議論では，意思決定の結果のみではなく，そこに至るまでのプロセスにも今まで以上に注視する必要があるだろう。例えば，「死」としてのアウトプットが忌避できない複数の選択肢があったとしても，そこに辿りつくまでの意思決定者の心理プロセスによっては，納得できる決断とそうでないものに分かれる可能性は高い。

　このプロセスの考慮には，むろん認知バイアスの研究が示唆を与えている。現場での「並列」的な意思決定と会議室での「直列」的なそれとの差，課題

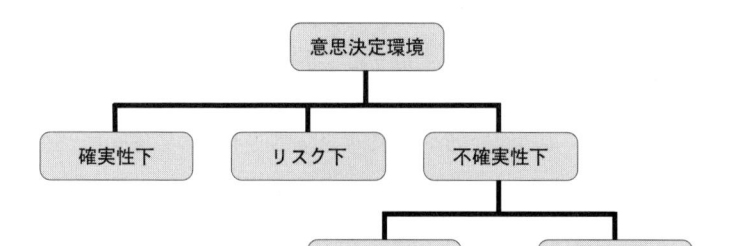

図5　意思決定環境に応じた不確実性の分類

```
           意思決定環境
        ┌──────┼──────┐
      確実性下  リスク下  不確実性下
                      ┌────┴────┐
                    曖昧性下    無知下
```

(竹村ら(2004, p. 5) より引用)

のフレーミングの仕方，選択肢を提示する順番，そして感情への負荷など，選好に大きな影響を与える要因はいくつかある。これらへの眼差しは，生命倫理の議論をより現実的に，また，深化させるのではないだろうか。

今回は触れなかったが，例えば医療現場に見られるような「不確実な意思決定」も十把一絡げに扱わず，その「不確実さ」を分類して現象を捉えることも，議論の精緻化に役立つかも知れない。例えば竹村ら（2004）は，リスク研究における「不確実性」を，数理的集合論の枠組みの中で整理しまとめているので参考になる[14]。これを見ると，例えば医療の「不確実性」にも「曖昧性」と「無知下」[15]とに分けた議論が必要とされているのかも知れない。

第Ⅲ節のリスク認知のバイアスにおいて議論したように，生命倫理に関する質問紙調査を行う際にも，決断の結果としての選好だけを問うのではなく，思考のプロセスも追跡することで成果は豊かになるだろう。その際には，比較楽観性の知見が示唆を与え，また，倫理判断を扱う意思決定科学や脳科学的研究[16]も参考になろう。

（2）　リスク受容と手続き的公正

規範的なリスク認識を妨げるバイアスがありながらも，生命の現場では意思決定が行われ続ける。その結果，自身がリスクを理解した（と感じた）上で選択行動を起こしたにもかかわらず，リスク事象が発生するとそれを受容

できなくなるケースが多く発生する。では，納得のいく意思決定は本当に不可能なのだろうか？　最近のリスク研究で使われる「リスク受容」の考え方，そして社会的合意形成の研究に登場する「手続き的公正」とにヒントがあると筆者は考える。

　ある事象に対する科学的な「リスク認知」が向上せず判断にバイアスが残っていても，万が一発生してしまったリスクを「仕方がない」と納得できる程度を「リスク受容」という変数で捉える研究が，水害，地震，原子力発電などをテーマとする認知科学的なリスク研究を通じて進みつつある。

　興味深いのは，この「リスク受容」がリスク認知とむろん強い相関関係を持つのだが，特にリスクそのものとは関係のないリスク管理者への「信頼」や意思決定の際の「過程の透明性」などに極めて敏感に反応するということである（元吉ら，2004）。

　同時に，「プロセスの透明性」で代表される「手続き的公正」が，実は「分配的公正（結果としての公正）」よりも遥かに強くステークホルダーの納得感に作用する（藤井ら，2002）ことも示されつつあり，興味深い。つまり，「結果として貧乏くじを引いた」ことよりも，「結果はともかく意思決定のプロセスが納得いくものであった」という認知が，関係者の満足感に強く影響するというのだ。

　藤井ら（2002）はより具体的に，社会的意思決定においては，（利己的な利害の表明が関わる）多数決や，公平に運を試すくじ引きなどより，客観的・公共的な利益を明示し議論を通じて合意しようとする決め方の方が，手続き的公正感のみならず，結果の満足感も向上させることを示した。

（3）　意思決定の「質」の測定

　意思決定科学において人々の認知バイアスが研究され，選好のメカニズムや選択行動により現実的な光が当てられてきたが，では，何をもってその意思決定が「よい決定」であったとするのか？　特に倫理状況下での判断・意思決定の場合，この「質」の問題は避けられない。そもそも測定可能なのかという議論も無論あるが，何らかの操作的定義を行う必要が今後出てくるのではないだろうか。

意思決定の質（decision quality）または個人の持つ意思決定の力（decision making competence）を計測する試みは意思決定科学でも様々に行われてきた（Finncane ら，2005 や Parkers ら，2005 など）。医療文脈においても，古いところでは「患者満足度」の利用や最近の SDM（Shared Decision Making：医療者と患者の意思決定プロセスの共有）の枠組みだと，例えば「（医療者－患者間の）意思決定の葛藤（decision conflict）」の減少，患者の QOL 評価指標，服薬行動の遵守の程度，そして実際の健康成果（health outcome）までもが試行錯誤されながら用いられている（体系的なレビューは Glyn ら，2001 や Dy, 2007 など）。しかし，「これ！」というものはまだ定まっていない。

　倫理文脈では何が効果的な指標となるだろうか。上に列挙したものの他に，「後悔/regret」をしたかどうか，またはするとどのぐらい予想するかを計測する指標などが有効ではないかと筆者は考えている。何度も繰り返すように，医療・生命倫理の現場では強い「感情」が必ず意思決定の際に発生するため，「後悔」のように認知・感情の両面を持つ変数の測定が有望視されるのではないだろうか。

（4）　意思決定に関わる3つのモード

　本章で筆者が主に示してきたものは，意思決定において合理的な選好強度を算出する効用計算に沿わない，人間の持つ認知バイアスである。それらは確かに「バイアス」には違いないが，実際の意思決定プロセスの断片であり，取りも直さず我々の思考の営みである。それらの研究は，数理的・合理的に綻びの少ない「規範的（normative）」な理論研究に比して，「記述的（descriptive）」な研究と呼ばれることが多い。後者は人間の心理データを入れ込んだモデルの考察から，経済行動の予測精度を上げることにも大いに貢献してきた[17]。

　しかし，記述的な意思決定科学の研究が規範的意思決定の価値を無視するのかといえば全く違う。医療現場には，医療サービスを受ける人々が理解しておくべき「合理」も多数存在し（例：基本的な身体メカニズム，治療リスクの考え方，合併症の理解など），そこが医療リスクコミュニケーションの肝でもある。だからといって，今さら規範的な論理だけを患者に強制しても，

記述的研究が教えるバイアスの多い我々の認知は拒絶するだけである。そこで，バランスを取りながら「理にかなった」意思決定をどう考えるか，という問いに答えるべく登場したのが，「処方箋的/prescriptive」と呼ばれる研究の枠組みである。

　　3つの意思決定のモード/枠組み：
　　1）規範的：数理・合理のみに基づく意思決定プロセス
　　2）記述的：実際の（認知バイアスを含む）意思決定プロセス
　　3）処方箋的：2)の理解と共に1)を発揮させる意思決定プロセス

ここで注意したいのは，「処方箋的」に「矯正」しようとする意思決定は，例えば「記述的に考えがちな患者」のそれだけではなく，「規範的な考えで留まっている医療者」のそれでもあるという点だ。「バイアスの多い患者（記述的）」だけでなく，「ストレートな数値だけを提示する医療者（規範的）」も共に矯正する，ということである。真に理にかなう形で医療者が患者と生命の価値やリスク認知について説明しようとするならば，疾病に関する統計データ以外の情報も織り交ぜながら，「処方箋的」にコミュニケーションを取る必要があるだろう。

　この3つの意思決定モードを分けながらも，その全てに思いを馳せつつ思案を続けることが，生命倫理の議論に求められていると考える。

V.　まとめ

　　ロシアン・ルーレットを強制されていると想像せよ。4発入っている弾丸を1発買うためにいくら払えるか。1発だけ入っている弾丸を買うためにいくら払えるか。(R. Zeckhauser)

　この明確な引用文献はないが意思決定科学の領域でよく使われる。問題を考えるとき，合理的な思考では確率が1/6ずつ減少するため，どちらにも同じ金額を投じることが賢明となる。しかし，後者の選択での支払額が前者

のそれより遥かに大きくなることは想像に難くないだろう。

　この「確実性バイアス」と呼ばれるものは，意思決定科学の知見では確率理解の不備に絡ませて解釈されている。我々の認知は「確実性」に敏感に反応し，「確率」という存在に，0から1まで連続する確率変数とは切り離された地位を与えているのだ。しかし，やはりこのケースでは，不運な場合の「死」のイメージが強烈なインパクトを与えることに由来する大きな感情の揺れがあるだろう。そして，「死」の議論はそのまま，「生命の価値」の議論に繋がる。

　患者の権利やインフォームド・コンセントなど医療倫理に関する議論を含みつつ，最先端科学が可能としてきたヒト胚試料や遺伝子治療の倫理的側面を議論するエリアである生命倫理の知の営みは，今日その重要度を増しつつある。それは，我々門外漢にとっても，避けては通れぬ大事な議論と言えよう。故にこそ，その研究は現場の，そして一般の現実に対して開かれていることが望ましい。

　「応用」倫理学と呼ぶからには，いくら内的に論理が整備されていようとも，それが外界に対して隔絶された高踏的な議論に終始しては意味がないと考える。これは，何も一般人の認知バイアスを同じように示せと説いているのではない。より現実的な認知プロセスを内包した人間像を対象として，哲学や倫理学の伝統に依拠しながらも，積極的にデータを活用する思考が重要なのではないだろうか。

注

1) むろん功利主義者の中には，ミルのように量的な功利計算が不可能だと考える人々も多く存在する。しかし，選好強度が批判的に考察される以上，何らかの効用計算が暗示的であっても示唆されると考える方が妥当であろう。
2) 集団による「意思決定」と「合意形成」とは異なった概念・プロセスだと筆者は考えているが，ここでは触れない。
3) 高橋（2008）がロールズの正義論の視点で詳細な議論を展開しているためそちらを参照。
4) Kahnemanに2002年のノーベル経済学賞をもたらした最大の功績であろう。
5) これは原点ではなく「参照点」と呼び，プロスペクト理論で重要視される。価値の絶対値ではなくどこを参照とするか（例えば今財布にいくらあるか）が重要だとする。

6) その後，フレーミング効果にも様々な種類があり，単純に一般化できるものではないとする研究も出た。例えば Levina ら（1998）など。
7) ベイズの定理を中心に構成されたベイズ統計学を元に発展した規範的な推論方法。ある程度の信憑性をもつ確率である「事前確率」に，その後の観察などで「アップデート」された「事後確率」を重ねることで誤りの少ない推論を行おうとする。近年の意思決定科学で，用い方によっては認知バイアスも記述できる可能性が指摘されており，注目度の高い領域である。
8) 利得と損失の両方が明確になり，効用計算が発生する可能性もあるため。
9) ただ，感情を主とした決定がいけないとは一概には言えない。加えて，いかなる意思決定もコアの部分は感情を元に形成されると考える最近の脳科学の成果を取り入れた意思決定理論もある。
10) ヒューリスティックとは，1つ1つ論理的なステップを踏み時間をかけて推論・判断を進めていく「アルゴリズム」に対して，ある程度正確な情報のみを選択的に用い，直感ベースで「おおよそ正解」である解に素早く到着しようとする思考。「簡便方略」・「近道思考」などと訳される。
11) しかも，この感情ヒューリスティックは，素人のリスク判断のみならず，現場で場数を踏んだ専門家が下すリスク下での意思決定にも強く作用すると言われている。例えば，株式投資家の投資行動（Lucey, 2005）など。
12) もっとも，この研究はその後いくつかの後続研究が疑問を呈し（例えば Connolly と Reb, 2003など），不作為バイアスが常に発現するのではなく，作為と死亡との間の因果関係の強度に関する認知や「先取りした後悔」によってより上手く説明できるとしている。
13) 看護師は，他の2群と比較するとより有意に低く患者のリスク理解度を評定していた。
14) 上で塗りつぶされている箇所は，妊婦が羊水穿刺検査によって流産する確率（4/1000）を体感的に示したものであり，下は39歳の妊婦がダウン症候群または他の染色体異常を持つ子供を出産する確率（12/1000）を示したもの。Paling らは，医療者が患者への説明の際に実際に目の前で塗りつぶす作業を行い，その紙にサインをさせた上でコピーを持ち帰ってもらうことを推奨している。
15) ここでの「リスク下」とは，選択の結果生じるアウトプットが既知の確率で起こる場合であり，それが不明な場合は「不確実性下」での意思決定となる。また「曖昧性」とは，結果の推測は可能だがその発生確率が不明なときであり，確率情報は「まあまあ」や「ある程度高い」などの「言語確率」で幅を持って示される。「無知下」での意思決定では，ある選択肢を採ることで生じる結果も確率も不明である。これら全てが生命倫理の現場で見受けられる。
16) 例えば，実験心理学的研究では Cushman ら（2006），脳科学的研究では Greene・Haidt（2002）のレビューが参考になるだろう。
17) 経済学において認知科学の知見を積極的に活用する分野は，行動経済学，実験経済学，行動ファイナンスなどと呼ばれる領域であり，極めて旺盛な研究活動が行われている。

引用文献

Barron, J. & Ritov, I. (2004). Omission bias, individual differences, and normality. Organizational Behavior and Human Decision Processes, 94, 74-85.

Connolly, T. & Reb, J. (2003). Omission bias in vaccination decisions : Where's the "omission"? Where's the "bias"? Organizational Behavior and Human Decision Processes, 91, 186-202.

Cushman, F., Young, L., & Hauser, M. (2006). The role of conscious reasoning and intuition in moral judgment : Testing three principles of harm. Psychological Science, 17, 1082-1089.

Dy, S. M. (2007). Instruments for evaluating shared medical decision making: A structured literature review. Medical Care Research and Review, 10, 1-27.

Evans, J. St. B. T. (2008). Dual processing accounts of reasoning, judgment, and social cognition. Annual Review of Psychology, 59, 255-278.

Finucane, M. L., Alhakami, A., Slovic, P. & Johnson, S. M. (2000). The affect heuristic in judgments of risks and benefits. Journal of Behavioral Decision Making, 13, 1-17.

Finucane, M. L., Mertz, C. K., Slovic, P. & Schmidt, E. S. (2005). Task complexity and older adults' decision-making competence. Psychology and Aging, 20, 71-84.

藤井聡, 竹村和久, 吉川肇子 (2002). 「決め方」と合意形成：社会的ジレンマにおける利己的動機の抑制にむけて. 土木学会論文集, 709, 13 26.

Glyn, E., Edwards, A., Mowle, S., Wensing, M., Wilkinson, C., Kinnersley, P. & Grol, R. (2001). Measuring the involvement of patients in shared decision-making : A systematic review of instruments. Patient Education and Counseling, 43, 5-22.

Gonzalez, R. & Wu, G. (1999). On the shape of the probability weighting function. Cognitive Psychology, 38, 129-166.

Greene, J. & Haidt, J. (2002). How (and where) does moral judgment work? Treds in Cognitive Sciences, 6, 517-523.

Hamm, R. M. (2003). Medical decision scripts : Combining cognitive scripts and judgment strategies to account fully for medical decision making. In L. Macchi (Ed.), Thinking : Psychological Perspectives on Reasoning, Judgment, and Decision Making (pp. 315-345). New York, NY : John Wiley & Sons.

ヘア, R. M. (1994). 道徳的に考えること —— レベル・方法・要点. 内井惣七・山内友三 (翻訳). 東京：勁草書房.

Hirahara, N., Wada, C., & Yamagishi, K. (2009). Risk perception gap between healthcare professionals and patients with catheter examination and treatment. (on preparation).

Hsee, C. & Rottenstreich, Y. (2004). Music, pandas, and muggers : On the affective psychology of value. Journal of Experimental Psychology : General, 133,

23-30.

Kahneman, D. & Tversky, A. (1979). Prospect theory : An analysis of decision under risk. Econometrica, 47, 263-292.

Levin, I. P. & Gaeth, G. J. (1988). Framing of attribute information before and after consuming the product. Journal of Consumer Research, 15, 374-378.

Levina, I. P., Schneiderb, S. L. & Gaethc, G. J. (1998). All frames are not created equal : A typology and critical analysis of framing effects. Organizational Behavior and Human Decision Processes, 76, 149-188.

Lichtenstein, S. & Slovic, P. (1971). Reversal of preferences between bids and choices in gambling decisions. Journal of Experimental Psychology, 89, 46-55.

Lichtenstein, S. & Slovic, P. (1973). Response-induced reversals of prfeference in gambling : An extended replication in Las Vegas. Journal of Experimental Psychology, 101, 16-20.

Loewenstein, G. F., Weber, E. U., Hsee, C. K. & Welch, N. (2001). Risk as feelings. Psychological Bulletin, 127, 267-286.

Lucey, B. M. & Dowling, M. (2005). The role of feelings in investor decision-making. Journal of Economic Surveys, 19, 211-237.

Mellers, B. A., Schwarts, A. & Ritov, I. (1999). Emotion-based on choice. Journal of Experimental Psychology : General, 128, 332-345.

モッテルリーニ, M. (2008). 経済は感情で動く —— はじめての行動経済学. 東京：紀伊國屋書店.

元吉忠寛・高尾堅司・池田三郎 (2004). 水害リスクの受容に影響を及ぼす要因. 社会心理学研究, 20, 58-67.

Paling, J. (2003). Strategies to help patients understand risks. British Medical Journal, 327, 745-748.

Parker, A. & Fischhoff, B. (2005). Decision-making competence : External validation through an individual-differences approach. Journal of Behavioral Decision Making, 18, 1-27.

Reb, J., Goldman, B. M., Kray, L. J. & Cropanzano, R. (2006). Different wrongs, different remedies? : Reactions to organizational remedies after procedural and interactional injustice. Personnel Psychology, 59, 31-64.

Ritov, I. & Baron, J. (1990). Reluctance to vaccinate : omission bias and ambiguity. Journal of Behavioral Decision Making, 3, 263-277.

Schmidt, H. G., Norman, G. R. & Boshuizen, H. P. (1990). A cognitive perspective on medical expertise : Theory and implication. Academic Medicine, 65, 611-21.

Shepperd, J. A., Carroll, P., Grace, J. & Terry, M. (2002). Exploring the causes of comparative optimism. Psychologica Belgica, 42, 65-98.

Shimojo, S., Simion, C., Shimojo, E. & Scheier, C. (2003). Gaze bias both reflects and influences preference. Nature Neuroscience, 6, 1317-1322.

Slovic, P. (2001). The perception of risk. Earthscan : Great Britain.

高橋隆雄 (2008). 賭けとしての自己決定. 高橋隆雄・八幡英幸 (編), 自己決定論のゆくえ —— 哲学・法学・医学の現場から (熊本大学生命倫理論集 2) (pp. 85-107). 福岡:九州大学出版会.

竹村和久, 吉川肇子, 藤井聡 (2004). 不確実性の分類とリスク評価 —— 理論枠組の提案 ——. 社会技術研究論文集, 2, 12-20.

Tversky, A. & Kahneman, D. (1981). The framing of decisions and the rationality of choice. Science, 211, 453-458.

Tversky, A., Slovic, P. and Kahneman, D. (1990). The causes of preference reversal. American Economic Review, 80, 204-217.

van Schaik, P., Flynn, D., van Wersch, A., Douglass, A, & Cann, P. (2005). Influence of illness script components and medical practice on medical decision making. Journal of Experimental Psychology: Applied, 11, 187-199.

第7章　Brain-Machine Interface から見る生命という価値

直江清隆

I．BMI：脳と機械をつなぐ技術

　機械と脳を直接につないで相互に作用させるシステムが急速に発達してきている。3年ほど前，NHKの『サイボーグ医療の時代』で放映された，頭部に電極を取り付けられた四肢麻痺の患者がパソコン上のカーソルを動かしたりする映像に，衝撃を覚えた人も多かったであろう。ブレイン-マシン・インターフェイス（Brain-Machine Interface：BMI）ないしブレイン-コンピュータ・インターフェイス（Brain-Computer Interface：BCI）と呼ばれるその技術（以下，BMIと表記）は[1]，現在，脳科学の進展を背景に，医療や福祉をはじめ多方面への可能性を提示している。それはまた，身体や機械に関する見方に変更を加え，生命の価値に対しても議論を投げかけつつあるかに思われる。

　よく知られたように，サイボーグとは Cybernetic Organism を略した造語であり，身体機能の一部を人工機器で代替させた人間や動物のことを指す。この語が造られた1960年以降，『ターミネーター』や『攻殻機動隊』をはじめ多くのSF映画でサイボーグが扱われ，これらの作品においてしばしばサイボーグのある側面が鋭く描き出されてきたことはたしかであるが，ここではそうしたSF的なイメージはひとまず脇におくことにしよう。一般に新たな技術が出現した際にハザードやモンスターのイメージが喚起されることがあるが，適切な制御へと議論を導く可能性とともに，可能性を積み重ねた過大な期待やイメージが一人歩きする可能性もある。BMIの場合にも，機械と生体をつなぐということに起因してある種の"グロテスク"感が抱かれう

ることや，日進月歩で将来どのような展開をみるか不確かな技術であることをも考慮に入れると，SFをなるべく避け，いまの現実に即して議論を出発させるのが無難であるように思われる。

　まず，いくぶん遠巻きにBMIを眺めてみよう。広義にとる場合，BMIが意味するのは，脳の信号により機械を動かすことばかりではない。この類型のBMIが「脳活動に伴う信号を捉えて解読（デコーディング）し，人の意図など意味ある情報として抽出，さらに機械を動作させる信号に変換する」技術であるのに対し，反対に「外界からの情報を脳信号に変換（コーディング）し，脳を刺激することによって情報を伝え，『感覚を惹起する』技術」の類型もBMIと呼ばれることも多い（脳を活かす研究会編 2007 ほか）。前者は「出力型」ないし「運動出力型」BMI，後者は「入力型」ないし「感覚入力型」BMIなどと呼ばれるが，さらに，脳内を直接刺激する脳深部刺激療法（DBS）なども「入力型」に含めたり，「直接操作型BMI」としてBMIに加えたりする考え方（桜井ほか 2007 ほか）もある。

　「出力型」では，脳から取り出された信号により機械の動作が制御される。実用域にあるのは，四肢麻痺の患者，とりわけLIS（lock-in syndrome 閉じ込め症候群）の患者に対し，取り出された脳信号を元にコンピュータでの文字入力やカーソル移動を行うシステムである（Birbaumer et al. 2007）。脳信号によってネット上の3D仮想空間「セカンド・ライフ」を操作する慶應義塾大学の実験[2]も，この方向性にあるものと捉えられるであろう。他方，脳信号ではなく筋電位（EMG）信号を元に同サイトを推定し，ロボットハンドを動かすシステムも開発されている（脳を活かす研究会編 2007）こうしたBMIは，通常は大脳皮質から脊髄に至る中枢神経系の協調によって生み出される運動出力の代わりに，主に大脳皮質の神経信号を用い，それを翻訳してコンピュータのカーソルや補綴器具のような機器を制御するものとみなしうる。それはたしかに「新たな脳の出力路」と言うこともできよう（Wolpaw 2007）（ただしこの「出力路」は，従来のもののように被験者・患者当人の身体に密着しているとは限らない。ロボットハンドは別室で動かすこともできるし，インターネットを介して遠隔地で機械を制御する「ブレイン・ネットワーク・インターフェイス」も不可能ではなくなっている（川人 2008））。

このように脳と機械をつなぐとはいえ，まずネックとなるのが脳信号の検出である。脳に直接電極を入れることのない「非（ないし低）侵襲式」では，脳波をはじめ，fMRI，近赤外分析法，筋電位などが用いられるが，手術の負担がない反面，脳波や筋電位は情報量が限られ，空間的分解能にも限界があり，他の2つの方法はサイズや複雑さ，コストなどの点でいまのところ用途は限られている。他方，手術によって電極を直接脳に差し込む「侵襲式」では，膨大な情報量が得られる反面，生体に負担をかけない長期的に安定性をもった電極の開発が大きな技術的課題となっている。皮質埋め込み型のような方式を含め，こうした点は，身体と機械の融合という際に，既に，技術による生体へのいかなる侵入のしかたが許容されうるのかという，技術的，臨床倫理的な問題の一端を覗かせてくれている。

「入力型」は比較的歴史が長い。人工内耳，人工網膜，人工触覚などの人工感覚器が開発されてきている（ここでは脳深部刺激療法など脳機能に直接介入する「直接操作型」のBMIには言及しないでおこう）。人工内耳は，体外機器から受信したデジタル信号を体内機器でデコードし，内耳の蝸牛に埋め込んだ電極で聴覚神経を直接刺激するシステムであるが，既に数万人の人が実際に埋め込み手術を受け生活している。人工網膜の開発は，装置の側や，電極など生体への埋め込みに関する技術的な問題などで，聴覚に比べると遅れて進展しているようである。「神経補綴」とも呼ばれるように（Berger et al. 2005），こうしたBMIの当座の目標は人工的に身体機能を補うことに置かれているが，それはいわば「新たな脳の入力路」であり，身体の一部をスキップした経路である。

さて一般に，脳が従来の定説を覆すほどの可塑性を示すことが言われるが，「出力型」にせよ「入力型」（あるいはここで言及しなかった「直接型」）にせよ，従来とは異なった出入経路を許容し，BMIを可能にしているのが脳の可塑性である，という言い方がしばしばなされる。例えば人工内耳の場合，蝸牛に埋め込まれた電極の数はわずか22個であり，数万にも及ぶ聴細胞の数に比べると圧倒的に少ないが，にもかかわらず，語音であれば9割以上の正答率を示すのは，環境に対する脳の可塑性によるものだとされる。さらに，先天聾児の場合，低年齢で人工内耳を埋め込み，訓練するほど，より高い程

度の音の識別能力やさらには会話の能力も獲得されることも、やはり脳の可塑性によるものだとされる。こうして機械の側に応じて脳が変わりうることが脳科学において認められ、この可塑性が生物としての限界を超えたものへと我々人間が変化する可能性——それはすでにブレイン・ネットワーク・インターフェイスでも示唆されていようが——とそれに対する抵抗感につながるものだとするならば、これとちょうど対照的に見て、技術の側での可塑性もまた認められねばなるまい。現在の技術哲学、技術社会学の知見に照らすならば、この可塑性は技術の直線的な進歩、発展を意味するものではない。むしろ、BMIのような比較的初期の技術が多様な発展の方向を可能性として内包し、多様なかたちへと変化しうる可能性を有していることを意味している[3]。したがって、脳の可塑性のみならず、技術や、技術を取り巻く社会の可塑性までもが、BMIの進展を哲学的に論じる際には勘案されねばならないことになろう。それはBMIを含めて技術が一般に効用と危険性の二面性を持つといった議論や、軍事利用をはじめとするこの技術の「悪用」をいかに防ぐかという点に議論を局限させないようにするためにも、必要なことであろう。

II. 身体の拡張とBMI

BMIが身体機能を補綴し、あるいは拡大するにしても、それはどれほど新しい事態なのだろうか。たしかに現在はこの技術は、他に適当な手段のないパーキンソン病患者に対する脳深部刺激療法といった医療目的や、四肢麻痺や先天性・後天性の重度聴覚障害などこれまで手段が提供されてこなかった身体弱者に対する機能補助手段などとして用いられてきている。この限りでBMIはこれらの身体的弱者の人々やこれに続く人々に新たな光明を与え、彼らの社会参加という社会的価値を多かれ少なかれ実現するものと言ってよいかもしれない。だが、一歩先んじて、健常者を含めてより広い範囲にこの技術が波及する事態を考えてみよう。

ところで、我々はすでにサイボーグだという言い方をするときがある。それは、①たいていの成人は人工物を埋め込んだり人工装具を身につけたりす

ることによって身体機能を補綴させているというときや，②我々が何らかの意味で人工物によって浸透されているとみなされるときである。そうだとすると，BMIが新たな事態を切り開いているのかどうか疑問が生じてこよう。

　①から見てみよう。多くの人々は眼鏡やコンタクトレンズを装着し，虫歯の治療で詰め物をしてもらっている。あるいは，入れ歯やインプラントを装着している人や，心臓の血管に人工血管によるバイパス手術を施してもらった人もいる。人によってはペースメーカを埋め込んでいたり，補聴器を装着したりしている人もいる。眼鏡は「入力型」であろうし，ペースメーカは信号による機械制御である。こうしてみると我々は人工物と有機的身体のハイブリッドなのであり，身体機能の一部を人工物で補っているのである。してみると，サイボーグという言い方をBMIと等置するわけにはいかないことになる。だが，従来のハイブリッドとの違いはある。それは，BMIが機械を脳と直接結んで信号制御する点にある。それと同時に類似点もある。これらの点について人工内耳を例に考えてみよう。

　中途失聴のため人工内耳を移植した元コンピュータ技術者のコロストは，『サイボーグとして生きる』のなかで，最初に人工内耳システムを起動したときの経験を次のように述べている。「聞こえてきたのは……雑音だった。すべてが不明瞭で，何と言っているのかまったく理解できない。自分の声はどんなふうに聞こえるのか試そうとして，適当な言葉を発音してみたら，今度は頭の中に轟音が広がった」。しばらくの悪戦苦闘の後，「内耳システムが起動されてから1，2週間が過ぎると，あれほどひどかった耳鳴りがすっかり和らいだ。おそらく，以前は音声情報が入ってこないことに聴覚皮質が腹を立て，ぼくの頭の中で大騒音をまき散らしていたのだろう。だが，人工内耳のおかげで聴神経を介して神経インパルスが届くようになったため，聴覚皮質も満足し，おとなしくなったようだ。ぼくは，深い静寂の中で眠りにつけるようになった」（コロスト 2006）。

　生々しい証言であるが，興味深いのはこの間の悪戦苦闘である。そもそも人工内耳を使用しても健常者における音の世界と人工内耳を通して聴かれる音の世界は相当な違いがある。会話がある長さの単語の羅列としてではなく，会話として聴いて理解できるまでには時間が必要であったし，逆に健常者が

通常は聞き流している音までもが明瞭に聴こえるといったこともあったとある。ここに表されているのは新たな入力回路を得た聴覚システムが，脳の可塑性により，環境に適応して安定するプロセスの一環だと考えられる。こうした適応は，はじめて眼鏡をかけたときのように，これまでの補綴技術にも多かれ少なかれ共通している。ただし，これまでは身体器官で行われてきた調節が補綴機器の側に委ねられるのが脳と機械を結ぶ BMI の特徴である。音量を始め様々な調節は，ハードウェアやソフトウェアを通じて使用者が行なわなければならない。

　ここである相対主義の可能性が示唆されている。一方で脳は環境に適応して変化しうるが，そこには生体的な秩序付けがある。他方，何が現実であるかはこの秩序付けによってのみ決まるわけではない。脳が適応する環境は人工内耳（人工内耳と身体）を通してもたらされる環境であり，何が現実であるかは，脳 - 機械というシステムに規定されることになる。ソフトウェアの切り替え一つで「現実」は一変するのである。コンピュータ技術者であったコロストはこの点に気づいている。「CIS にしても SAS にしても，プログラムの変数はいくらでも書き換えられる。最大快適閾値。最小可聴閾値。ダイナミックレンジ（人工内耳が拾える音の大きさの幅）。使用する電極の数。音量。感度。ぼくが個人的に試算したところでは，これらすべてをいろいろと変えていくと，2 種類ではなく，約 23 万通りの現実が存在しうることがわかった。ぼくは，その中から好みの現実をひとつ選ばなければならない」（コロスト 2006）。こうした事態は，「コンピュータがぼくの耳を演奏している」という発言に集約されている。この点は眼鏡や補聴器といった身体を媒介した補綴器とは相当な開きがある。脳が機械に応じて変化するのと相関的に，そこで知覚された現実は脳 - 機械 - システムに相対的な，ハイブリッドな現実なのである。そこには信号による制御，操作という契機が入り込んでおり，この制御や操作は機器の製作やメンテナンスなどのかたちで使用者の外部にも広がりをもつ。そしてこのハイブリッド性，外部性に関しては，人工網膜や「出力型」にもあてはまるであろう。

　この相対主義に関連して，先天聾児の場合はどうであるかに一言だけ触れておかなければなるまい。コロストの事例が中途失聴者のものであり，すで

に有していた語音の聴取能力や会話能力の回復，変容が課題であり問題であったのに対し，はじめからそうした能力を持たない先天聾児の言語獲得が問われうるからである。臨床現場に携わってきた黒田は，人工内耳装着後も何らかの聴こえにくさが大なり小なり残存し続けることを指摘したあと，「音やことばが単に物理的な音ではない，意味（表情）のあるものになるためには，図らずもBちゃんのお母さん自身が『聴こえ方』という表現で内省的に語ったように，まずは子供の『今・ここ』で躍動する気持ちが息づく『場』がまなざされることと，生きた身体感覚を持ってその『場』を共有する，関わり手であるパートナー（他者）の存在がとても重要になってくるのです」（黒田 2008）と述べている。たとえ知覚された現実が脳‐機械‐システムに相対的であるとしても，それは我々が身体的に生きる現実と全く別個のものとしてあるのではないのだ。少なくとも人工内耳の例から窺いうるのは，健常な子供における言語習得の場合と同様に，物理的音声が意味的なものとして受け止められるのには，身体的・間身体的な関わりが必要であり，また前提となるということである。この関わりが人工物を手助けに聴こえにくさを有する子供を聴こえ，語ることの世界へと巻き込んでいくのである。

Ⅲ．身体の拡張とサイボーグ

　ここで先の②について検討することにしよう。
　ダナ・ハラウェイは，1980年代に「我々はみな，キメラ，すなわち，機械と生体のハイブリッドという理論化され製造された産物……要するにサイボーグである」と主張した（ハラウェイ 2000）。こう主張することで，彼女はすべてを生物学的言説へと還元する生物学決定論を批判する。つまり，「サイボーグの想像力は，二項対立という迷路から抜け出す道筋を提示することができる」とし，精神／身体，動物／人間，生き物／機械，自然／文化等々の二元論を逆転させ，そうした境界を存在論化するのではなくむしろ構築し直すような物語りかたを目指す。その含意についていまは深入りするゆとりはないが，我々は「サイボーグ」がメタファーを超えて現実的なものとして現れてきているなかで，いささか違った角度からこうした物語りかたを編み出さね

ばならないのである。

　こうした方向から，アンディ・クラークは，「より現実的な考え方は，人間を本来，文化や技術，生物学が互いに不可分に混じり合った，複雑で異質のものからなる発達基盤の生産物として描き出すことである」(Clark 2003)とする。クラークがこう語っているのは『生まれながらのサイボーグ』という本のなかにおいてであるが，この表題で意味されているのは，シリコンチップも，人工網膜も埋め込んでおらず，眼鏡を装着してすらいないにもかかわらず，次第次第にサイボーグになるといった事態である。彼はサイボーグという概念を換骨奪胎し，ハラウェイとは違ってこうしたサイボーグ化を近代やポストモダンの特徴ではなく，人間の本性と考える方途をとる。彼によれば，人間の脳ないし人間の知性の際だった特徴は「非生物学的な構成物，支え，補助物との深く複雑な関係に入りうることにある」。例えば，ペンと紙を使って大きな数のかけ算をすることを考えてみよう。脳はペンと紙を実際に用い，途中の計算を脳の外に保存し，当初の難しい問題が解けるまで単純な計算パターンを繰り返すといったことによって，単純な九九のパターンのために能力のほとんどを使うことを学ぶのである。脳の操作はこうした外部にあるシンボル的な資源とぴったりかみ合わされている。こうした資源が信頼性をもって存在することが徹底して織り込まれるようになると，逆に脳だけでは難しい足し算をしたりすることができなくなることもある。こうして我々の脳は頭蓋骨の内部で完結するのではない。我々は道具やメディアやノートといった非生物学的な要素を用いて基礎にある生物学的なプロセスを補完し，脳だけのときとは違った計算や問題解決を与える拡大された認知システムをつくりだす，というわけである。

　こうして人間がそもそもサイボーグ性，ハイブリッド性をもつとみなす立場から，身体・心の拡張[4]という捉え方が浮かび上がってくることになる。我々の脳が大きな可塑性をもつことは先に触れたが，クラークに言わせるならば，それが適切に機能するためには，非生物学的な支えを受け入れ開発することが必要なのであり，環境との関わりが決定的に重要なのである。また，ここでは深入りはしないが，技術の変化が文化や教育，社会の変化と相即的であることを勘案するならば[5]，脳は社会・文化とハイブリッドなのだとい

うこともできる。我々がここで扱いたいBMIも、このようなそもそものサイボーグ性の延長線上にその位置を得ることができるようになることは、以上の議論の紹介から容易に推察されるであろう。

ところで、先に遠隔地でロボットハンドなどの機械を制御するシステムのことに言及した。脳や身体がいる位置と入出力の先とが、こうした場合、距離的に隔たってしまうわけである。この事例で問題となるのは身体性である。我々の日常的な生身の身体性とは異なり、BMIによる遠隔での「出入力路」は、身体性を欠いた全く新しい行動という地位をもたらすのであろうか。この問題は、ここ十数年、間脳と直接にはつながない形でのテレプレゼンスの問題をめぐってなされてきた議論と重なり合う。

議論の都合上、バーチャルリアリティの例から見ていくことにしよう。差しあたり、アイディが引き合いに出すフライトシミュレータの例がここで適当であろう（以下、Ihde 2004に依拠）。パイロットの訓練生の前にはコックピットの窓に映像が映し出されたスクリーンが据えられ、道路や滑走路、予期しない危機的な状況などのすべてが可能なかぎりのリアリズムで、着席した訓練生に襲いかかってくるのである。この場合、状況はインタラクティブにつくられており、ジョイスティックを使ったシミュレーション制御が実際の身体行動を要求する際には共感覚的な効果を増強し、少なくとも限られた触知性と運動感覚的側面を経験に与えるようしつらえられている。いまはシミュレータであるがゆえに見られる、行動の反復可能性の有無ということは考慮の外において考えておこう。問題となる第1はフレームである。シミュレータは、たとえ3Dのサラウンド画面だとしても、スクリーンによってフレームがつくられている。奥行きは擬似的なものにとどまる。また同じようにモニターと、コンピュータに接続されたボディスーツ、手袋を着用して遠隔手術をする場合でも、それらは訓練を受ける医師を取り巻く囲いとなり、彼らを外のリアルな生の世界から切り離す。「そうした囲いは中立なものでも、透明なものでもなく、それが痕跡的に残存することが、非現実性と方向喪失感をもたらす」ことになる。第2に、この擬似現実は「リアルな生の両義性や開放性を与えるものではない」。シミュレータは媒体に触覚性と運動感覚的効果を導入しているとしても、たいていの場合、生身の身体による関与

に見られるようなフィードバックは欠けており，リアルな生の開放性をかなりの部分閉ざしてしまう。「バーチャルな身体は痩せていて，生身の身体の厚みを獲得することはけっしてない」。シミュレータを体験するときにしばしば生じる「めまい」は，こうしたリアルな現実との隔たりをつけるものであると考えられる。

　ここでアイディの議論を離れ，遠隔での出入力に立ち戻るならば，多くの議論が幾分かの修正を加えてそのまま当てはまるであろう。第1に，我々が与えられた現場状況の中で動作し行動せざるを得ない以上，リアルな現実と同じく豊かな3Dの現場状況は与えられない。知覚は受動的な作用ではなく能動的な作用であり，すべてが揃って，多くの場面を多角的に含み，広範囲でリアルタイムの双方向的な交通といった条件は，遠隔での出入力の場合には与えられそうに思われない。第2に，遠隔出入力は，松葉杖がそうであるように「神経を外に広げる」ことであり，我々自身を新たな位置で経験することであっても，関与のタイプを拡大したり，世界の中での我々の経験を根本的に変化させたりするものではない (Clark 2004) のである。

　ここでも我々は，前節と同様の結論に達する。出入力が遠隔であろうとも，現実には，有名な「桶の中の脳」の思考実験でいわれたような脱身体的・脱世界的な知性が存在することはない。たとえ遠隔になろうとも，触覚し，運動し，他のものに介入する生の身体の重要性がなくなることはなく，それが三人称的な視点から記述され尽くすこともない。むしろ，事態は逆であろう。つまり，こうした身体的な関わりを基礎としてこそ，変容の可能性と，変容された現実のなかで自己感覚や現在を再構築，再定義する可能性が与えられるのである。

Ⅳ．BMIと倫理

　BMIが将来どの方向に向かうか，この予測は難しい。ただし，前節までの議論からいくつかの倫理的可能性を拾い出すことができるであろう。

(1) BMIと自律性

　先ほど「心の拡張」に触れた際には一言しか言及しなかったが，我々の自己感覚は，幼児についてよく研究されているように，物理的および社会的世界との関係から生まれる。自分がだれであるかということも，物理的そして何よりも社会的性質から翻って形成される。例えば，四肢麻痺の患者を例にとった場合，BMIの装着ないし移植により，認知的な表現を好転させることが期待される。一般に，運動が不能なことによるダメージとコミュニケーションがとれないことによるダメージを比べた場合，後者の方が大きかったりすることを考えても，BMIが家族を含めた患者の，生の継続や世界との関わりに対する積極的態度をもたらし，そのQOLの改善に貢献することが期待されうる。この点について，フェントンらはLIS状態の患者に対して「①自律的な運動能力が介入以前の能力を超えて増進すること，②BCIをそうした人々の生活に機能的に統合することで自己認識のみならず，自己の本性の変化に影響を及ぼしうること」を挙げ（Fenton et al. 2008; Birbaumer et al. 2007），社会的世界への患者の再参入を促す意味があると指摘する。BMIはこうした場合，患者の意志決定能力や意思伝達能力を改善させることで，その自律的能力の回復と参加の機会の平等性という我々の社会の基本的価値に貢献しうるというのである。

　ただし，かりに患者にとっての最善の利益が得られ，患者とのコミュニケーションに最大の努力が払われたにせよ，通常の意思疎通や意志決定が困難な患者に対する処置は，患者の自律性の尊重という点からの考慮がなされねばならない。四肢麻痺患者の例で，意思疎通できるようになった患者から，後でしばしば施術を望まない旨の意思表明がなされることは留意されるべきである（先天聾児に対する人工内耳移植の決定を親が代行することへの批判が，聴覚障害者のコミュニティからあることは，よく知られている（レイン 2007））。この場合に，併せて，侵襲的か非侵襲的かを問わず，BMIが理論的・技術的に未知の部分が多い技術であるためリスク評価などの点で困難を孕んでおり，BMIによる脳への介入が人格や性格に関わる能力に微細な改変が及ぶ「微細な副作用」の可能性が排除されないこと（美馬 2008）を考える必要がある。パーキンソン病患者に対する脳深部刺激療法が情動の変化

を生じる場合などがその一例とされる。さらにこうした臨床倫理的問題に加えて，四肢麻痺のように，身体的，精神的に追い詰められ，意思疎通の手立てが限られている患者に新しい技術を適用したりする場合があることから，臨床研究倫理上の問題がつきまとうことは指摘しておかなければならないであろう。

　BMIにより特有の問題として，外部性の問題がある。コーディングするにせよデコーディングするにせよ，BMIにおいてはいったん情報を脳の（あるいは個体の）外部と出し入れし，ソフトウェアで処理するため，外部操作や情報管理の問題が生じる恐れがある。いま「恐れ」といったが，少なくとも動物実験で外部操作による行動の操作が確かめられている以上，「だれが」「どのように」BMIを操作するのか，さらに，無線による操作はいかなる条件の下でなら認められるのかなどは，十分に検討に値する課題であろう。それらは患者・使用者の自己決定権に関わる，すぐれて倫理的な問題であろう。この点について福士と佐倉は，「このような，本人の意図しない行動を外部環境情報の介入によって強制されることは，『主体』と『客体』の乖離をも意味しており，自己同一性への介入・侵害，『責任主体』の定義や運用，脳と心の関係性など，法的・哲学的な側面からの配慮も求められていくだろう」と述べている（福士・佐倉 2007）。

　一般的にいって，技術には，何らかの社会的関係を秩序づける一種の社会的立法という面がある。例えばかつての健常者を中心に発想されていた設計には，高齢者や障害者の社会的参加の機会を結果的に奪ってしまうという，負の価値が埋め込まれていた。バリアフリーが唱えられて以降，こうした点に反省の目が向けられ，この障害をなくし，かつ可能な限りすべての人が使える技術へと向かって進展してきている。技術は社会と独立して発展するのではなく，むしろ価値を内在させている。そして，技術に価値をあえて埋め込むこともできるのである。そうだとすれば，患者・使用者の「自律」という価値をBMIという技術に埋め込んでいくことも，十分に可能なことであると考えられる。それは，臨床倫理や臨床研究倫理が当該の治療や実験に関わる個人のインフォームド・コンセントなどを問題にするのに対し，技術そのもののあり方に関わるより社会的な倫理に関係する問題である。

（2） エンハンスメントと自然

　以上の倫理的問題において，BMI が人格の尊厳と生活の価値という意味で関わるとすれば，生命の価値とより直接に関わってくる問題がある。それは，エンハンスメント（能力増強）をめぐる問題である。

　現在のところ，BMI は主として，脳に関わる治療や補綴に関わってきた。一般に「治療」や「補綴」は病気や障害，損傷をもった人の健康や機能を正常な状態にまで回復させることであり，「エンハンスメント」は正常に働いている人間の身体や心理に直接介入して生来の素質や活動能力を強化させることといった定義がなされる。だが『治療を超えて』（カス　2005）以降，遺伝子操作による生命改変をめぐる論争のなかでこの両者の区別に疑問が投げかけられてきた。BMI とも関係する例を挙げれば，卑近な話，老化に伴う感覚器官の衰え，記憶力の衰えを補綴することを考えてみよう。障害者や患者にとってと同様，これらは高齢者にとって望ましいものであり得るが，逆に「年相応」ということを考えてみれば，これは能力増強にあたる。同じようなことは，遺伝的な低身長症への成長ホルモンの投与であるとか（Murray 2007），反抗障害のような精神的な症状の「治療」などにも当てはまる。人々の間で，深刻さや必要度はさまざまであるにせよ，きわめて多様な身体的，心理的な差異があるなかで，それらを補綴し，増強する数々の技術の出現は，これまで自明とされてきた「健康」や「正常」を揺り動かし，流動化させることになる。また，治療を目的にした技術の開発が，健康な人のエンハンスメントも可能にしてしまうという事情もある。それゆえ，BMI 技術の発展とともに，健常者にも BMI が波及し，人間の基礎的能力を改変・増強するという事態は十分に予想できる。それに対しては，生命操作に対してと同様に，能力増強をするゆとりのある富める者とそうでない者の不平等，努力の価値の減退，結果的にもたらされる画一化などや，よりすすんでは人間の身体や心，人間の本性への改変をもたらす介入，設計であり，結局は「自然的であり，尊厳を有する人間的なものに対して適切な尊敬を払う態度への挑戦」（カス　2005）になるという懸念が出されることになる。

　今日，エンハンスメントに関わる主な技術として，遺伝子操作，薬物，BMI の 3 つが挙げられるだろう。遺伝子操作による能力増強は生殖細胞を

操作するとして（体細胞に対する非治療的な介入も考えられるが）次世代の人間やひいては人間という種のレベルを対象とする。この操作は遺伝子を通じた生物学的・化学的介入であり，その効果は不可逆的で，次世代の子の一生ないし以降の世代すべてに永続する。これに対して，薬物や BMI による介入は，化学的・物理的なものであり，個人のレベルにとどまる。この介入の効果は一時的・可逆的なものであるか，成長ホルモンの投与のようにその後に身体的・精神的変容を残す不可逆的なものであるかのいずれかであるが，次世代にまで影響はしない。遺伝子操作と比較すると，BMI によるエンハンスメントは，実現までの時間はたしかに短いかもしれないが，遺伝的に蓄積しないのであるから，生命の価値への影響は限られている。ハーバーマスは，遺伝子操作について論じた際，サイボーグ技術についても「人間の自然の技術化」の例であるとし，我々が自分たちを人間であるとアイデンティファイする「類倫理に関する自己理解の変化を引き起こす」と批判した（ハーバーマス 2004）。しかし，BMI が将来の人間の類的な基盤をなす身体を脅かすとはただちに言いがたい。むしろ，薬物をはじめとする科学技術をいかに制御し，方向付けるかという問いのなかで，個としての人間の身体の改造において身体の手段化が不可避であるかどうかについて論じるのが妥当ではないかと思われる。

　さらに，介入する機能のタイプの点から BMI の特徴を見るならば，遺伝子操作に倣ってエンハンスメントは，（免疫力を高めるといった）人間の体質を強化する肉体的エンハンスメント，知能のような知的能力を改善する知的エンハンスメント，人間の行動に影響を与える行動強制的エンハンスメントに区分する（生命環境倫理ドイツ情報センター編 2007）ことが可能であろう。BMI もこれらすべてに関与しうるが，とりわけ注目されるのが「人格」「人格性」との関係である。脳と社会とのハイブリッド性を考えるとき，肉体的エンハンスメントも社会と脳との関係を変容させ，翻って自己感覚の変化をもたらしうると考えられるが，「微細な副作用」でも見たとおり，人格性がどのように変化するかを一概に言い当てることは現状では難しい。治療・補綴の例ではあるが，四肢麻痺の患者のコミュニケーション能力増大のための肉体への介入が，行動にも影響を及ぼし，さらには自己に対する肯定的な見

方の促進や，自律能力の改善といった人格への（プラスの）影響をもたらしうることは，その一例であろう。逆に，知的能力，とくに記憶能力や記憶内容への改変は，人格の同一性に関わる可能性があり，また，感情や意志のように人格性，メンタリティに関わる機能への改変の可能性は，鬱病の治療のようにポジティブな意義をもつ場合があるにせよ，我々に不安を抱かせるであろう。

　ここで問われるべきは，こうしたエンハンスメントが人間の本性（＝自然，人間性）を改変するものであるかどうかである。もとより暫定的な答えしか出しようがないが，第1に，第Ⅱ節および第Ⅲ節で見たように，BMI による我々の知覚の変化が結局は我々の身体的・間身体的な世界経験に根ざしたものだとするならば，そこから議論を進めて，BMI のもたらす変化は我々の生物学的な基盤それ自体を根底的に揺るがすものではないように思われる。むしろ，その変化はこれまでにない仕方での劇的な変容というのが適切であるとも考えられる。第2に，何が「自然」であるかは一義的ではなく，増強される個々の機能や活動に依存する。いま，四肢麻痺患者のコミュニケーション能力の増強が「自然」と呼ばれるのに対し，スポーツ選手の運動能力の増強が「不自然」と呼ばれるとすれば，それはスポーツという活動の，自然能力の鍛錬を競うという性質・目的に依っている。

　このように，そもそも「自然」という概念は，当該の活動の社会的意味と統合されている。さらに，かつてホモセクシュアリティが「不自然」で「排除されるべきもの」とされたように，自然を人間の道徳性の外枠を形成するものとして反省的に捉えるのではなく，人間の本性を実質的な道徳的規則にしようとするとき，排除，差別の危険が孕まれる（これはとくにカスに言えることであろう）[6]。こうした本質主義の立場を避けるという意味で，「生物医学的エンハンスメントに関する単一の倫理はないであろう」（Murray 2007）という主張には傾聴すべきものがあると言えよう。

（3）　BMI と社会

　BMI もたらす変化が「劇的」なものでありうると先に述べた。ここでの議論の要点は，その変化に対して，「人間の本性」や「自然」を拠りどころ

にする語り口はとらないという点にある。我々はここでハイブリッド，機械との融合というイメージに過大な反応をしてはならないであろう。旧来の機械のイメージが工学の論理で構成された人工物であり，それに人間の側が適合しなければならなかったとすれば，BMIの一つの特徴は身体とは別の経路を用いることであり，それゆえ，脳と機械の直結は人間と機械とのインターフェイスを意識させ，人工物を人間に適合させるよう技術を変化させる可能性さえ孕んでいる。それは，この界面にあるさまざまな技術的，臨床倫理的問題を抱えながらも，とりあえずは，機械を中心としたテクノロジーから人間中心のテクノロジーへの転換（ノーマン 1996）と言ってもよいかもしれない。それと同時に，すでに指摘したように，人格に対する外部操作の可能性をもっていたり，人格の同一性を脅かし，社会を変革する代わりに脳を含む身体を改造するような技術中心的社会を招いたりする恐れもある。それは生命の価値一般への脅威ではないにせよ，やはり我々の社会の根幹である人格の自律性と相互承認とを脅かす可能性を秘めている。BMIによるエンハンスメントの到来がさして遠くない現在だからこそ，その実像に即した批判的洞察と我々の倫理的な合意形成の具体化が求められるのである。

　これまでみてきたことに関連して2点ほど補足的に述べておこう。

　人格についての現在の脳科学の知見が限られているため，積極的な論及は避けてきたが，人格の自律性といい相互承認といい，既存の概念をもって済ますことがますます難しくなっていることが挙げられる。すでに例えば認知症の患者において，何をもって本人の意志とし，その尊厳であると考えるかについて多くの議論がなされてきた。脳神経科学の発達は，その臨床面での扱いにとどまらず，人格概念に影響を与える可能性をもつ（ヤヴォフスカ 2008）[7]。BMI技術が例えば四肢麻痺や認知症の患者の意志や人格に介入する際，あるいは事後に精神面での変化が予想される場合，こうした人々における人格のあり方から遡って，人格による意志決定をいったいどう哲学的に考えればいいのかという問いが，あらためて投げかけられることになろう。

　また，障害を乗り越えるのに，脳に変化をもたらす方法と，教育や社会の側に変化をもたらす方法とがあるとき，これらをどう秤にかけるのかという問題がある。脳と社会がハイブリッドであるとする見地からは，このどちら

の方途をとるかはシンメトリカルであり，したがって脳に対する技術的干渉を一概に否定するのではなく，むしろどちらをとるかは有効性や時間的・費用的な効率性をもにらんで決められることになる。当面，BMI や薬物以外の解決策が見あたらない患者・障害者の存在はこの議論を後押しする（Levy 2007）。だが，レヴィ自身も気づいているように，脳に対する関与が一般化することで，社会の側での変革がなおざりにされる危険もある。それは，我々を過度に医療化し，技術化する社会であるように思われる。かりにどちらの方途が結果として同じものをもたらしうるとしても，我々の社会における解決としてなにが好ましいのかは別途論じる必要がある。社会への洞察に基づいた開かれた倫理的議論が必要なのである。

　脳が可塑的であるように，脳とつながった我々の社会もまた可塑的である。BMI の進展を一概に抑えることは適当ではないし，そもそもそうしたことは不可能であろう。エンハンスメントが人間に Well-being をもたらすか，我々を操作的な社会へと連れていくかを含め，現在，道は多方向に分かれている。いかなる変化が許容され，望ましいのか，それは人間の本性への問いなのではなく，我々の社会のありかたやその中での人間の価値，人間の尊厳のありかたに関わる問いなのである。醒めた目で我々の社会的，技術的現実を見据えた議論の構築が急がれているのだ。

注

1） BMI と BCI について，例えば桜井義男ほか『ブレイン-マシン・インターフェイス』では，直接脳に電極を刺す侵襲方式を BMI，脳に電極を刺さない非侵襲方式を BCI というような一応の区別を指摘するが（桜井ほか，2007, p.9），実際にはこの 2 つの術語が必ずしも明確に区別されているわけではない。
2） http://www.bme.bio.keio.ac.jp/01news（富田・牛場研究室）を参照。
3） ここではバイカーらのいう技術の「解釈の柔軟性」（Bijker et al. 1989）やアイディのいう「設計者の誤謬」（Ihde 2002 を念頭に置いている。
4） この概念に対する批判にはここでは立ち入ることはできないが，「心の拡張」の議論とその批判についての要を得た簡潔な紹介として，Levy 2007 pp.29-52 を，心の拡張についての議論としては，染谷 2004 を参照。「脳の拡張」と「心の拡張」の関係を含め，この点については別稿を期したい。
5） この点も自明とは必ずしもしがたいが，Clark の同書のほか，技術決定論，社会決定論に対する近年の批判（例えば，フィーンバーグ 2004）を参照されたい。

6) 例えば，ブキャナンは人間の本性を，「道徳的主体性の前提条件」（カント），「道徳性の実行可能性の制約」（ヒューム），「人間にとって善いものに関する制約」（アリストテレス），「実質的な道徳規則」，「全体性としての人間本性」の 5 つに分け，そのなかでカスの言う実質的な道徳法則としての人間本性を批判する（Buchanan 2009）。エンハンスメントの倫理のためには，ハーバーマスへの対応を含め，こうした吟味がさらに深められる必要があろう。
7) この点の論点整理としては，日笠 2008 を参照。

引用文献

Berger, Theodore W. and Dennis L. Glanzman 2005 *Toward Replacement Parts for the Brain: Implantable Biomimetic Electronics as Neural Prostheses*, MIT Press.

Bijker, W., Hughes, T., Pinch T., 1989 *The Social Construction of Technological System*, MIT Press.

Birbaumer, Neils and Leonard G. Cohen 2007 Brain-Computer interfaces: communication and restoration of movement in paralysis, *The Journal of Physiology* 597.3 pp.621-636.

Buchanan, Allen 2009 Human Nature and Enhancement, *Bioethics*, Vol.23-3, pp.141-150.

Clark, Andy 2003 *Natural-Born Cyborg*, Oxford UP.

Fenton Andrew, Sheri Alpert 2008 Extending Our View on Using BCIs for Lock-in Syndrome, *Neuroethics* 1 pp.119 - 132.

Ihde, Don 2002 *Body in Technology*, University of Minnesota Press.

Gallangher, Shaun and Dan Zahavi 2008 *The Phenomenological Mind*, Routledge.

Levy, Neil 2007 *Neuroethics*, CambridgeUP.

Murray, Thomas H. 2007 Enhancement, *The Oxford Handbook of Bioethics*, Oxford UP, pp.491-515.

Rajcczi, Alex 2008 One Danger of Biomedical Enhancement, *Bioethics*, Vol.22-6, pp.328-336.

Wolpaw, Jonathan R. 2007 Brain-Computer interfaces as new brain output pathways, *The Journal of Physiology* 597.3 pp.613-619.

レオン・R. カス編著 2005『治療を超えて ── バイオテクノロジーと幸福の追求　大統領生命倫理評議会報告書』倉持武監訳，青木書店。

川人光男 2008「脳，ブレイン・ネットワーク・インターフェイス，そしてロボット」『脳21』Vol.11-2, 2008.4.

黒田生子『人工内耳とコミュニケーション』ミネルヴァ書房，2008.

コロスト，マイケル 2006『サイボーグとして生きる』椿正晴訳，ソフトバンク・クリエイティブ。

桜井義男，八木透，小池康晴，鈴木隆文 2007『ブレイン-マシン・インターフェイス最前線』工業調査会。

生命環境倫理ドイツ情報センター編　2007『エンハンスメント』松田純，小椋宗一郎訳，知泉書館。
染谷昌義 2004「拡張する心」，信原幸広編『心の哲学Ⅱ　ロボット編』勁草書房。
独立行政法人科学技術振興機構研究開発戦略センター　2007『科学技術の未来を展望する戦略ワークショップ「ブレイン・マシン・インターフェース（BMI）」分野報告書』。
ラメズ・ナム 2006『超人類へ　バイオとサイボーグ技術がひらく衝撃の近未来社会西尾香苗訳，インターシフト。
D・A・ノーマン 1996『人を賢くする道具』岡本明訳，新曜社。
脳を活かす研究会編　2007『ブレイン‐マシン・インターフェイス』オーム社。
ユルゲン・ハーバーマス 2004『人間の将来とバイオエシックス』三島憲一訳，法政大学出版局。
ダナ・ハラウェイ 2000『猿と女とサイボーグ』高橋さきの訳，青土社。
日笠晴香 2008「認知症患者についての決定と脳神経科学」『モラリア』第15号。
アンドリュー・フィーンバーグ 2004『技術への問い』直江清隆訳，岩波書店。
福士珠美，佐倉統 2007　「脳―機械インターフェイス研究開発の倫理実装」『計測と制御』第46巻第10号。
美馬達哉 2008「ブレイン・マシン・インターフェイスの倫理」『脳21』Vol.11-2，2008.4。
アグニェシュカ・ヤヴォフスカ　2008　「神経変性疾患における倫理的ジレンマ：主体の衰退期における患者の視点」，イレス編『脳神経倫理学』高橋隆雄・粂和彦監訳，篠原出版新社。
ディルク・ランツェラート 2007　「病気という概念がもつ規範的な機能と，人間の生活世界の医療化―人体改造技術とエンハンスメントは人間の未来を決定するか？」（Dirk Lanzerath, Krankheit und der kranke Mensch）松田純，小椋宗一郎訳，国際シンポジウム「医療・薬学の歴史と文化」。
ハーラン・レイン 2007『善意の仮面：聴能主義とろう文化の闘い』長瀬修訳　現代書館 2007.

第8章　脳科学と生命の価値
──倫理の脳神経科学としてのニューロエシックス──

粂　和彦

要　約

　ニューロエシックス（脳神経倫理学）は2002年に提唱された学問領域で，生命倫理・医療倫理などの応用倫理学の範疇に入る「脳神経科学の倫理学」と，倫理の本質を問い，本章の主題の「倫理の脳神経科学」の両面を含む（[1]）。脳神経科学は，デカルトに代表される心身二元論に否定的な方向への進展を続けてきた。その過程で，「自己」（「私」）の存在様式が，素朴心理学的に語られるものとは異なることを示し，「自己」に対する見方も変えつつある。顕著な例は，意識と無意識の関係で，意識的に決定したと感じることが，無意識レベルで決定され，かつ，その決定要因の中に「自己」が意識できない部分や，意識が錯覚する部分があることを明確に示した。これは決定要因を言語化できず，言語を用いたコミュニケーションでは共有できない可能性を示す。特に，生命倫理的な価値判断では，理性よりも情動系機能が決定的な役割を果たし，個人差が大きいと考えられる。これは倫理的判断の，言語に基づいた理性レベルでの合意の限界を表す。このように，脳科学の進歩は，人間の「理性」の限界を明らかにすることで，私たちが自分自身や他者に対し，従来より謙虚になることを求めていると考える。

I. はじめに

　本論集の主題は，「生命という価値」である。哲学的な懐疑論は，さまざまなレベルであるとしても，日常的な用法・会話の中で，「生命に価値はな

い」と,「心」から納得して答える人は,ほとんどいないだろう[1]。しかし,その事実にもかかわらず,懐疑論を超えて,生命に価値がある理由を,明確に普遍的に答えることは,不可能である。その事実を私自身が自覚したのは,19歳で医学部2年生の時で,1982年の日米学生会議に参加するために,「What is the meaning of life?」というタイトルの文を書いた頃だった。その生まれて初めての英文論文らしきものに取り上げた2つのトピックの一つは,ちょうどその年1月に米国の首都ワシントンDCの空港付近のポトマック川に航空機が墜落した事故である。多くの人が亡くなったが,奇跡的に生き残り機外に脱出した6人も冷たい川に投げ出された。救助ヘリが向かったが,1人ずつしか救出できず,6人の中で最後まで他の5人に順番を譲り続けた男性が,救出直前に力尽きて命を落とした。5人目の救出後,彼の所にヘリが戻るまでの,ほんの数分間に彼は川に沈んだ。ヘリが最初に現場に来た段階で,既に彼は体力を消耗している様子だったので,他の人たちは彼に先に行くように勧めたが,彼はそれを拒んで順番を譲り続けたという[2]。この様子はTV中継され,事故の衝撃とともに,美談として世界中に伝えられた。私は,世の中に,「自分の命」よりも「自分が価値があると思うこと」が存在するのだろうか?という疑問から,この事故を取り上げた。振り返ってみれば,利他主義の実在性に対する疑問と見ることもできようか。もう一つは,Times誌の「When A Doctor Plays God.」というタイトルの文章である。当時は,米国でさえ癌患者には病名を伝えないこともあった時代で,終末期医療や尊厳死についての判断を患者に代わってするという,神を演ずることに悩む医師の苦悩を取り上げていた。医学部学生として,医師になったときに悩むであろう,他人の生命を自分がどのように考えるべきなのかについて稚拙な考察をした。

　私は医師としての初期研修後,基礎医学を専門とする自然科学者となり,現在では,一般的分類に従えば,心身(心脳)一元論者,唯物論者,無神論者,決定論主義者だと言えるだろう。人間も,その他の動物と同じで物理学の法則に完全に従い,いわゆる「心」は脳が作り出し,「非物質的なもの」が作るとは考えない。また,物理学と両立しないものとしての「自由意志」は存在しないが,決定論的世界にも「自由」があり,その意味での「自由意

志」は存在すると考えている[3]。そのような立場から，人間の生命や自由の価値は，どのように説明しうるのだろうか？ 理性的には懐疑論的疑問を持ちながらも，「生命に価値がないわけはない」という感情も持ち続けている[4]。

　また，医師として医療の中で疑問に感じてきたことは，なぜ，一部の人間は，「自殺をするのか？」である。大きな困難や苦痛に直面して自殺を選ぶのは理解できる。しかし，「生きる意欲・力」を失うとしか表現できない場合がある。その時に失われてしまうものは何か？ どのようにしたら「生きる力」は回復できるのか？ そこに医師は何らかの貢献ができるのか？ これは逆に言うと，なぜ多くの人間は生きていけるのか？ 生きる力の根源は何かという疑問でもある[5]。

　さて，本章の主題である「生命の価値」と脳科学の進歩の関連を問う時に，一般的な反応は，「脳科学」が進歩すると，「生命の価値」あるいは「人間の価値」がなくなってしまうのではないかという危惧があげられる。そのような恐怖の根源にあるのは，何だろうか？ たとえば，脳科学が心の仕組みを解明すると考える科学者の代表で，DNAの構造決定でノーベル賞を受賞したクリックは，その著書『驚異の仮説』で，自分の仮説を「あなた —— つまりあなたの喜怒哀楽や記憶や希望，自己意識と自由意思など —— が無数の神経の集まりと，それに関連する分子の働き以上の何ものでもないという仮説である」([2])と述べている。この文には，既に一定の価値観が読み取れる。つまり，無数の神経の集まりが作り出すものは，それ以外の「何か」より「価値が低い」という判断である。これは，神経の働きよりも「価値の高い」何かが，世界には存在するという従来の価値観の否定であり，心が二元論的なものではないとすると，「心」の価値が失われることを意味する。しかし，たとえばデネットは，「そういう考え方がそもそも間違いだ」と指摘し([3])，私自身も，「心」の根源に非物理学的なものの存在を想定しなくても，「価値」はあると考える。

　しかしこれは，解答のない問題であり，本章も思考過程の途中で，推敲不足のため考えを完全に文章化することができなかった。そのため，論理構成や，文献的考察が不十分な部分が多々ある点をお許し頂きたい。

II.「生命」と「価値」

「生命」「価値」という言葉は、ともに哲学的考察は難解であり、その定義が議論の対象になりうる。まず、「生命」に関しては、本章では重点を置かないため深い考察は行わず、生物と無生物の間にはグレーゾーンもあるが[6]、日常的な用法として、生物と無生物を区分するものを「生命」とする。また「生命」とは個々の生物に宿り、数えられるようなものではなく、各個体の間につながりをもって存在するのだという見方もあるが、生物の固体毎に生死を決めている「要素」を「生命」とみなすこととする。

次に「価値」に関しては、本章では「私」たちが何らかの判断基準で決めるものであり、「私」の存在なしには存在し得ないものとみなす。そのため、難解な言葉として、「私」「自己」「意識」「心」などの定義が必要となる。この「私」は一人称の文の主語の「私」のことであり、「自己」と概ね同様のものとする。たとえば自己決定権という言葉に含まれるように、「自己」である「私」が「生命」などの倫理的価値判断を行う。「意識」や「心」も、「私」や「自己」と同様に難解で、学問分野間での違いなどにより、非常に広い範囲を示しうる。たとえば、医師にとって「意識」という言葉は、「意識を失う」とか、「意識レベル」という言葉で表せるような、「外部からの刺激に対する反応性」という客観的な指標で測れる状態という意味も持ち、犬に麻酔をかければ、犬も「意識」を失うと考える。そのため、動物にも意識があると考えがちである。しかし、犬が「心」を持つか？という質問は答えにくく、その点で意識の方がより広い範囲の言葉のように感ずる。しかし、「意識」を「自己認識」という狭い意味で扱う考え方もあるし、機能的意識と現象的意識とを分ける場合もある。本章では、「意識」と「心」は、ほぼ同じように、深い区別なく扱う。

III. 脳科学から見た価値判断主体としての「自己」

「価値」を決める主体としての「私」、「自己」という言葉は非常に難解で、

そもそも，そのような概念が，「素朴心理学」的であり，哲学的にも脳科学的にも，「自己」の存在は幻想であるという考え方があり，私自身もその考えに近い（[4]，[5]）。しかし，これは広く受け入れられているとは言いがたい。そこで，私自身の見方を羅列的に説明する。

（1）「意識」の機能の一つとして，「私（「自己」）」が存在する

「意識」が現れるのは，覚醒している時であり，視覚・聴覚・触覚入力などの外部の情報，あるいは，記憶などの内部の情報に対して，「注意」が払われている時である。つまり，さまざまな情報を脳が同時に処理している時に，いくつかの（数は少ないが，一つとは限らない）情報に注意が払われる[7]ことで，その情報が「意識化」される。そして，何らかの情報が「意識」に上ることで，初めて「私」がそれに気がつく。「意識」に上らない情報は，「私」からはアクセスできない。たとえば，カクテルパーティーの時に，さまざまな雑音や会話が聞こえてくる中から，自分の話している相手の言葉にだけ「注意」を傾けて，その内容を聞き取ることができる。この時に，聞き取った内容は「意識」に上っているが，逆に，聞かなかった雑音は，脳に届いていても，「意識」を形成せず，「私」はその内容を知らない。

そして，そのような「注意」が「自分自身＝自己」に向けられた時に，「自己意識」が現れ，私たちは，「私」という「自己」が存在すると明確に感じる。たとえば，「私」は，自分＝「私」が，昨日何をして何を思っていたのかを思い出すような時に，「私」自身に注意を払うことで，「私」の存在を意識する。つまり，逆に言えば，「私」の存在に注意を払っていない時には，「私」は存在しないと言ってよいのかもしれない。たとえば，機械的な作業を高速で行っている時や，何らかの作業に没頭している時に，「我を忘れる」という表現が使われるが，脳科学的にも，このような状況では，「自己意識」の中枢と考えられる前頭葉の活動が低くなっていることが示されている（[6]）。

なお，外部情報にしても，内部情報にしても，それら（脳内のプロセスと考えるもの）が「意識に上る」ことにどのような意味があり，どのように実現されているかは，脳科学の最大の難問の一つで，まだ答えはない。しかし，

たとえば脳がどのような状態になっている時に感覚入力が「意識」に上るのかなど，現象的には多くの研究がなされている。

（2）「自己」の境界は変化しうる

「意識」に上った部分を「自己」とみなすのなら，「意識」に上らない部分は，「自己」の外側にある。たとえば，反射的な行動や，反射的な思考は，「自己」の外にあるとみなせる。たとえば「歩く」という行為も，行き先を決めて歩き始めるまでは，意識されている思考過程に基づくが，歩いている最中は，足の動きをいちいち意識することはなく，その意味では無意識の行動とも呼べる。さらに，内省的にも「思考」の中で，「感情」「知識・経験」などを外部化して「自己」を小さくすることも可能である。ウィトゲンシュタインは，「自己」を突き詰めていくと点に集約されて消去されてしまうとみなしたようだ（[7]）。しかし，後述するように，脳以外の身体も，無意識を通じて「自己」の決定に影響を与えうるとすれば，「自己」の内側ともみなせる。身体に関しても，義足や義手に限らず，箸や鉛筆，バットなども，訓練している間に脳内にボディマップが作られれば，脳から見れば「自分自身の身体」の一部と何ら差がない。これらは「自己」の境界の曖昧さを示す。

（3）「意識」または「自己」は，一つではない

この項目は，直感的には受け入れがたいが，私たちは複数のプロセスに「意識」を払うことができる。たとえば，歩きながらしゃべったり，誰かと会話をしている時にも，スピーカーから流れる放送の内容も同時に聞き取ったりできるように，同時に2個以上の外部情報に注意を払うことができる。さらに，内省的にも，内面の葛藤のある時には，複数の「自己」の考え方を意識することもできる。もちろん，身体が一つである以上，通常の状態では，行動として表出する際には，「自己」は一つであるように見えるし，熟考を重ねる間に「自己」がある程度は統合される。しかし，並行しているプロセスはあくまで独立しており，最終的に統合された別のプロセスが優位になるわけではない。たとえば，両眼視野闘争というパラダイムでは，左右の目からの入力のどちらが意識されるかは，基本的には左右の視覚野で決められる

もので，左右の視覚野の情報を，何らかの統合された部位がトップダウン式に決めているのではないとされる。また，慣れれば右手と左手で完全に異なる運動をすることもできるように，脳内の情報処理はピラミッド型のクライアント・サーバー型ネットワークではなく，分散型ネットワークと考えられる。

（4）「自己」は，一点に集中して存在するものではない

前項の項目と表裏一体であるが，複数の「意識」あるいは「自己」を完全に把握して統合できる一点に集中する「自己」は想定できない。たとえば，デカルトは身体や外部からの情報が集中し統合される場所が脳の中に存在すると考え，そこに「劇場型の自己」が存在すると考え，その場所の候補として松果体を候補に挙げた。これは彼が脳の解剖を学んだ結果，左右の目から入る情報が，左右対称で，中間部に亀裂がある左右の大脳に別々に入ることから（現在の知識では，これは不正確であるが），左右の情報が一つに統合される必要性を認識し，脳の中心部に近い位置に1個だけ存在する松果体に注目したためである。しかし，現在の科学では松果体を摘除しても，「私」は失われないことが示されている。さらに，左や右の大脳皮質のほとんどを摘除しても，前頭葉の大部分を摘除しても，「意識」は失われないことから，脳の局所に「意識」が存在するのではないと考えられている。これはデカルト的な「劇場型の自己」が存在しないことを意味する。論理的に考えても，身体から入力される種々の情報が，最終的に一点に集約されてそこで判断がされると考えると，脳の中の一部に，ミニチュアの脳が入っていることを想定せざるをえず，「入れ子」構造になってしまい，「私」が存在する部分は無限に小さい点になってしまう。

哲学的な内省によっても「自己」が点状の一つのものとして存在することには，さまざまな疑問が投げかけられてきた。古くはアリストテレスによる意志の弱さ（アクラシア）の問題を例に挙げられよう（[8]）。これは，私たちが何らかの決定をするときに，いったい，どれが「本当の私」なのかという問題につながる。(2)で触れたようにウィトゲンシュタインも点的な「自己」は，最終的には消去されてしまうと考えている。点的な「自己」は

存在せず，素朴心理学的に一点の「私」がいると感じるのは，錯覚と言えよう。前項に記したように，分散型のネットワークを作る複数の「意識」が存在した時に，最終的に決定を行う，どこかに固定された主体が存在すると考えるのではなく，「決めた意識（脳の中の思考の一つ）が主体（＝その瞬間の「自己」）になるのであろう。

(5) 「自己」は絶えず変化する

　前項までの想定の結果，複数の「自己」のうちの一つ（または少数）が身体行動を制御することになるが，その制御する「自己」が変われば，主体の「自己」も変わることとなる。その意味で，昨日の「自己」と今日の「自己」，記憶の中の「自己」と現在の「自己」は根本的に異なる。より詳しく言えば，「自己」は途切れ途切れの不連続なものとして存在していると考えられる。記憶の中の「自己」は，基本的には同一性を保つが，それは記憶が固定された一時点を示すからであり，記憶の変化により過去の「自己」の変化さえも起こりうる。不連続な「自己」を連続的に感じたり，過去の「自己」を，現在と同じ「自己」だと感じることが，「自己」の存在の鍵となる。このように私たちが感じる仕組みは，まだまだ検討が必要な興味深い課題であり，現状で科学的な説明があるわけではない。養老孟司氏によれば，脳の情報処理機能の中で最も重要なものは，物理的には異なるものを，「同じ」ように感じて「同じ」とカテゴライズする能力だという（[9]）。これを，「自己」意識にあてはめれば，昨日の「自分」の判断は，異なる状況の「自己」だったにもかかわらず，脳が「同じ」とカテゴライズすることで，同じ「自己」が脳の中で形作られるのかもしれない。これが正しければ，「自己」は脳の持つ本性により作られると言える。このように「自己」は過去の「自己」に関する記憶の束と，遂行中の情報処理により生み出される「自己」が重なって生まれるのかもしれない。

(6) 「自己」は社会の中でしか存在しない

　「自己」は成長するものであり，学習により変化しうる。乳幼児には，非常に限定的な「自己」しか存在しない。「自己」の明確な意識化（＝自己意

識）には，言語による学習が必要であり，言語がない状況では，「自己」意識は存在しない（[10]）。その意味で，「自己」は言語・社会がなければ存在できない。これは，リバタリアン的自己決定権至上主義に対する批判の根拠となりうるかもしれない。なお，社会・言語と「自己」の関係は，本章では扱い切れない。

（7）「自己」は，無意識の部分を完全に意識化できず，補完する

意識化されることが，私たちの「自己」を形成するが，それは無意識のプロセスに裏打ちされている。そして，その無意識の部分の範囲は変動するが，完全に全てを意識化することは，通常は不可能である。なお，「自己」が意識により作られたものであるため，無意識が「自己」に与える影響について，「自己」が無頓着になるのは，当然の帰結であろう。

またロジャー・スペリーやマイケル・ガザニガらによる分離脳研究（[11]）などが示唆することは，「自己」が自分自身の決定の根拠を意識化できない場合に，その根拠を推定したり，作り出すことができることである。この場合，無意識で行われた決定の根拠になったもの以外の，本来は根拠とは関係のない要因が「自己」により，決定の根拠とみなされる。このような状況が起きた際に，その決定の本当の根拠は，本人にも不明で，当然，他人にも不明ということになる。

これらの「自己」観は，少なくともデカルトのものとは大きく異なる。そこで，以下に，デカルトの心身二元論と，その強固な魅力について考察する。

Ⅳ．心身二元論

人類の歴史の中では，「生命の価値」を宗教が担保した時代が長く続いた。「価値」の源泉を考える時，まず最初に何らかの絶対的な価値の存在を認めてしまえば，そこから様々な価値を派生させることが可能で，それらの中で「生命の価値」は定義できた。しかし，宗教が基盤としてきた「神」のようなものに近代科学の発展が疑問を投げかけ，宗教的な「生命観」は変遷した。

その中で，デカルトの心身二元論の果たした役割は大きい。心身二元論的な考え方に基づけば，たとえ宗教的な超越者としての「神」の存在を否定したとしても，物質科学では説明できない「魂」や「心」は存在し続け，そこに，人間（科学）の説明しえないものとしての神秘主義的な価値を持つ「心」が存在し続ける余地が残ったからである。デカルトが「心」を体から切り離したからこそ，科学が宗教の呪縛から解放されて急速に進み，脳死や臓器移植治療法を最先端とするような近代西洋医学の大発展があったとも考えられる。

　デカルトは「方法序説」において，「すべてを偽と考えようとする間も，そう考えているこのわたしは必然的に何ものかでなければならない」，従って，「わたしは考える，ゆえにわたしは存在する」と結論づける（[12]）。この後さらに，デカルトは（自分の）魂が存在し，その魂が肉体に由来せず，何らかの「完全性」に基づくものであるという理由から，神（全能者）の存在を肯定している[8]。しかし，神の存在は信じなくても，「疑っている自分自身の存在」という確信は，現代でも，宗教・人種・思想の違いを問わず，多くの人が納得し，共有できる考え方であったからこそ，大きな影響を持ち続けている。また，デカルトは，心（魂）を重視した結果，肉体そのものには高い「価値がない」こと，犬などの動物には人間のような「魂」がなく，動物の行動は反射的・自動的であるため，動物の生命には，人間の生命のような「価値がない」と結論づけている。これらの考え方は，現代の生命倫理の中でも，「パーソン論」に反映されているのではないかと考える。

　デカルトが心身二元論を提唱した影響は非常に大きかった。哲学的には，主観と客観，あるいは，表象（観念）と実在という形で議論がなされたが，科学は，心を切り離した部分での進歩が可能となり，西洋医学は脳を含めた身体を「モノ」として扱うことが可能になったことで飛躍的に進歩した。文化の中では，主観的な「自己」・心の存在が確固としたものして確立した。

　ところが，脳科学やゲノム科学の進展に伴い，生命に対する機械論的な見方はますます強くなり，心の仕組みも科学で説明できる，あるいは，機械も「心」を持ちうるという議論もされるようになる中で，「心」に対する見方も変化しつつある。「疑っている自分自身の存在」そのものも「錯覚」である，という見方もある（[4]，[5]）。

前節に記したように，デカルト的な確固とした「自己」，つまり，外界，及び，自分自身の内部にある記憶や性向などの情報の全てを統括して熟考・判断し，結果を行動に移すような「自己」の存在について，私は否定的である。しかし，否定しながらも，そのような「自己」が自分の中にいる感覚を明瞭に感じている。さらに，昨日の自分も，まちがいなく同じ自分であると感じる。この理由は説明ができないが，私たちは，「自己」というものが存続されるように，強固に求める傾向がある。そこで，脳科学にも精通している科学者がデカルト的な心身二元論に対してどのように対峙したかを，ごく簡単にまとめる。

まずアレキシス・カレル（Alexis Carrel, 1873-1944）は，フランス生まれの医師・生物学者で，1912年に血管外科と血管移植技術の開発でノーベル生理学医学賞を受賞し，1935年に『人間　この未知なるもの』を書いた（[13]）。本書は，人間の能力が遺伝によって伝わることを強調する点で，優生学的な思想が強いとして批判されている。しかし，そのような肉体面・能力面での遺伝性を強調する一方で，魂の浄化・悪化という言葉を多用し，強い心身二元論に立つ書であるとも言える。

ジョン・エックルス（John C. Eccles, 1903-1999）は，オーストラリア生まれの生理学者で，1963年に神経細胞の情報伝達研究の業績でノーベル生理学医学賞を受賞した。1977年には，カール・ポパーとの共著で『自我と脳（The Self and Its Brain）』（[14]）を，1994年には『自己はどのように脳をコントロールするか（How the Self Controls Its Brain）』（[15]）を書いた。人間の脳の機能について非常に深い知識を有し，その結果，「自我（私）」が存在する構造が，全般的にも局所的にも存在し得ないことを確信していた。しかし，二元論的な自我が存在するという強い確信から，局所ではなく，自分の専門としてきた，個々の神経細胞のシナプスレベルで，脳の機能全体を調節する形での自己が存在すると主張した。また，このような調節の実体をサイコンと名付けた。

ベンジャミン・リベット（Benjamin Libet, 1916-2007）は，アメリカ生まれの科学者で，1980年代初頭に意識と無意識・自由意思に関する重要な発見をした（[16]）。2004年に『マインド・タイム　脳と意識の時間（Mind

Time: The Temporal Factor in Consciousness (Perspectives in Cognitive Neuroscience)』([17])を出版。彼は自分は心身二元論者ではないと明言しながら，本書の中で，物理学的に知られている電磁力や重力などとは異なる「精神力」のような力の働く「場」が存在する可能性を示唆している。

ここにあげた3名は脳神経科学の深い造詣を持っていたが最終的に二元論的な考え方になった。ノーベル賞を受賞した研究者の中には，受賞後に意識の問題に取り組むものが多いと，ジャーナリストの青野由利が指摘しているが，その中には，ここにあげた3名のように二元論的研究をするものも多い([18])。これは，「私」たちが，非常に強く二元論に傾倒しやすいことを示すと言えるだろう。

一方で，I節で書いたように，クリックは元々，物理学者であったが，意識研究を始め，現在では，確固とした心身一元論者であり，エーデルマン([19])などとともに，一元論的な考え方で意識を説明しようという研究を続けている。

V．脳科学から見た倫理的価値判断

生命倫理の分野において，「自己」決定は最も重視される要素である。では，私たちは，どのように，倫理的な問題において，生命の価値判断をしているのだろうか？

ここでは，価値判断をどのように行っているのかについて洞察を与える例として，よく用いられる課題である「トロッコ問題」を紹介する。これは，功利主義批判の場面でよく使われる一対の道徳的ジレンマ課題である。以下の2つの課題は多くの点で類似しているが，判断に関する重要な部分で異なっている。

以下，[1]から引用（p.34〜）。

スイッチ：1台のトロッコが，制御不能の状態で，軌道をすごいスピードでくだっている。それは軌道上に立っている5人組に向かっており，そのまま進めば彼ら全

員を殺すだろう。制御不能のトロッコと5人組の間には，本線から分かれて1人の男が立つ側線がある。あなたはトロッコをそらすスイッチを入れて，1人を殺し5人を助けることができる。あなたはスイッチを入れるべきだろうか（5人に警告する方法は何もないということがシナリオに組み込まれている。つまり，あなたはその他の行為の選択肢をもたず，あなた以外の誰もどうすることもできない）。

太った男：1台のトロッコが，制御不能の状態で，軌道をすごいスピードでくだっている。それは軌道上に立っている5人組に向かっており，そのまま進めば彼ら全員を殺すだろう。トロッコと5人組の間には，1人の太った男が軌道の脇に立っている。もしもあなたがその太った男を軌道上に突き飛ばすなら，彼がトロッコを止めるだろう。彼は死ぬだろうが，5人は助かるだろう。あなたはその太った男を軌道上に突き飛ばすべきだろうか？

この2つの状況は，1人の人が助かり5人が死ぬことを選ぶか，5人が助かり1人が死ぬことを選ぶかという点では同じで，よく似ている。しかし，前者ではスイッチを入れる方がよいと答える人が多いのに対して，後者では，突き飛ばさない方がよいと答える人が多いとされる。単に生命を数で比較した場合には，同じにもかかわらず，異なる判断をすることが多い理由として，スイッチを入れるという行為と，突き飛ばすという行為では，情動系の動きの強さが異なることが挙げられる。

このような倫理的な判断において，私たちの脳は情動系システムの影響を強く受けることが示されている。ある疾患により，情動系（前頭葉腹内側部＝VM野）に障害を受けた患者は，この2つの問題で同様の答，つまり，どちらも5人を助けるべきだと答える。

では，障害を持たず，前者と後者の状況で異なる答をする人たちは，答が異なる理由を言語化して合理的に説明できるのだろうか？　少なくとも，私自身は，「自分で突き飛ばすのは生々しく感じるから，殺したらいけないと，なんとなく感じる」という程度にしか言語化できない。また，「理性的には」，この2つの状況が，よく似ており，「1人より5人を助けた方が良さそうな感じ」がすることは理解できる。しかし，それにもかかわらず，後者の状況で，「突き飛ばすべきではない」という「気持ち」には，自分自身でも説明

しがたいほど抗しがたい強さがあり，後者の状況で，「突き飛ばすべきだ」という意見に，理性を働かせることで同意するのは困難である。

　この結果は，私たちの持つ倫理観・価値観が，脳に備わった情動系の作用で強力に影響されていることを示す。この情動系の作用には，当然，個人差がある。前述のように，脳に何らかの障害を持つ場合はもちろんのこと，遺伝的に規定されるもの，それまでの人生の経験の中で環境要因で規定されるもの，さまざまな形で，情動系に個人差が蓄積され，価値観の違いとなって表出する。ここで重要なことは，私たち自身は，その影響を，正確に完全に言語化することはできず，さらに，なぜ，そのような反応を持つようになったかを，自分自身で説明することができないし，そのような情動反応に対して，自分で責任が取れないことである。

　では，理性的・合理的判断は，情動系の作用の影響の強い判断より尊重されるべきなのだろうか？　脳科学の進歩は，私たちが「合理的」と考えている判断を行う時に，「情動系」が非常に重要な役割をしていることも示している。例えば，ダマジオらによるギャンブル課題では，報酬や危険の大きさを情動系の反応で推定することで，合理的な推論を行っているとされ，前述の情動系に障害を持つような患者では，論理的な推論にも欠陥を来すことがある（[20]）。

　また，視覚系と情動系のつながりに障害が起きると相貌失認という症状が出現することが知られている（[21]）。視覚や認知に基本的な障害はないにもかかわらず，自分の家族などの親しい人の顔を見分けられなくなる症状で，特に興味深いのは，本当の家族を見たときにも，家族と似ているが中身が偽物であると答えるようになるケースである。これは，私たちが家族の見慣れた顔を見た時には，親しみのような情動が通常は起きるのが，障害により，その情動が起きず，視覚的には家族と似ていると感じても，情動的な同一性が失われていることから引き起こされると考えられている。

　このように，人間にとって最も基本的な認知も情動系を用いて行われていることから，将来的にも，論理のみによる倫理的判断が，情動を伴う倫理的判断に完全に取って代わる可能性は低いと考えられる。さらに，このことは，

さまざまな倫理的ジレンマ状況で，対話をすることで合意に至るのが非常に難しい場合がある原因になるとも考えられる．

たとえば，医療倫理の分野では，延命治療の差し控えと中止の差異に関する論争があるが，理論的な議論だけでは，おそらく合意は難しく，この2つを同じであると感じるか，異なると感じるかは，この2つの状況で，自分がどのような立場にいることを想定するかと，現実にこれらの状況に立ち会った経験の有無，さらに経験がどのようなものだったかに大きく影響されるのではないかと推測する．

VI. 機械としての人間に存在する「心」

前節までに見てきたように，倫理的価値判断では，情動系の果たす役割が非常に大きく，個人差も大きいと想定される．さらに，同じ生命であっても，自分の生命，身近な人の生命と，少し離れた人，とても距離の離れた人の生命は異なったものと感じる．そして，それらの差を，理性だけで乗り越えることは不可能であるし，また，理性だけの判断では，数学的な判断しかできなくなるのではないだろうか？　そして，少なくとも，それは「心」の判断とは呼べないと考える．

私は，始めに記したように，心身一元論者であり，もっと強く言えば，人間機械論者でもある．もし，人間の脳の機能を「完全に」コンピューターが模倣できれば，人間の「心」に近いものを持つと考えている．しかし，このコンピューターによる模倣が「完全」であるためには，たとえば，前節で記した「相貌失認」の状態ではダメである．顔の判断は視覚入力だけではなく，情動系を用いた判断をしなければならない．そうでなければ，私たちと同じような「心」を持っているとは，到底言えない．家族の顔を見たときに，画像認識でそれを家族と判断するだけでは，現在も存在する普通のロボットに過ぎず，そこには人間のような「心」があるはずはない．それぞれの顔に対して，微妙に異なる情動の色づけや，さまざな連想を同時に引き起こされる回路を組み込む必要がある[9]．そして，さらに，忘却，勘違い，気まぐれ，悲しみ・怒りの感情を持ち，そして，当然，赤ちゃん時代から徐々に育てら

れた経験を持つ部分まで「完全に」模倣しなければ,「心」を持つとは言えず,現実的には,30世紀になっても,絶対に実現は不可能だろうと考えている[10]。

　また,このコンピューターが実現しても,より完全な人間の「心」,つまり倫理観を持つためには,脳だけではなく,身体も必要である。SF的な思考実験の一つとして,未来社会で,身体から切り離して水槽の中で生かされている脳と,充分な情報交換さえできれば,その脳が生きている人間と同じように扱えるのか？というものがある。私の答えはノーである。前節に記したように,私たちが倫理的価値判断をする時には情動系の機能を使っている。たとえば,道徳的に悪いことをしようと考えると,誰でも動悸を覚える。非常に悪いことであれば,より強く動悸が引き起こされる。この動悸の強さで,私たちは,完全には意識化できないような,その行為の道徳性について,「心臓に問い合わせをしている」という見方もできる。間接的な証拠として,不安障害やパニック障害の患者は,何らかのきっかけで不安感が起きると,動悸が強まり,さらに不安が亢進することで動悸がより強まるという悪循環になり,パニック発作を引き起こす。この発作には,脳を落ち着かせる精神安定剤でも治療効果があるが,脳には働かず,心臓の動悸を抑えるような交感神経を抑える薬剤でも治療できる。さらに,この発作は,精神的に不安になるようなきっかけだけでなく,急に走ったりして,動悸が強まるという身体的なきっかけでも引き起こされる。まさに心臓は,「心」の臓器なのである。

　このように考えると,脳だけが身体と離れて存在する場合,たとえ倫理的に悪いと思われる決定を脳が行っても,無意識レベルの情動反応を意識化してくれる心臓の動悸が起こらないことから,その脳の中の「心」は,その決定を悪いものとはみなさないかもしれない。とすれば,水槽の脳の中の「自己」は,やはり身体を持つ「自己」とは異なる「自己」として扱う必要があろう。

　これは,生命の価値についての考察に関しても示唆的である。たとえばアンケート調査で,尊厳死に対する状況を紙に書いて説明され,それについての是非の意見を述べる時に,私たちは,実際の現場にいる時のような動悸ま

でをリアルに感じることは少ない。経験の有無や想像力の個人差が非常に大きいだろう。とすれば，紙のアンケートに対する答と，実際の現場での答に差異があることは，充分考慮に入れる必要があろう。

Ⅶ. おわりに

　脳神経科学の進歩が示しつつある「素朴心理学的な自己が存在しない」という理論は，いくつかの点で，コペルニクスの地動説や，アインシュタインの相対性理論に似ている。まず，これらの理論は，私たちの直感に強力に反して，にわかには受け入れがたいこと。そして，これを受け入れず古い直感の世界に生きた方が，かえって日常生活には便利であること。しかし，一部の特別な状況では科学的に矛盾を来すことである。天動説では惑星の運動が説明できず，ニュートン力学では，日食時の光の屈折が説明できなかった。日常言語的に定義される自己が否定される時は例外的であり，日常生活の中では，従来の概念で問題は起きないという考え方もあろう。しかし，私自身は自己に対する見方を変えた結果，自分の中の価値観が大きく変わった。そこで，以下の点を書き加える。

　私が自己の存在，あるいは自分が生きていることを強く感じる状況の中に，思い出のある古い映画を見たり，音楽を聞いたりするときがある。このような状況で私たちが感じる情感は，その映画を見た状況を意識的に思い出さなくても，ふつふつと沸いてくるもので，おそらく自己の全ての記憶の束に従って作り出される複雑なものであり，日常的に使う「懐かしさ」や，「はかなさ」「佗びしさ」のような言葉だけで表しきれるものではない。「私」は意識できない部分も含めて，全てを含むものであると感じることであり，日常的に「私」という言葉が意味するものよりも非常に深いものであろう。その「私」の広がりを考えれば，はじめに書いたような，「私」の生命をリスクに晒しても，他者に機会を譲ることもあることが想像できる。

　本章で例を挙げたように，私たちが何らかの価値判断をするときに，それまでの全ての記憶に基づいて判断をしているはずで，その根拠を完全には意識できないし，その意味で，他者と完全に理解しあうこともできない。しか

し，人間には「共感」をする能力も存在する。「自己」が存在する理由の一つは，自分自身の行為の意図を推測することだとされる（[3]）。そして，共感のメカニズムを用いることで，他者の意図を推測することもできる。その結果，同じような社会・環境に育った場合には，他者の意図を自己の中に再現してみることで，無意識レベルの反応や，情動がどのように動くかをかなりのレベルまでシミュレーションすることもできる。そのことによって，言葉だけでは共有しきれない文化・社会・生育環境の影響も含めて，一定のレベルまで倫理観・価値観を共有してきたのだろう。その点で，日本語のように一人称主語である「私」を日常語ではほとんど使わない言葉があることは興味深い。

「自己」の限界を知ると，他者と価値を共有することは非常に難しいと考える。特に，生命の価値を普遍的に述べることは，やはり不可能である。しかし，少なくとも，私自身は「生命に価値がある」と感じている以上，同じように感じる他者と対話を続けることで，自分自身の中の根拠も意識化することができ，共有できる価値が増大し合意できる部分も増えるだろう[11]。そして，その対話の中では，「言語化できる合理性」の部分以外を，いかに伝えるかに重点を置くべきではないかと考える。

注

1） 生命の価値について考察する上で，須原一秀の哲学と実践には留意したい。私の解釈では，須原は人生全体を一つの物語ととらえ，その中でそれぞれの個人が一つの「極み」を達すれば，物語を終えることには何の問題もないと考え，自らの思想を全うするために，自死した。これは，生きる意欲を失ったり，困難からの逃避から自殺するのとは，根本的に異なる自殺である。須原の遺稿（[22]）参照。
2） この事故に関するドキュメント番組を日本テレビが2003年に放映し，その記録が以下にある。http://www.ntv.co.jp/FERC/research/20031102/kiseki009.html
3） 自由意志の議論については，デネットの「自由は進化する」（[3]）に，概ね賛同する。
4） 理性と感情を分ける点については，本文中で考察する。また感情と情動という言葉は，現状では専門分野によって使い方が異なるが，本章中では感情は，自分で意識できる気持ちを表し，情動は意識に顕在化していない部分も含む感情的な動きを示す。
5） この点について，小澤竹俊医師は，自身が終末期医療に従事した経験を踏まえて，

末期癌の宣告後のように余命に限りがあることを知った時でも生き続ける力の元となる，「生きる支え」としての以下の3つの柱（「将来の夢」（時間），「自分の自由」（自律），「大切な人との関係」（関係））を提唱している（本書第15章参照）。
6) 定義を求め続ければ，日常語とか素朴心理学という言葉が含意するものも曖昧であるが，形而上学的な追求は，筆者の専門外で弱点であり，本章では極力避ける。生物と無生物の違いを生物学者の視点から書いた古典として，ジャック・モノーの「偶然と必然」がある。
7) ここでは「注意が払われる」と受動態で記載しているが，注意を払う主体が「別に」存在しなくても「意識」は現れうるため，本来は「注意を勝ち取る」という能動態で表現すべき部分である。
8) ただし，この部分は，循環論法になっていると指摘され，批判もされている部分でもある。論理的な必然性はない。
9) このように情動や過去の記憶などの想起で引き起こされる常識的・無意識的な色づけが，チャルマーズや，茂木健一郎のいうクオリアに当たるのだろう。
10) 機械が「心」を持つというのは，受け入れられにくい考え方かもしれないが，日本には「ドラえもん」という最適なモデルがいる。たとえ「ドラえもん」が電池で動くロボットに過ぎないとしても，のび太とともに「心」を持った存在であることに異論はないのではないだろうか？
11) 注1で取り上げた須原のように，自分自身の生命に価値を見出さない他者と，どのように対話を続けられるかは，今後の課題であり，本章では触れることができなかった。

参 考 文 献

[1] ジュディ・イレス編（高橋隆雄・粂和彦監訳）：脳神経倫理学 篠原出版新社 2008年
[2] フランシス・クリック（中原英臣訳）：DNAに魂はあるか ── 驚異の仮説 講談社 1995年
[3] ダニエル・C.デネット著（山形浩生訳）：自由は進化する NTT出版 2005年
[4] トール・ノーレットランダーシュ（柴田裕之訳）：ユーザーイリュージョン ── 意識という幻想 紀伊國屋書店 2002年
[5] 前野隆司：脳はなぜ「心」を作ったのか ──「私」の謎を解く受動意識仮説 筑摩書房 2004年。同：錯覚する脳 ──「おいしい」も「痛い」も幻想だった 筑摩書房 2007年。同：脳の中の「私」はなぜ見つからないのか？── ロボティクス研究者が見た脳と心の思想史 技術評論社 2007年
[6] Goldberg II, Harel M, Malach R : When the brain loses its self : prefrontal inactivation during sensorimotor processing. Neuron 50：329-39. 2006年
[7] 入不二基義：ウィトゲンシュタイン ──「私」は消去できるか NHK出版 2006年
[8] 岡部勉：合理的とはどういうことか〜愚かさと弱さの哲学〜 講談社選書・メチエ 2007年

［9］養老孟司：唯脳論　青土社　1989年
［10］信原幸弘：考える脳・考えない脳　講談社現代新書　2000年
［11］マイケル・S.ガザニガ（梶山あゆみ訳）：脳のなかの倫理──脳倫理学序説　紀伊國屋書店　2006年
［12］ルネ・デカルト（谷川多佳子訳）：『方法序説』　岩波文庫　1997年
［13］アレキシス・カレル（渡部昇一訳）：人間　この未知なるもの　三笠書房　1980年
［14］カール・R.ポパー，ジョン・C.エクルス（大村裕・沢田允茂・西脇与作訳）：自我と脳　新思索社　1986年
［15］ジョン・C.エクルス（大野忠雄・斎藤基一郎訳）：自己はどのように脳をコントロールするか　シュプリンガー・フェアラーク東京　1998年
［16］Libet B et al.：Time of conscious intention to act in relation to onset of cerebral activity（readiness-potential）. The unconscious initiation of a freely voluntary act. Brain 106：623-42. 1983年
［17］ベンジャミン・リベット（下條信輔訳）：マインド・タイム　脳と意識の時間　岩波書店　2005年
［18］青野由利：ノーベル賞学者のアタマの中　築地書館　1999年
［19］ジェラルド・M.エーデルマン（冬樹純子・豊嶋良一・小山毅・高畑圭輔訳）：脳は空よりも広いか──「私」という現象を考える　草思社　2006年
［20］アントニオ・R.ダマシオ（田中三彦訳）：無意識の脳　自己意識の脳　講談社　2003年
［21］V.S.ラマチャンドラン（山下篤子訳）：脳のなかの幽霊，ふたたび見えてきた心のしくみ　角川書店　2005年
［22］須原一秀：自死という生き方──覚悟して逝った哲学者　双葉社　2008年

第 Ⅲ 部
生命倫理，法における生命という価値

第9章 「産」が生命倫理に語ること
―― 「生命」の多義性 ――

高橋隆雄

I. はじめに

　本章では生命という価値について考察してみたい。とりわけ，生命の誕生と死の場面においては生命という価値のあり方が際立つと考えられるが，本章では誕生の場面を主として考察する。その際，重度障害新生児の治療，人工妊娠中絶，ヒト胚研究利用といった個別的問題にかんする是非を論ずるよりも，そうしたことを考える際の重要概念である生命という価値，特に人間の生命の有する価値について考えていきたい。ただし，「生命」という概念は多義的であり，いかなる意味での生命が価値や尊厳を有するのかについての考察が不可欠である。しかし，この点は従来の生命倫理では十分に論じられてこなかったと思われる。本章では生命概念の多義性を踏まえて生命という価値について探究するが，そのとき，日本の古代から長らく慣習としてあった産を穢れとして捉えることを手がかりにしていきたい。

　本章のもとになったのは，平成20年2月に行った日本看護協会神戸研修センターでの講演である。講演の題として依頼されたのは「周産期医療の生命倫理」であった。周産期医療と生命倫理ということで，生命の誕生をめぐる生命倫理的諸問題がすぐ頭に浮かんだが，そうしたこととは違う視点から何かユニークな話ができるのではないかとの予感がした。そのようなわけで依頼を承諾した。当初はまったくおぼろげな感じだったが，あるとき，後述する木村敏氏の論文を読んで，自分の中にあったものが眼前に一気に浮上してきた。本格的にその題について考えたのは講演前の10日間ほどであるが，その間は自分でも不思議なくらい思索を楽しむことができた。私に考える楽

しみを与えてくれた日本看護協会に感謝している。

　私の書くものはたいてい，あちこちに話題が広がり，しかも各所で従来の考えに飽き足らず仮説や新説を振り撒いてしまう。それは今回も同様である。本当は論文で3編くらいの内容を一つの論文に押し込んでしまったし，新説や新解釈が登場している。落語の三題噺よりはまとまっているつもりであるが，読みにくい箇所があるかもしれない。その点はお許し願いたい。

II．妊娠と産後のストレスについて
―― ゾーエーとビオスの視点から ――

（1）周産期とうつ症状

　『周産期メンタルヘルスケアの理論 ―― 産後うつ病発症メカニズムの理解のために ―― 』（北村俊則編，医学書院 2007）によると，周産期ではうつ病が多いとされる。同書ではその発生のメカニズムが考察され，ストレッサーとストレス反応について，また，種々のサポートの必要性について具体的な場面設定をしつつ，きわめて要領よくまた明快に述べられている。

　同書によると，妊娠・分娩・育児は女性が母性を意識し豊かな時間をすごす時期であるとの固定観念（いわゆる「母性神話」）が日本だけでなく欧米にも長らくあり，産後にゆううつになっても口外することがはばかられてきた。しかし，その神話はようやく 1960 年代頃から疫学研究者によって疑問視されだした。そして，精神医学の領域で周産期精神疾患の研究と臨床が芽生えたのは 1970 年代半ばであり，うつ病は周産期メンタルヘルスの重要項目とされている。

　うつ病の主症状は気分の落ち込みと興味の減退であるとされる。そして，その他の関連症状（体重・食欲・睡眠の変化，精神運動障害，易疲労性，気力減退，罪責感，集中困難，希死念慮・自殺企図）をいくつか有し，2週間以上持続し，その結果，心理社会的機能に目立った障害が現われるものであるとされている。また，女性の罹患率は欧米では 10 〜 25 ％で，男性の約2倍であるといわれる。日本では罹患率が相対的に低いが，男性の約2倍である点は同様である。

　ここでストレスについて見ると，同書によれば，ストレスとは外部からの

刺激に対して個体内部で発生した歪みとして定義される。これ自体は測定不可能だが，測定できるストレッサー（物理的・身体的困難，対人関係の問題）やストレス反応（生物学的，心理学的）から推論される。つまり，「ストレッサー（測定可能）→ストレス（測定不可能，推論される）→ストレス反応（測定可能）」という関係が成立している。

妊娠・育児は少なくとも一部の女性にとっては，心理的ストレッサーのひとつである。その理由の一つとして，周産期はアイデンティティの危機をともなうことが挙げられる。新しく母親となった人は自分自身を見失い子供への責任に圧倒される。そのような中で，育児への投げやりな気持ちや不安と格闘しつつ，パートナーとの関係を維持しようとする。親であるというアイデンティティはこのような心理的葛藤を経て獲得される。

うつ状態にならないためには，妊娠中から，周囲から与えられる心理的その他の支援が必要である。それはソーシャルサポートと呼ばれている。具体的には，情緒的（悩みを共感したり理解する）・情報的（問題解決の情報提供や助言をする）・道具的（一緒に行動したり手伝う）・評価的（努力を評価する）サポート等がある。

さらに，本人によるストレス状況への対処の仕方も重要である。そのような対処の心理的，行動的過程は「コーピング」と呼ばれる。それには，環境を変えることでストレスそのものを変化させたり統制しようとする問題焦点的コーピングと，環境改変ではなく，問題によって生じた情動を，問題の状況から遠ざかったり肯定的に捉えなおしたりすることで調整することを目指す情動焦点的コーピングがある。

さて，同書で展開している妊娠と産後のストレスにかんする説明によれば，周産期のうつの原因として，まず妊娠出産の苦痛，産後の不調といった身体的原因がある。また，胎児・新生児との関係や育児に対する不安，家族関係の変化等のような人間関係の変化も原因となりうる。さらには，仕事との両立の困難さや自由の束縛といったことも重要であるといえる。

（2） ゾーエーとビオス，内より生じる他者

ここでは，周産期におけるうつ症状の由来を従来とは異なる視点から捉え

てみたい。すなわち，妊娠・育児に際してアイデンティティの危機がともないうることを上で挙げたが，そのことを別の視点から考察してみたい。なお，これ以後の考察は妊娠の初期も含んでおり，周産期よりも広い期間を対象にしている。

キーワードは「ゾーエー」と「ビオス」である。両者はともにギリシャ語で「生命」あるいは「生」であるが，その意味は異なっている。その意味の違いを，K. ケレーニー『ディオニューソス —— 破壊されざる生の根源像 —— 』（岡田素之訳，白水社 1999）序章での叙述によって示してみると次のようになる。

「ゾーエー」とは，明確な特徴づけのない生，持続する存在であり，その経験はもっとも素朴・親密・自明で，終わりのない無限の生としての経験である。これは，死を寄せつけない何者かであり，死に対立する生である。ホメロスはゾーエーを「プシューケー」で表しており，これはプラトンにおいては魂の不死へと至る。また，プロティノスはこれを魂の時間と呼んだ。

それに対して「ビオス」は，始まり（生）と終わり（死）をもち，特定の表情や輪郭をもった生，個別的な生であり，人間だけでなく動物についてもいわれる。ただし，植物については「ピュシス」が用いられた[1]。

両者の関係をケレーニーは比喩的に次のように表す。「ゾーエーはビオスの一つひとつが真珠のように通して並べられる糸であり，この糸はビオスとちがって，ひたすら無限に連続するものだと考えられる」（同書 p.19）。また，ゾーエーはすべてのビオスの基盤でもあると述べられる。

さらにまた，次のようにも述べられる。持続する存在としてのゾーエーは，ビオスが続く限りビオスに囲い込まれ「ビオスのゾーエー」と呼ばれるか，逆に，ゾーエーからビオスが一個の部分として取り出されることになる。そして，取り出された部分は「ゾーエーのビオス」と呼ぶことができる。

ケレーニーは，ゾーエーが衰弱するという経験についても触れている。しかし，ゾーエーは別の個別的生・生命に宿って復活する。ここに，死滅したかに見えて幾度も復活再生するディオニューソス神の原型をケレーニーは見ることになる。ただし，それだけではディオニューソス神の具体像についてうかがい知ることができない。ケレーニーはそのため，古代ギリシャでのディ

オニューソスをめぐるさまざまな祭祀の具体的記述を行っていくが，本章ではここで述べられたようなゾーエーとビオスの区別に注目してみる。

　すなわち，ビオスとしての母親の内なる根源的生命の流れ（ゾーエー）より生じる個別的他者（ビオス）として，胎児そして乳児を捉えることができると思われる。

　妊産婦は，自分の内なる生命から，他人が初期胚・胎児を経て生じてくる神秘的体験をしていると考えることができる。それは，いわばそれまではほとんど意識してこなかった，自分の個的生の根底にあるゾーエーという根源的生命からの，自分ではないビオスの個体化・差異化という存在論的体験と呼べるだろう。胎児は妊婦の腹部を足で蹴る等の仕方で存在を知らしめてくるし，近頃では妊娠初期であっても胎児の姿を超音波で見ることができるので，こうした体験は妊娠出産のすべての時期に生じうる。

　妊産婦は，ビオスとして個別化し秩序ある世界に生きていた自分の生が，実は根源としてのゾーエーに依拠していると感じることで，表現できない形而上学的な不安や，存在の根源との出会いを経験していると解釈できる。これは心の奥が揺さぶられる経験であり，こうした仕方でゾーエーとビオスの関係を，暗黙のうちにであっても，知ることにより，強い緊張の中に置かれることとなる。ここから大きなストレスが生じてくる。周産期のうつ症状の原因の一端はここにあるのではないだろうか。

　ここで感じる不安は生命の始まりと誕生に限られてはいない。それは終末期の不安とも共通である。死が目の前に現われている状況において，多くの人は自らの個別的生・生命が終焉を迎えることとともに，それが何か大きな得体の知れぬ生命（ゾーエー）に呑み込まれていくことを感じる。ここでの死への不安とは，自分の死後の家族や知人，また世界の行方への心配ではない。意識することや感じることがなくなり，もはや何事についても考えたり悩んだりすることもできなくなる状態がいかなる状態なのかについての不安である。その不安は，個別的生・生命の基盤にあり，個別的生命における生と死の根源にある生命を垣間見るときに生じてくるものといえる。そして，とくに現代のように，自らの生命の永遠・永続を信じることができない時代にあっては，それは極めて大きな不安をもたらす。

このように2種類の生・生命の異なりは，出産や死において顕著であるが，その異なりは日常の生活の中にも潜んでいる。木村敏は論文「生命論的差異の重さ」において，「ゾーエー」と「ビオス」の対比を用いて，統合失調症について説明している[2]。彼は，それぞれに個別性をもって生きている個々の生命体の生命と，それを生きものとして成立させている「生そのもの」との差異を，ハイデガーが個々の存在者の存在と「存在そのもの」の間に構想した存在論的差異に匹敵する意味で「生命論的差異」と呼ぶ。個々の存在者のうちに存在そのものが捉えられるように，個々の生命のうちに生命そのものが経験される。そして，それらの差異自体が，個々の存在や個々の生命の主体性や自己性を可能にしている。木村によればゾーエーはタナトス（死）と別のものではなく，「われわれの人生は，個別的なビオスと個別を知らぬゾーエー＝タナトスとの，間断ないせめぎ合いの連続であると言わなくてはならない。このせめぎ合いを，心地よい緊張感として造形したものが芸術で」ある（『日本の哲学』第3号　昭和堂　2002 p.20）。

他人の絶対的な他性とは，私の個別的生命と通底しているゾーエーが，私とは違った場所で，私とは違った身体で他人のビオスとして個別化され，別の時間と歴史が生きられていることにあると木村は述べる。統合失調症では，この圧倒的な異物性をもつ他人の他性が，自己の自己性に代わって私の世界の中心に出現するのである。自己と他者の境界が不明瞭になり自己の主体性が他者の主体性のように感じられる統合失調症の現象を，木村はこのように説明する。

Ⅲ．穢れとしての産の意味するもの

（1）産穢（さんえ）について

「ビオス」と「ゾーエー」という対語は古代ギリシアの生命観の一端を示しているが，それぞれの仕方で生と死を伴う個別的生命と，幾多の個別的生命の基盤となり連続する生命という対で理解される生命観は，相当に普遍的なものである。それは，ある場合はディオニューソス神話と結びつくことが可能であるし，別の神話や世界観と結合することも可能である。進化論や遺

伝学とも結びつくことができる。私が本章で示したいのは，その普遍的な生命観を日本神話の枠内で捉え直してみることである。

産について上で述べたことを裏づけるために，日本における産の穢れ（産穢）について考察してみよう[3]。

穢れ観念は本来，穢れの当事者の心理ではなく，周囲の人々から見られた状態に依拠している。そのため，前節のような，妊娠や出産について女性の心理的不安の観点から述べたことと噛み合わない面もある。しかし見方を変えれば，出産の穢れにかんする考察は，出産ということがもつ意味について，出産する女性の実存的不安と深く関連しつつも，それとは別の側面を付加することができるだろう。さらに，この考察は，産穢について一つの新しい視点をもたらすかもしれない。

日本では古代以来，出産は穢れとして捉えられていた。いわゆる三大不浄とされていたのは，死穢，産穢，血穢であった。死穢とは，死体や不完全な死体に触れたり，改葬や墓の発掘に携わったりするために生じる。死穢と産穢は人間だけでなく獣も含むものであった。ただし，白骨死体は穢れとならなかった。また，血穢は主として神社での出血が対象であったとされる。10世紀の『延喜式』によると，死の忌日は30日，産は7日であった。獣の場合はそれぞれ5日，3日であった。その他の穢れとしては，穢れからの伝染による触穢，五体不具穢（死穢の一種で，一部のみが切り離された死体の穢れ），失火穢，傷胎（流産）穢，月経穢，喫肉穢（獣を食べる穢れ）などがあった。

出産の穢れを忌む日数は『延喜式』では7日間とされる。流産はもっと重い穢れと考えられていた。『延喜式』では，妊娠4ヵ月以上の場合は30日，3ヵ月以下では7日とされていたが，それ以後では，死穢と同じ扱いを受けた場合が多いようである。妊娠している女性については，着帯以後は内裏を退出すべきとされたり，出産当月以外は構わないといった風に一定ではなかったらしい。妊娠している女性の縁者は，出産当月は神事などを遠慮すべきとされていたようである。

出産の際には，妊産婦は隔離され，産屋（産小屋）が海辺や河原に建てられた。ただしこれは妊産婦の健康を守るためでもあったようである。産穢の

慣習は長く続き，明治5年に至ってようやく廃止された。妻が出産すると穢れが伝染するのでその間は役所に出勤できないという制度に対して，外国人からの批判が出て廃止されたという。

穢れは，まず古代のように禊(みそぎ)・祓(はらえ)により除去可能な外なる穢れに，中世以後は，俗世の人間であるかぎり除去不可能な内なる穢れが付加していくことになる。これには浄土思想による穢れの内面化（厭離穢土欣求浄土）が原動力となるが，浄土思想は平等を唱える思想であるにもかかわらず，これが穢れた人々の差別化を助長していくことになったともいわれる。

ここで産が穢れとされた理由について考えてみたい。そのことを通じて，日本の文化において妊娠出産がもつ意味を探ることができるかもしれない。

まず，「穢れ」の意味であるが，これまで「ケガレ」という言葉の由来についていくつかの解釈が提示されている。しかし決定的なものはない。

1. 「気枯れ」説。気が枯れるのが穢れの語源であるという説である。

    これにもとづけば，出産は心身両面で多大な疲労を伴い気が枯れてしまうので穢れとされる。

2. 「毛枯れ」説。雑草が生じ，田が荒れ稲が枯れるのが穢れの語源であるとの説である。

    この説によれば，妊娠出産が穢れであることは，出産が雑草のような存在の出現であるからということになる。

3. 「褻(け)離れ」説。褻（日常）を離れることに穢れが由来するという説である。

    これにもとづけば，妊娠出産は非日常的出来事であるので穢れとされる。

4. 「ケガ（思わぬ損傷）」説。ケガのような突然性，突発性による不気味さに穢れが由来するという説である。

    死は日常の中に突然出現することはあるが，妊娠出産はある程度予測できる面もあるので，この説は死についてほど当てはまるとはいえない。

「ケガレ」の語源についての以上の解釈のすべてが示唆するのは，「日常的な秩序の崩壊・破壊としての穢れ」である。「気枯れ」，「毛枯れ」，「褻離れ」，「ケガ（思わぬ損傷）」のいずれも，平穏な日常世界に，多大な労苦や疲弊，

異物，他者が侵入するような出来事が生じたことを示している。妊娠出産は，単に，それが死を伴う場合が多いことや，多量の出血を見ることがあることだけで穢れとされるのではないだろう。出産とはそれまでの家族関係を大きく変える一大出来事である。また，すでに述べたように，出産後の女性とその配偶者は，家族内の秩序の変化の中で，親としてのアイデンティティの確立にも努める必要がある。こう考えると，出産が日常的秩序の破壊としての穢れと捉えられたことも理解できる。

（2） 根源的生命からの分枝

新生児の誕生はそれまでの家族関係を変えるという意味で，日常の秩序をある意味で破壊する。出産とともに一人の人間が家族内に増えることで，親子関係，兄弟姉妹関係，また祖父母が家族において有する位置づけも変化する。母親の労働力がしばらく低下することや，食い扶持が一人増えることで，経済的状況も変化する。家族の多くはアイデンティティの再調整を要するが，産婦は新生児と接する機会が多いだけ，その作業は時に困難を伴うことがある。

産穢はこうした意味での秩序の変化として解釈されることが多い[4]。しかし，日常的秩序の揺らぎとは，そうした秩序の根底にある不安定で操作不可能な存在の現れであるとすれば，別の解釈もできるのではないだろうか。

本章での脈絡でいえば，出産とは，ビオス的日常世界のうちに，ゾーエー的生命の根源からの働きによって，新たなるビオスとしての生命体が生じてくることにほかならない。ここでは，母親が心のうちに実存的不安を経験するだけでなく，周囲の人々も，平穏な日常世界の奥にあって，人間が制御できない根源的生命の力を感じざるを得ない。そして，個別的生命とそれが作り出す関係や秩序で満ちているように思える世界の根底に，それを呑み込みまた産み出す力を感じることだろう。たとえば，出産の危険性や苦しみ，また血の中からの生命の誕生は，根源的生命の力に対する人間の無力さを知らしめるのに十分である。いのち・生命・魂の根源にある善悪を超越した根源的な力が垣間見えるとき，日常の秩序ある世界は揺り動かされ，そうしたことへの忌避傾向が生じ，秩序を揺り動かすそうした現象を穢れと捉えたとい

える。

　通常の死体は穢れとされたが白骨死体はそうされなかったのは，通常の死体は腐敗し形が崩れ，個別的生命が根源的生命に呑み込まれていく過程が眼前に見えるからであろう。イザナキが愛する妻イザナミを黄泉の国に訪ね，そこで見てはいけないとされたイザナミの腐敗してゆく姿を見て驚くくだりが『古事記』にある。イザナキが見たのは個別的生命の崩れゆく過程であり，根源的生命のもつ暗く恐ろしい様相を暗示するものであった。それを見て，彼はわが身が穢れたと感じたのである。

　もうひとつ『古事記』を援用してみよう。高天原から降臨したニニギノミコトとコノハナノサクヤヒメから生まれた弟のホヲリノミコト（ヤマサチヒコ）は，海神の娘トヨタマビメと結婚する。トヨタマビメは海辺に産屋を作り，そこで出産しようとする。そのとき，トヨタマビメは次のように言う。「凡て他國の人は，産む時に臨れば，本つ國の形をもちて産むなり。故，妾今，本の身をもちて産まむとす。願はくは，妾をな見たまいそ」（倉野憲司校注，岩波文庫 p.77）。しかし，見るなといわれると見たくなるのは世の常であり，イザナキのときと同様に，ホヲリノミコトは出産の場面を覗いてしまう。そこには，苦痛で身をくねらせる大きな鮫の姿があった。彼は驚きそして逃げ出してしまう。ここから読み取れるのは，出産の苦痛の中では，産む母体の本身が顕現するということである。そこには個別的生命の奥にある根源的生命が垣間見られることもあるだろう。

　しかし，このように，いのちの基盤にあるもの，生命を産みだす根源力の出現であるがゆえに，誕生は穢れであるとともに聖なる瞬間でもある。「ムスヒ（産霊）」という生命のもつ産出力が『記紀』において重要な神の力とされていることからも，それは見て取ることができる。ここには穢れと神聖性の両義的関係が現われている。

　たとえば，赤子はわれわれにやって来る，と考えられている。どこからやってくるのだろうか。それはゾーエーと呼ばれるような根源的生命からといえるが，少なくとも日本では，赤子は到来するいのちとして，いわば折口信夫の言うところの「まれびと」，神のような存在としてやって来るといえる[5]。そして，まれびとを儀礼でもって迎えるように，出産も種々の儀式でもって

迎えられ,「七歳までは神のうち」(柳田國男「先祖の話」)とみなされてもいた。まれびとである神と接することで人々は魂の高揚を感じたように、赤子と接することで家族にかぎらず多くの人が生きる喜びを感じるのである。

Ⅳ.「産」が生命倫理に語ること

(1) 中絶と代理母

以上のような妊娠・出産の捉えかたは、中絶や代理母の問題を考える上で示唆を与える。

まずは、中絶問題についてしばしば言及されるJ. J. トムソンの議論を簡単に見てみよう。

主人公は、ある日目覚めたら見知らぬ部屋で世界的に有名なヴァイオリニストと身体がつながれていた。ヴァイオリニストは致命的な腎臓病で、熱狂的ファンが彼の命を救うためにこのようなことをしたのであった。9ヵ月接続すればヴァイオリニストは自力で生きていけるとその部屋に呼ばれた医師がいう。トムソンによれば、この人は成人であるヴァイオリニストのために自らの身体を接合されたままにしておく義務はない。ゆえに、なおさら成人以前の胎児の生命を救う義務もない。ここから中絶への肯定が帰結する。

素朴に考えると、この状況は通常の妊娠というよりも強制的代理母とでもいえるケースであるが、理由も知らずにある日突然に妊娠していることからすると、それとも違っている。何とも奇妙な比喩である。

そうした疑問はさておくとしても、「産」について上で考察してきたことと関連させると、この比喩では重要な点が無視されている。たしかに、見知らぬ人と身体がつながれているという比喩でもって、胎児の他者性は表現されている。しかし、その他者が自分とはまったく別個に存在している他者である点が問題である。この比喩では、実際の妊娠におけるように、みずからの生命から別の生命が分枝・分離してくるという神秘的出来事の体験がまったく無視されているのである。

他の中絶肯定の議論の中には、胎児は自分の一部であり所有物のようなものであるから、中絶の権利は自己決定権に含まれるというのがある。トムソ

ンの議論が胎児を他者と同様とみなすのに対して，こちらは胎児を自己の一部とみなす。本章では，母親の個別的生命の根底にあるゾーエー・根源的生命から，自己とは異なるビオス・個別的生命が個体化，差異化することとして産を捉えてきた。この立場によれば，胎児は単なる他者でもなければ自己の一部でもない存在である。

次に代理母にかんして考えてみよう。代理母の賛否についてはこれまで多くの主張がなされてきた。賛成派は生殖に関する自己決定権（プライバシー権）を中心にしている。そして，代理母による出産のリスクは通常の出産と変わりがないことも賛成の論拠とされてきた。

他方，批判的立場からは，女性の身体（子宮）を道具化している，妊娠におけるリスクを他者に負わせている，家族関係の混乱や子供の心理への悪影響を招く，代理母が出産した子を手放したくなったらどうするのか，商業利用の危険性がつきまとう，また，子どもが欲しければ養子制度を利用すべき等の主張が述べられてきた。

ここで，代理母と一口に言っても，子宮のみを借りて精子と卵子は夫婦のもの，他人の精子を使う形態，他人の卵子を使う形態，精子も卵子も他人のものを使う，といったように種々のタイプがあり，一括して是非を論じられるかという疑問がある。

それはひとまず置くとして，本章との関連では，上述した妊娠出産のもつ意味から多少のことは主張可能である。というのは，たとえ遺伝的に血のつながった子供をもつことができても，根源的生命の流れからひとつの生命が分化し，やがて生命個体へと成長する神秘的体験を母親がもつことができないからである。これでは，コウノトリが運んできた子どもを頂くような感じであろう。「自分のおなかを痛めた子」というのは，妊娠出産の身体的苦痛だけでなく，根源的生命からの個別的生命の分枝という畏敬すべきまた尊い経験をも指している。

（2）「生命」概念の多義性

上述のように，根源的生命からの新たな個別的生命の分枝としての「産」は，中絶や代理母の議論に，些細かもしれないが，従来とは別の観点を与え

るものである。さらに，そうした根源的生命と個別的生命の関係の考察は，生命倫理について重要な示唆を与えると考えられる。それは「生命」概念の多義性，そして生命の尊厳や神聖性の根拠に関わることである。

　生命倫理（学）は「バイオエシックス（bioethics）」の日本語訳であり，「バイオ」はギリシャ語で「生・生命・人生」を表す「ビオス(bios)」を語源としており，「エシックス」も「倫理（学）」を表すギリシャ語由来であることはよく知られている。そして，生命倫理の扱う対象は，主として，生命科学研究や医療現場において生じる倫理的諸問題である。

　しかし，これまで見てきたように，「ビオス」と「ゾーエー」は異なる生命概念としてあった。ビオスはゾーエーから分枝した生命であり，それぞれの生と死を経験する個別的生命であった。現代の用法にかんしても，「生命」は，生物学で対象とされるものと，「人の命」として日常的に言及されるものでは意味が異なっている。さらに，最近は「いのち」というひらがな表現もしばしば見かけられる。それでは，生命倫理（学）で問題とされる「生命」とはいかなる意味での生命だろうか。この問いは生命倫理にとって基本的な問いであるにもかかわらず，これまで議論が十分になされてきたとは思えない[6]。さらに，生命，とくに人間の生命が有する価値の根拠はどこに存するのだろうか。これらの問いに対して，前節までに見てきた根源的生命と個別的生命のダイナミズムを中心にして考えてみたい。

　それらを考察する上で，まず以下の2つの区別に着目してみよう。

（A）個別的生命とその根底にある生命
（B）人間の個別的生命とそれ以外の種の個別的生命

　（A）の区別は，個別的生命とその生と死を貫いて根底にあり存続していく生命というイメージで捉えられるものである。この根底にある生命とはダーウィンの進化論でいうところの種として捉えることもできるし，遺伝的機構に注目することもできる。また，ここでの区別は，前節までで言及してきた「ビオス」と「ゾーエー」の区別とだいたい重なっている。だいたいと言ったのは，「ビオス」はもともと人間あるいはせいぜい動物の個別的生命・生

を指していて植物の生は含まれていないからである（これについては注1を参照）。ただし本節では主として人間の生命を扱うため、「ビオス」と「ゾーエー」の区別は有効である。

（B）の区別が重要であることは、生命倫理において中絶や安楽死への批判的立場の人々が「生命の神聖性（Sanctity of Life, SOL）」にしばしば訴えるとき、そこでは動植物の生命ではなく人間の生命が問題になっていることからもわかる。神聖で不可侵で破壊してはいけないのは動植物の生命ではなく人間の生命なのである。また、ビーチャム＆チルドレスの『生命医学倫理の諸原理』における四原理（自律尊重・無危害・善行・正義）が前提しているのも、ほかならぬ人間の生命である。

（A）、（B）の区別から単純に計算すると4種の生命概念が出てくる。(a)人間の個別的生命、(b)その根底にある生命、(c)人間以外の種の個別的生命、(d)その根底にある生命、がそれである。ここで、人間以外の種の個別的生命は、動物倫理や環境倫理の一部を含む広義の生命倫理は別として、少なくとも現在の狭義の生命倫理の問題圏内にはほとんど登場しないので、本節での考察から省くことができるだろう。

さらに、根底にある生命も人間とそれ以外の種で同じであると考えることができるので、ひとまとめにできる。しかし、根底にある生命は、進化論における種として、また遺伝機構を担うDNAとして捉えられる場合と、宗教や形而上学において、あるいは生命そのものとして直感的に捉えられる場合では意味が大きく異なる。それゆえ、(b)と(d)は区別できないにしても、根底にあるとされるその同じ生命の捉え方として、大きく異なる2つの視点があることは銘記すべきである。

以上から、生命倫理の問題を考察する上で重要な生命概念を以下の3種類に分類することができる。①は上述の(b)と(d)を生物学的視点から捉えたものであり、③はそれを宗教や形而上学等の視点で捉えたものである。②は上で(a)人間の個別的生命としたものである。

① 生物学的生命

これは、DNAの機構や他の生理学的化学的機構として捉えられた生命で

あり，生命科学の対象である。個別的生命ではなく，むしろ，そうした個々の生命を存立させている機構に関わっており，生物一般にあるいは種に共通なものである。進化論的に捉えられる種の概念もここに含めることができる。

② 人間の個別的生命

人間の生命に特化された個別的生命である。通常はその中でも，判断能力を持ち，権利と尊厳を有する人格的存在が中核とされる。生命倫理の中でも特に「医療倫理」，「臨床倫理」などでは，患者の権利，自律，尊厳が重視されており，人格的存在としての個別的生命が中心である。生命科学研究にかんする倫理も，「人格の萌芽の尊重」や「個別的人間の権利の尊重」，「プライバシーの尊重」等，たいていは人間の個別的生命と関係する場合に問題とされる。

③ 根源的生命

個別的生命の根底・根源にある生命であるが，生物学的視点ではなく，宗教や形而上学，あるいは生命そのものへの直感という視点で捉えられた生命そのものであり，いわば霊的存在としての生命である。「いのち」，「魂」としての生命ともいえる。ただし，「いのち」，「魂」という表現を使っているが，ここでは生命の個別性ではなく普遍性，根源性に関わっている。根源的生命を重視する立場では，程度はあるが生物一般に霊性の存在を認める場合が多い。さらには，生態系や自然にもいのちの存在を認めることもある。

前節までに用いてきた概念と関係づけると，②が「ビオス」に当たり，①と③が「ゾーエー」に近い。「ゾーエー」を2種類に分けた理由は，ゾーエーを①のレベルで探究することによって見失われた「いのち」の根源的活動性・神聖性に着目したいからである。

これまでの叙述から明らかなように，生命倫理（学）の中核にあるのは②人間の個別的生命である。①生物学的生命は，ヒト胚やヒト受精卵を扱うとか，プライバシーに関係するとか，ヒトの種的同一性に影響するといった，何らかの仕方で人間の個別的生命に関わる場合に生命倫理で問題とされてくる。③根源的生命は，とりわけ，人間の生命の尊厳や神聖性を主張する場合に参照されると考えられる。

(3) 生命という価値

　人間の生命は不可侵で神聖であるとしばしばいわれる。『創世記』での「神が自らの姿に似せて人間を創造した」といった特定の宗教的立場からそのことを根拠づける議論がある[7]。また，人間の生命の神聖性を，とくに人間において顕著な能力によって説明する議論がある。すなわち，人間を特別視する能力として，走力，飛翔能力，泳力，潜水能力，戦闘能力，視力，聴力といったものではなく，自己意識や言語使用能力，計算能力，記憶力，判断能力等，他の種の生物と比較して，とくに人間において優れている能力が考えられる。これは，特別に価値ある存在としての人間をいわゆる「人格（person）」と捉えることでもある。まだ自己意識をもつに至らないヒト胚，胎児，新生児，また回復不可能な仕方で自己意識を失った状態の人も，神聖性を有する人間であるかぎり，この立場から，その生命が尊厳，神聖性を有することの理由づけが必要となる。周知のように，多くの議論では，それらの存在については，潜在的人格であるとか，過去に人格であった経歴を有するといったことで説明される。この方向の議論は，人間の生命の尊厳や神聖性を人格の有する自己意識や言語能力等でもって基礎づけるものであるが，人間よりも人格に重心が置かれると，ヒト胚，（とくに初期の）胎児等に神聖性や尊厳を認めない立場となる。これは生命倫理では「パーソン論」などと呼ばれる議論であるが，いわゆる「生命の神聖性（SOL）」とは異なる立場とされている。

　さらには，自然権や人権，あるいは人間の尊厳といった概念を用いて根拠づける議論も可能であろう。本節では，上に挙げた三種の生命概念との関連で，人間の生命の有する尊厳や神聖性について考えてみたい。これは超越的人格的存在者による人間の創造の仕方や，人間に特有の能力や傾向性に依拠する議論ではなく，あらゆる生命の根底にある根源的生命から分枝する個別的生命として人間を捉えることにもとづくものである。

　このような議論では，まずはじめに，根源的生命はそれ自身で価値を有するかが問題となる。個体としての生物は，食糧として，医薬品の材料として，種々の資源として，またペットとして等々，人間にとってさまざまな仕方で価値を有しているし，他の個別的生命にとっての価値も有している。しかし，

上に挙げた①生物学的生命については，それが価値を有するとは通常いわない。同様に，③根源的生命も価値を有しないという主張にも一理ある。日常用語としての「価値」とは通常，価値づけ（価値付与）をする主体にとって所有や獲得する値打ちのあることとされる。そうであれば，個別的生命と異なり，所有も獲得もできない生物学的生命や根源的生命は価値をもたないと考えられる。それはいわば善悪無記の存在であり，また，あるものを善と見たり悪と感じたりする，価値と関わる活動とは別の次元にある。そのように言うこともできるだろう[8]。

しかし，生物学的生命と異なる意味で用いられる根源的生命は，森羅万象の活動の根底にある力，働きとしても捉えられている。その意味で根源的生命は特有の価値をもつと考えられる。その価値は，個別的生命が行う判断において，所有や獲得する値打ちのあることとして目指されていたり（たとえば，国体で優勝して名誉を得ること），比較考量（それが無理ならば県大会で優勝して名誉を得ること）を許容したりするような通常の意味での価値とはまったく異なっている。

そのような価値を有する理由とはどのようなものだろうか。「価値」の通常の用法に沿って述べてみよう。根源的生命は，生命の根源であり，あらゆる活動の基盤にある。それは個別的生命が生きるために行うあらゆる行動，価値づけ（すべての個別的生命が価値づけ行動をしているとみなすことが可能である），選択の基盤にある。そうした基盤にあることのゆえに，それ自身が特別の価値を有するといってよいだろう。

たとえば，生きているから友人との会話を楽しめるし美しい景色に感動もできる。生きていることはそれゆえ価値をもつ（逆に，喜びも感動もなく苦痛のみの生は生きるに値しないという考えも理解できる）。生きることは価値付与・価値づけの基盤・前提として価値を有するのである。同様に，価値ある個別的生命の基盤・前提としての根源的生命は価値を有するといえる。

以上のような，個別的生命の価値からその基盤として根源的生命の価値を推論するのとは逆の方向も可能である。つまり，根源的生命から個別的生命が生じるという視点に立つと，根源的生命のもつ価値は，個別的生命のもつ価値の源泉とみなすことができる。これは，根源的生命が価値を有するから

個別的生命も価値を有するという逆の順序の推論である。あらゆる個別的生命は根源的生命にもとづくゆえに，人間を含むすべての個別的生命も価値あるもの，神聖なものとなるだろう。すなわち，すべての個別的生命は根源的生命の尊厳，神聖性を「分有」するものとして尊厳，神聖性を有している。こうした議論では，人間だけでなくあらゆる個別的生命が尊厳，神聖性を有することになる。それは，個別的生命が有する道具的価値とは別の次元にある価値であり，生きとし生けるものは尊いという直感の根底にあるものである。

それでは，とくにその中で人間の生命が最も神聖であるとされるのはどうしてだろうか。

生命倫理の議論にしばしば登場するいわゆる「生命の神聖性（SOL）」についていえば，前述のように，人間は超越的存在者の似像であるからという理由がしばしば提示される。

しかし，本章のような根源的生命とそこから分枝する生命という観点からは，人間の生命が特に価値あるものとされることの根拠として，それとは異なる議論が可能である。それは，根源的生命の特徴が人間においてもっとも顕現していることから説明するものである。

その議論の筋道を考えてみよう。

根源的生命は個別的生命の行うあらゆる活動の基盤であるとともに，そうした個別的生命を産み出す働き，力でもある。「ゾーエー」が自己破壊と自己再生を繰り返すディオニューソス神を予想させるように，根源的生命は静的な生命ではなく，秩序形成を求める万物を生む根源であり，逆に生あるものを破壊する原動力でもあり，すべての死すべきものが還る場所でもある。こうした生命を根底にして個別的生命は生と死の間のつかの間の生を送る。

これと同様に，人間の生とは本来，不安定な地盤の上に緊張感をもって仮初めの秩序を築くようなものである。それはひと時の平和であるが，これが永続するかのように思いがちである。しかし，終末期あるいは妊娠出産時のように，根源的生命と個別的生命との緊張を眼前に見るとき，恐れや不安が出現する。あるいはそれは芸術への衝動となる場合もある。

根源的生命の尊厳，神聖性を人間がもっとも体現しているということは，

崩壊の力に逆らう秩序形成という活動がもっとも顕著に発現する人間において，創造と破壊の原理と秩序形成の原理との緊張関係が最高度に達するということでもある。（それには，人間が根源的生命の尊厳や神聖性を自覚できることも関与している。）

　ここでも，日本の神話が示唆を与えてくれる。和辻哲郎は，日本の神には通常の祀られる側面と同時に，日本に特有のこととして，多くの神々が他の神を祀ってもいることを指摘している（『日本倫理思想史』）。そして，彼によれば，祀ることは神の尊貴性を増すことにつながる。つまり，神格を引き上げることになる。「祀る」とは，私はケアの一種であると考えているが，それはさておき，祀ることで神々の怒りを鎮め平穏無事な世界を維持するという点で，それは秩序形成の機能をもっている。根源的生命は個別的生命の活動力の根源であるが，それ自体としては個別的生命の価値観や善悪とは別の次元にあり，時に荒ぶる力となって示現する。生の根底にあって日常的善悪や価値を超越する力・働きを体現する神の要求に真摯に耳を傾けることで，そうした力，働きを何とか制御しようとする行為が祭祀である。日本においては，神の荒ぶる力を鎮めるための方法を模索した結果として，祭祀の厳しい儀礼が発見されてきた。こうした儀礼にもとづくことで，荒ぶる神々の跋扈する世界への還帰を免れることができると考えられてきた。

　神が神を祀るというのは，根源的生命を色濃く分有した個別的生命（祀る神）が根源的生命（祀られる神）のもつ破壊力に抗して秩序を形成するということである。その事情は，根源的生命と個別的生命が，「ビオスのゾーエー」として，あるいは「ゾーエーのビオス」として相互に連関した関係をもつことと対応する。人間は国土を産みそれを形成する神ほどの力はないにしても，自らの内なる破壊と崩壊の力に抵抗してすぐれた秩序を形成することができる。そこに他の種の個別的生命に対する人間の個別的生命の優位性があるといえる。

　生命倫理ではこれまで，認知能力中心の判断能力論が主流である。それはインフォームド・コンセントに関わる能力が医療の現場できわめて重視されることと連動している。しかし，人格であることには，それとは別の側面も

あるのではないだろうか。記憶力や自己意識は、自らの身体や所有物に対する自己決定能力の基本的要素であるが、それはいわゆる人格同一性（personal identity）の有力な基準であり人格の前提なのである。人格であるためには、記憶や自己意識にもとづく自己決定能力に加えて、秩序形成維持・回復能力が必要であると考えられる。ケアということもこの脈絡で捉えなおすことができる。ケアは苦悩する人を助けることであるが、それは、苦悩という仕方で秩序が揺らいでいる人の秩序回復への援助であり、また、その人と自らの間の秩序の回復なのでもある。

さらにいえば、「自律」ということも、自らの身体や所有する事柄についての自己決定や自己規律以上のことを意味すると考えられる。たとえば、ヨーロッパ中世の自治都市が軍備や外交能力を有していたように、対外交渉能力や紛争解決能力も自律（自治）にとって必要であろう。そして、これは秩序形成・維持能力の一つといえる。

このことと関連させて、「人間の尊厳」についてもひとこと述べてみたい。

人間の尊厳については生命倫理でもすでに多くの議論がなされてきた。それについて私もいくつかの論文や著書で多少言及してきた。ここではそれらと少し異なる視点を提示してみたい。この視点は、私がしばしば経験してきた感覚にもとづいている。

全身がほとんど麻痺しているにもかかわらず、口に筆を加えることで素晴らしい絵を描く人がいる。それにかぎらず、身体に重い障害をもった人がハンディを乗りこえて生きる姿がわれわれを感動させる。その感動とは、たとえばAさんという個人への感動を超えて、人間への感動とでもいえるものである。優秀なスポーツ選手やノーベル賞受賞者には名前で呼んで賞賛することがたいてい相応しいが、口を使って感動的な絵を描く重度の障害者には、その必要を感じないことが多い。少なくとも私はそのようなことを幾度も感じてきた。これは人の名前を覚えるのが苦手な私だけに特有のことではないと思われる。個別的人間であるAさんやBさんの達成したことへの感動というよりも、人間という存在が困難を背負いつつもここまでできるのだという感動がそこにあるからだと思う。

その意味で、そこにはある意味での人間の尊厳や神聖性が現前していると

考えられる。それはなぜかというと，健康，富，名誉，愛，友情といった善きものごと，価値あることにかんして運や偶然に翻弄され，さまざまな人間関係の波にもまれ，また時とともに心ならずも心身が劣化していくという不条理で不安定な中で秩序を築きそれを維持していくという，人間の人間たる営みの原型をそこに見るからである。人間のそうした営みは，根源的生命と個別的生命の緊張を示しているが，個別的生命をも産み出す根源的生命の活動の延長上にあるともいえる。人間はそれを自覚することで，秩序回復や維持への果敢な戦い，また運命の受容や運命愛，他者へのケアという姿勢をとることができる。そして，そうした姿勢をとることには，平穏な日常を送る人々よりもむしろ，障害をもつ人々や重い病に苦しむ人々，不条理な現実に翻弄される人々の方が近い位置にあるといえる[9]。

注

1) 植物は，アリストテレスでは動物と無生物の間の中間領域に位置づけられていた。それら三者は連続しており，無生物でも鉱物の結晶のように成長すると考えられていた。植物が生物に分類されるとともに，鉱物等が無生物として，生物から一線を画されるようになるのは，細胞のあるなしで生物と無生物を分類するいわゆる「細胞説」が19世紀に確立されてからである。鈴木貞美『生命観の探究』（作品社 2007，第二章一）参照。九州大学の岩田圭一氏からのご教示によれば，アリストテレスでは，植物的な魂について「ゾーエー」という表現が用いられており，文脈によっては動植物の生活（様式）を表すのに「ビオス」も用いられている。なお，生命の概念については，次の著作における「生命の形而上学」とでも呼べる構想からも大きな刺激を受けた。船木亨『進化論の5つの謎 —— いかにして人間になるか ——』（ちくまプリマー新書 筑摩書房 2008）
2) 『日本の哲学』第3号 特集「生命」昭和堂 2002 所収。
3) 山本幸司『穢と大祓』（平凡社 1992）を主として参照した。
4) 宮田登『ケガレの民俗史 —— 差別の文化的要因 ——』（人文書院 1996）では，産穢は主として血穢により，それとともに生命力の衰退が関係するとしている。生命力（血気）の衰退の重視は，ケガレを日常性を表現する「ケ」のサブカテゴリーとする立場からのものといえる。
5) 後藤雄太「生の否定に抗して —— 人工妊娠中絶批判のための一試論 ——」『医学哲学 医学倫理』第26号 2008（pp.31-40）には，日本の神のことを意識してかどうかは不明であるが，次のような表現がある。「感覚的に表現すれば，受精卵以降の存在者は 『私たちのもとにやって来る者』『到来する者』である。だからこそ，そのまま出産するにせよ中絶するにせよ，何らかの『応対』を私たち大人は〈迫られる〉ので

ある」(p.33)。また,赤子と神との類似については次の拙著を参照。『生命・環境・ケア —— 日本的生命倫理の可能性 —— 』(九州大学出版会 2008)第2章。

6) Encyclopedia of Bioethics でも,生命概念の曖昧さが指摘されている。また,そこでの論述では,本章での①と②にほぼ対応する生物学的生命と道徳的倫理的生命という区別があることは述べられるが,両者の関係については殆ど語られていない。(S.Franklin, "Life" in *Encyclopedia of Bioethics*, 3rd ed. Macmillan Reference USA. 2004) なお,生命倫理における生命概念について正面から論じた数少ない文献の一つに次がある。庄司俊之「〈生命〉という概念について」(『生命倫理』11号 2000, pp.70-76)。

7) H. アレント『人間の条件』(志水速雄訳 ちくま学芸文庫 1994)の次の箇所は,ユダヤ教との対比から,神の似像として創造されたというだけでは生命の神聖性にとって不十分であることを示している。生命の神聖性にとっては永遠の生命という観念が必要であった。「たしかにキリスト教が生命の神聖さを強調したのはヘブライ人の遺産の本質的部分を受け継いでいたためであって,この点,すでに古代人の態度と著しい対照を示していた。……しかし,ヘブライ人の法典でさえ,生命の維持をユダヤ民族の法体系の柱石とはしなかった。このことを知るためには,十戒が殺人の罪をとりわけ強調することなく,他の多くの罪と同列においていることを思い出すだけでよい。……地上の生命は,永遠の生命の最初の最もみじめな段階であるにすぎないかもしれない。しかしそれは,やはり生命であって,死において終わるこの生命がなければ,永遠の生命もありえない。これが,個体の生命の不死が西洋人の中心的信条になったときにのみ,すなわちキリスト教の勃興によってのみ,地上の生命も人間の最高善になったという明白な事実を説明する理由であろう」(pp.491-492)。近代とともに生命の不死への信仰が失われはしたが,生命には最高善という地位だけが残ることになった。それは,政治的世界の永続性への懐疑,無視という状況下では,種としての生命の重視(社会的生命として,社会化された人間として)という方向に向かったとアレントは述べている。この方向は,アレントによれば,「ユニークで,他のものと取り換えることのできない,そして繰り返しのきかない実体である個人が,その中に現われ,そしてそこから去ってゆく世界」(p.152)が喪失した時代に対応しており,「単なる生命(ゾーエー)と区別された生(ビオス)」(p.152)の存在する余地の減少した時代の方向としてある。

8) R. M. Hare, "Moral Reasoning about the Environment", *Journal of Applied Philosophy*, 1987 では,価値をもつ存在を3種に分類している。(α)あるものが自身の存在することを価値あるとする場合のように,あるものがそれ自身にとって価値をもつ。人間や高等動物はこれに当たる。(β)その存在自身が他の存在にとって価値をもつ。たとえば,存在すること自体が人間にとって価値あるとされる湖や巨大なセコイアなどはこれに当たる。(γ)他の存在にとって道具的価値をもつ。農作物,砂利,人工物がその例である。そしてヘアは,いかなる存在にとっても価値をもつといえないにも拘わらず価値をもつ存在(ω)は矛盾であるという。価値をもつためには,何らかの存在にとって価値があるとされる必要があるという立場であり,環境倫理学でいうところの,生態系等の有するいわゆる固有の価値(inherent value)を(β)と捉え,内在的価値(intrinsic value)は(ω)であり存在し得ないとするものである。

9) 重度の知的障害児をケアする親は，神を祀る人のようであることについては，『生命・環境・ケア』第2章の注12で触れておいた。

第10章 生命という価値と法

稲葉一人

I. はじめに

　重くのしかかる問い，生命・命（いのち）という価値について，法はどのような態度（評価方式）を採っているのか。表題の論文を書くことが決まってから，この問いは，心に，いくら振り払ってもとれない「棘」のように重くのしかかっていた。法は生命にどのような価値を与えているのか，生命を保護の法益として見ているだけで，法は，生命に積極的な価値を認めていないのではないか，しかし，生命を侵害した者を，処罰したり，賠償を命ずる，つまり，生命を法に保護される法益と見ているのであるなら，法は，生命に価値を認めているのではないか，でも，生命そのものを法益としても，生命の価値の積極的な承認には，コミットしていないのではないか，同じ問いを反問・反復する毎日であった。

　しかし，他方こんな不安も浮き上がった。（普通の）法律家はこんな問いをするのであろうかという不安である。法律は，歴史的産物である。あるルールを決めることで，その本質を問わない，つまり，刑法（殺人）199条「人を殺した者は，死刑又は無期若しくは五年以上の懲役に処する」は，明治40年（4月24日法律第45号）に制定されて以来，変更はない。ここでは，生命の価値はあるのかどうかという根元的な問題は問わない。人を殺した者が，人の生命の価値には問題があるという主張を封ずることに，法というルールの意味があるからだ（価値問題の遡及禁止）。しかし，問いを立てなかったということは，その問いが無意味であるということを意味しないであろう。

(1) 個人的な経験

ところが，この論考を仕上げる時期に，父が，術後合併症で，生死をさまようという時期を経験した。命とはなんだろうかと，家族の問題として，また，自分の問題として，深く考えざるを得なかった。時に，症状が悪く良くならない，看病する母が疲れている姿を見ると，もう仕方がないと思う心を，あきらめてはいけない，自分の父であり，父は父，かけがえがない，家族は最後まであきらめてはいけないと，自分をしかりつける毎日が続いた。

そこでも，次のような問題が想起された。定義問題（definition problem）である。

父の生命とは，誰にとっての価値なのか。父にとっての価値なのか，家族にとっての価値なのか。では，父にとっての価値とすると，その価値は誰が判定するのだろうか。父なのか，家族なのか，医師なのか。そして，父だとすると，父は自分の命の価値を判定できるのだろうか。

また，命とは，これはただ生きているということなのか，命を通じて自分が生かされることなのか，命とは，命があることを尊重することと，命が死と境にする場面で，命という価値を採ることで，違いができるのでないかという，一連の問題である。

(2) 個人的な経験 2

また，こんな経験も思い出した。それは，**京都大学大学院医学研究科「生理学」での解剖の実習での経験**であった。生命の終期については，それはいまでも覚えている，**生体としての統合性がないのに，心臓のペースメーカー細胞（洞房結節）がぴくぴく動いていた**のである。その際の考査問題が，「生きていることを生理学的に考察せよ（バックグラウンドに照らし，生理学的なものの見方をする）」であり，次のような私の記述（答案）である。

2 生理学は，生命現象を物質論，エネルギー論，生態情報論を基本原理として説明する，基礎医学全体を示す学問分野である（標準生理学序章）。そこでは，生命を維持するホメオスタシスを扱う。つまり，「生きている」ないし「正常」を扱う。しかし，法は，むしろ「生きている」ことではなく，「死」を，そして「異常」を

扱う。そんな中，私は，この両者の接点に位置する問題である，「生きていることの限界」，すなわち，「脳死」と，生命の誕生について考えたい。

3　生命の終期において，死との限界を引くことは難しい。これは，生きていることの定義と，死の定義が難しいことだけに止まらない。死により，人は，生きている人に当てはめられる各種のルールから疎外されることを意味し，それは文化の影響を強く受ける問題であるからである。しかし，法（法律家）はそこに線引きをすることを迫られる。線引き問題は，魂の実在といった存在論的な説明ではなく，目的に応じて複数の線を引く，操作的な作業である。その操作には，生理学の考えも当然入ってくる。

デモでこんなことがあった。カエルの活動電位・心電図を測り，ほぼ生体は解体・解剖されながら，なお，活動電位・心電図は微弱ながら残存していたこと，ウサギによる吸入ガス組成と呼吸運動の変化，迷走神経の切断刺激による運動の変化を見た後，CO_2の麻酔作用を用いて安楽死させたのに，なお心電図は微弱ながら残存していたこと，また，両デモでも，なお心臓のペースメーカー細胞（洞房結節）が自動性を有していたこと（腸管自動能のペースメーカー細胞としてカハール細胞も注目されている）は，生体の死（つまり生きていること）はどのレベルで考えるのかという問題を思い起こさせる出来事であった。生理学的に，膜の電気的興奮性による電位変化を生きていることとすれば，死は限りなく遠くなる。

同様のことは人間でも起こるのであろう。これまで社会は，3徴候を社会的死の判断基準として受け入れてきた。心臓の鼓動の停止も3徴候の一つである。そうすると，前記のような，なお活動電位・心電図が残存する生体の状態をどのように評価すべきなのか（生理学的にも「生きている」といえるのか），また，心臓のペースメーカー細胞が肉眼でも動く姿が見られても，心臓は機能を停止したと言ってよいのかという素朴な疑問が生ずる。

臓器の移植に関する法（平成9年法104）は，心臓には触れず，「脳死した者の身体」とは，「脳幹を含む全脳の機能が不可逆的に停止するに至ったと判定されたものの身体」（6条2項）とし，同法施行規則はそのための判定基準を示す（2条）。なお，施行規則は，「自発運動」があった場合を除く（2条2項本文）ので，ペースメーカー細胞のいわば自発的・自動的運動は，「自発運動」に該当しないかが問題となるが，これを論じた文献はない。常識的に心臓の一部の自動運動は無視するということであろうか。そうなると，細胞レベルではもちろん，その上位の細胞塊レベル（組織の一部）でも生理学的な生命活動を行っていても，法は，脳死と判断することには妨げにならないという趣旨であるのか。

4　生命の誕生は，受精に始まるとされているため，受精後の胚の倫理的・法的地位については，最近問題がある。しかし，それ以前の精子（卵子は生体への侵襲度が高く問題だが）の倫理的・法的地位についてあまり問題にされていない。既に精子は，細胞としては一人前である（生理学的には生きている）。細胞は，一揃えのゲノムを有しており，その上の遺伝子を様々な異なった条件で働かせる編集や調整を行っている，つまり，ある種の制御を行っているのである。

　生命の終期と同様，始期においてもこのような社会（法）の見方と，生理学の見方には，食い違いが生ずる。生理学の各講義・実験を受けながら，細胞レベルでの数々の，文字通り人知を超えたシステム（脳の電気的興奮性による電位変化機構等）を学び見て，通常言われる「生命の誕生，終期」と，生理学にいう，「生きていることの始まりと終わり」が異なることを理解した。しかし，生命が，「人」の生・死であると同時に，「ヒト」の生・死である以上，生理学的な理解は不可欠である。このような理解なしに，社会的意味における「死」を論ずる資格はないと考えるべきであろうし，ここにおいて，単なる神聖化ではない，生きていることへの畏敬が生ずるのである。

　ヒトの個体は，多くの細胞，組織，系，器官により構成され，生理学は，細胞レベルでのミクロの分析と，ホメオスタシスという個体全体の統合を対象としている。したがって，このどちらを重視するかによっても前記の問題へのアプローチが異なるだろう。

　法律学を学ぶ上でも，生理学を学ぶことは大切である。今後も学び続けていきたい。

（3）　個人的な経験

　また，こんな経験も思い出した。1990年代に綾瀬を中心とした女子高校生コンクリート詰め殺人事件である。東京地方裁判所で関わった判決である。生命の価値，それを奪ったものへの刑である。

　事実をかいつまんでいえば，数名の少年（A～D）が，他の少年も含めて，昭和63年から平成元年にかけて，女子高校生Eさんを約41日間にわたりCの自宅2階の居室に監禁し，レイプ行為や苛烈な暴行を繰り返し（監禁，傷害），被害者に執拗な暴行を加え殺し（殺人），死体の処理に困り，遺体をドラム缶に入れてコンクリート詰めにして東京都江東区の埋め立て地に遺棄した（死体遺棄）等である（事実は悲惨で，ここではあえて記載しない）。被

告人らは，本件各犯行当時，Aは18歳，Bは17歳，Cは15〜16歳，Dは16〜17歳で，いずれも少年であった。

一審（東京地裁）を控訴審（東京高裁）は，量刑が軽すぎるとして，（Bについては維持）破棄して判決を言い渡した。

一審と控訴審の量刑は以下のとおりである（一審の判決が適切で，控訴審が間違っているといっているのではなく，同じ事実を見ながら，なぜ評価が分かれたか（生命の価値の観点から）を考える素材として提供している）。

	A (18)	B (17)	C (15〜16)	D (16〜17)
一　審	17年	5〜10年	4〜6年	3〜4年
控訴審	20年	5〜10年	5〜9年	5〜7年

控訴審の，「生命という価値」を考えるに際しての判示は，次のようなものである。

1　E関係の犯行の情状について

　Eに対する猥褻目的略取，監禁，強姦，殺人，死体遺棄の事犯の内容は，先に四において見たとおりで，Eの監禁中，被告人らによりなされた輪姦の犯行や，Eに対する暴行，凌辱の数々の所為は，常軌を逸した異常，残忍，凶悪なもので，徹底的にEを辱めて打ち興ずるなど，そこには人間性のかけらも見られない。更に，E殺害当日の犯行は，被告人らの度重なる暴行により，すでに，顔面は腫れ上がって変形し，火傷は多数箇所にわたって膿み爛れるなどし，食物もほとんど与えられないまま，衰弱しきって終日ただ横臥しているのみの状態にあったEに対し，Aを中心に，あたかも，Aらが互いに，その残忍，凶悪さを競い合うかのように，約2時間にわたり，執拗かつ強度の凄まじい暴行を加え続け，未必の殺意をもってEを殺害したもので，その凄惨な犯行状況には，慄然とした思いを抱かずにはいられない。そして，Eが死亡するや，犯行発覚を免れるため，その死体をコンクリート詰めにするという異常な方法で空地に投棄するなど（ただし，Dは，右死体遺棄の犯行には関与していない。），<u>Aらの本件一連の犯行には，Eの人間としての尊厳に対する一片の配慮をも窺うことができない。</u>

2　Eの遺族の被害感情等について

　Eの母は，悲嘆の余り，病に倒れ，今日においても，なお神経科に通院加療を続けている状況である。手塩にかけて育て上げてきた一人娘を卒然として手許から取

り上げられ，不安焦燥に居たたまれない長い日々を送らされた挙句，無惨にもEを殺害されるに至った両親ら遺族の被害感情は，極めて厳しく，被告人らに対し，激しく厳罰を求めており，Eの父は，当審証言においても，Aらに対する原判決の科刑は余りにも軽過ぎるとして，強い不信と不満の情を切々と吐露している。

　Eは，被害当時，卒業を間近にした高校3年生で，すでに就職も内定し，将来への夢をふくらませていたものであるが，本件について，何らの落ち度もなく，たまたまアルバイト先からの帰宅途中，Aに目をつけられたことから，事件に巻き込まれ，被告人らから長期間監禁され，堪え難い数々の暴行，凌辱を受け，遂に，凶悪，無残な犯行の犠牲になり，春秋に富む若い生命を絶たれたもので，まことに，あわれというほかなく，E自身の無念さはもとより，両親ら遺族の心情は察するに余りがあり，その被害感情の厳しさは十分に理解することができる。

3　本件の社会的影響について

　本件が，不良仲間の少年らによって犯された，女子高校生に対する猥褻目的略取，監禁，強姦，殺人，死体遺棄等の事件で，大都会の住宅密集地の少年の居室内に長期間にわたって被害者を監禁し，暴行，凌辱をほしいままにした挙句に殺害したという，犯行態様において，凄惨，残忍を極め，そのうえ，死体をコンクリート詰めにして投棄するなど，常軌を逸した異常かつ重大な事犯であったことから，世人の大きな注目と関心を集め，これが一般社会に与えた衝撃は極めて深刻で，その影響も甚大であり，本件量刑に当たっては，この点についても十分な配慮を要するものといわなければならない。

4　結論　原判決の被告人らに対する量刑の当否について検討する。先に詳述（省略）したEに対する一連の犯行の常軌を逸した悪質・重大性，各被告人の果たした役割，加害行為の態様，結果の重大性，遺族の被害感情，社会的影響の大きさ，その他記録に表れた一切の状況，A，Cについては，それぞれその関与した犯行の犯情の悪質性，その他の諸般の事情を総合して考えると，被告人らのために斟酌できるすべての情状を十分考慮してみても，Aを懲役17年に，Cを懲役4年以上6年以下に，Dを懲役3年以上4年以下に処した原判決の量刑は，著しく軽過ぎて不当である。

　しかし，遺族の被害感情が峻厳であれば，なぜ同じ一人の生命を奪ったのに，刑が重くなるのだろう（それは，被告人にすれば，運が悪かったのであろうか）。なぜ，社会的影響が大きければ，同じ一人の生命を奪ったのに，刑が重くなるのだろうか（社会的影響が，新聞等のマスコミの関心に左右さ

れるのは、えてして偶然のことであるのに)。

II. 法の考え方

　法律学（ないし法律家）は、抽象的に論ずるのは不得意である。しかも、法律学は、主として契約関係や特殊事例（つまり信頼関係が破綻した、特殊不法状況）を扱うため、日常生活事象に所属する、生きていること（生命が守られている限りにおいて）と法との関係は、実は無縁である。しかし、他方、生きていくことを巡って逸脱行為や紛争が生じた場合は、法律学（家）がしゃしゃり出てくる。したがって、生きる、命、生命ということと法を考えるにあたっては、法ないし法に該当する、「具体的」な「特殊（侵害）」事例から見て、生命に肉薄するという手法しか採ることができない。いわば、内側からでなく、外側からアクセスする方法である。

　そこで、体系的とは言えないが、いくつかの問題を検討するなかで、いわば、外堀を埋めるような形で、論旨を進めて行きたい。

　その際の基本的視点は、生命・命を侵害した場合、民事裁判では**生命の値段（金銭的評価）つまり、賠償の支払い**が、刑事裁判では**命を奪った者への刑の量定が問題**となる。命を危険にさらした場合でも、その命への危険を惹起した者を処罰することがある（未遂罪）。

　この二大法的解決方法を基本的視点として、分析をしていくこととする。

III. 生命・命が侵害されたとき ── 民事・損害賠償 ──

(1) 生命の値段

　民事－損害賠償という制度は、生命の価値をどのように反映・評価しているのか。

　損害の判断は、次のような3つの損害の和である。積極損害とは、その事故を契機に（積極的に）支出せざるを得なかった費用をいい、葬儀費用や墓碑建立費がこれにあたる。消極損害とは、事故で（死亡した場合）死亡しなかったとし、平均余命まで生活すると、どれぐらいの利益を得るのを妨げら

れたか，つまり，逸失利益を指す。慰謝料とは，精神的な損害で，認容額（損害賠償として支払いが命じられる額）は，通常この3つによって構成されている。

それぞれをどのように計算するか，つまり，損害賠償の額を定める民事裁判の基準は，交通事故の処理を巡って発達した。ここでは，定評のある「民事交通事故訴訟　損害賠償額算定基準」（2008　東京三弁護士会交通事故処理委員会・(財)日弁連交通事故相談センター東京支部共編，いわゆる「赤本」）に基づいて，示すことにする（医療事故であっても，他の事故であっても，ほぼ同様の基準が使われている）。

葬祭費

「葬儀費用」は原則として150万円。但し，これを下回る場合は，実際に支出した額。

逸失利益

死亡による逸失利益＝収入額－（1－生活費控除率）×中間利息控除係数

有職者：原則として，事故前の収入額を基礎として算出される。実際の収入額が賃金センサスの平均額以下の場合は，平均賃金が得られる蓋然性があるときは賃金センサスの額になる。また，概ね30歳未満の若者の場合は，原則として，全年齢平均給与額で計算される。退職金がある場合，事故死亡時に貰った退職金と，定年まで働いたらもらえるであろう退職金との差額があれば，逸失利益となる。

事業所得者：確定申告時の申告額を基礎として算定される。実収入の方が多い場合は，帳簿等で立証されれば実収入額が認められる。家族だけの自営業者等の場合は，寄与率で算定される。

家事従事者：主婦の場合は，「賃金センサス第1巻第1表の産業計，企業規模計，学歴計，女子労働者の全年齢平均賃金額」を基礎にして算出される。有職者の主婦の場合は，実収入が賃金センサス以上のときは実収入が，賃金センサス以下の場合は賃金センサスの金額になる。

無職者：学生，生徒，幼児の場合は，全年齢（男女別）平均給与額で算出される。

生活費控除率：①一家支柱の場合：被扶養者1人の場合40％・被扶養者2人以上の場合　30％，②女子（主婦，独身，幼児を含む）30％，③男子（独身，幼児を含

む）50％
就業可能年数：原則として，死亡時から67歳まで。高齢者については，余命年数の2分の1になる。幼児，未成年者は18歳〜67歳の49年間になり，大学卒業者は大学卒業時からになる。

慰謝料

一家の支柱：2,800万円
母親，配偶者：2,400万円
その他：2,000〜2,200万円
本基準は具体的な斟酌事由により，増減されるべきで，一応の目安を示したものである。
 (1) 「その他」とは独身の男女，子供，幼児等をいう。
 (2) 本基準は死亡慰謝料の総額であり，民法711条所定の者（被害者の父母，配偶者及び子）とそれに準ずる者の分も含まれている。
 (3) 死亡慰謝料の配分については，遺族間の内部の事情を斟酌して決められるが，ここでは基準化しない。

　このようにして，法は生命が侵害された場合に，金銭で評価してそれを担保している。しかし，その金額がいかにして決められているかを見ると，これは生命の価値を積極的に定義し，これを評価して決められたものではなく，いわば，できるだけ平等に，かつ，画一的で，経験的な計算方法を使って決められているものであることがわかる。

（2） 生命利益の範囲

　ここでは，どのような生命利益が損害賠償の対象となるのかという意味で，生命利益の範囲に関する「**生存可能性と損害 —— 最高裁判所平成12年9月22日判決**」を見てみる。

事実関係の概要

　1　平成元年7月8日午前4時30分ころ，Aは，突然の背部痛で目を覚まし，庭

に出たところ，しばらくして軽快した。その後，妻Bの強い勧めもあって，Aは，子Cと共に自動車でD病院に向かった。自宅から上告人病院までは車で6，7分くらいの距離であり，当初A自身が運転していたが，途中で背部痛が再発し，Cが運転を替わった。

2　午前5時35分ころ，Aは病院の夜間救急外来の受付を済ませ，その後間もなくして，外来診察室において，D医師の診察が開始された。

3　Aの主訴は，上背部（中央部分）痛及び心か部痛であった。触診所見では心か部に圧痛が認められたものの，聴診所見では，特に心雑音，不整脈等の異常は認められなかった。Aは，D医師に対し，7，8年前にも同様の痛みがあり，そのときは尿管結石であった旨伝えた。D医師は，Aの痛みから考えて，尿管結石については否定的であったが，念のため尿検査を実施した。その結果，潜血の存在が否定されたので，その時点でD医師は，症状の発現，その部位及び経過等から第一次的に急性すい炎，第二次的に狭心症を疑った。

4　次にD医師は，看護婦に鎮痛剤を筋肉内注射させ，さらに，Aを外来診察室の向かいの部屋に移動させた上で，看護婦に急性すい炎に対する薬を加えた点滴を静注させた。なお，診察開始からAが点滴のために診察室を出るまでの時間は10分くらいであった。

5　点滴のための部屋に移ってから5分くらい後，Aは，点滴中突然「痛い，痛い」と言い，顔をしかめながら身体をよじらせ，ビクッと大きくけいれんした後，すぐにいびきをかき，深い眠りについているような状態となった。Cの知らせで向かいの外来診察室からD医師が駆けつけ，呼びかけをした。しかし，ほどなく，呼吸が停止し，D医師がAの手首の脈をとったところ，触知可能ではあったが，極めて微弱であった。そこで，D医師は体外心マッサージ等を始めるとともに，午前6時ころ，Aを2階の集中治療室に搬入し，駆けつけた他の医師も加わって各種のそ生術を試みたが，午前7時45分ころ，Aの死亡が確認された。

6　Aは，自宅において狭心症発作に見舞われ，病院への往路で自動車運転中に再度の発作に見舞われ，心筋こうそくに移行していったものであって，診察当時，心筋こうそくは相当に増悪した状態にあり，点滴中に致死的不整脈を生じ，容体の急変を迎えるに至ったもので，その死因は，不安定型狭心症から切迫性急性心筋こうそくに至り，心不全を来したことにある。

7　背部痛，心か部痛の自覚症状のある患者に対する医療行為について，本件診療当時の医療水準に照らすと，医師としては，まず，緊急を要する胸部疾患を鑑別するために，問診によって既往症等を聞き出すとともに，血圧，脈拍，体温等の測定

を行い，その結果や聴診，触診等によって狭心症，心筋こうそく等が疑われた場合には，ニトログリセリンの舌下投与を行いつつ，心電図検査を行って疾患の鑑別及び不整脈の監視を行い，心電図等から心筋こうそくの確定診断がついた場合には，静脈留置針による血管確保，酸素吸入その他の治療行為を開始し，また，致死的不整脈又はその前兆が現れた場合には，リドカイン等の抗不整脈剤を投与すべきであった。しかるに，D医師は，Aを診察するに当たり，触診及び聴診を行っただけで，胸部疾患の既往症を聞き出したり，血圧，脈拍，体温等の測定や心電図検査を行うこともせず，狭心症の疑いを持ちながらニトログリセリンの舌下投与もしていないなど，胸部疾患の可能性のある患者に対する初期治療として行うべき基本的義務を果たしていなかった。

8 D医師がAに対して適切な医療を行った場合には，Aを救命し得たであろう高度の蓋然性までは認めることはできないが，これを救命できた可能性はあった。

判旨

　原審は，D医師が，医療水準にかなった医療を行うべき義務を怠ったことにより，Aが，適切な医療を受ける機会を不当に奪われ，精神的苦痛を被ったものであり，同医師の使用者たる上告人は，民法715条に基づき，右苦痛に対する慰謝料として200万円を支払うべきものとした。論旨は，原審の右判断を不服とするものである。

　本件のように，疾病のため死亡した患者の診療に当たった医師の医療行為が，その過失により，当時の医療水準にかなったものでなかった場合において，右医療行為と患者の死亡との間の因果関係の存在は証明されないけれども，医療水準にかなった医療が行われていたならば患者がその死亡の時点においてなお生存していた相当程度の可能性の存在が証明されるときは，医師は，患者に対し，不法行為による損害を賠償する責任を負うものと解するのが相当である。けだし，生命を維持することは人にとって最も基本的な利益であって，右の可能性は法によって保護されるべき利益であり，医師が過失により医療水準にかなった医療を行わないことによって患者の法益が侵害されたものということができるからである。原審は，以上と同旨の法解釈に基づいて，D医師の不法行為の成立を認めた上，その不法行為によってAが受けた精神的苦痛に対し同医師の使用者たる上告人に慰謝料支払の義務があるとしたものであって，この原審の判断は正当として是認することができる。原判決に所論の違法はなく，論旨は採用することができない。

この事例では、医師Dの初期治療に落ち度があったが、争点は、救急外来に到着していた段階では、既に心筋こうそくに移行し、診察当時、心筋こうそくは増悪した状態にあった患者に、たとえ医療水準に沿った適切な治療を施していたとしても、患者の救命は難しいという状況にありながら、適切な治療をしなかったことで、危殆化した生命への利益をどう評価するか（法的には因果関係の問題）という点に絞られた。これまで、学説は、不適切な医療行為があっても因果関係が認められない場合には、適切な医療を受ける期待権の侵害を受けた等の理論構成をして、慰謝料相当額を認容する工夫（期待権の受け皿的効果）をし、また、下級審も、同様な判断を示すものがあった。本判決は、「救命」（死の結果を避けること）との因果関係を考える前に、「医療水準にかなった医療が行われていたならば患者がその死亡の時点においてなお生存していた相当程度の可能性」をもって、「法によって保護されるべき利益であ」ると指摘し、本事例では、「約20％の救命の可能性」をして、この利益に当たるとした。つまり、これまでは、（時点を問わない）「死一般」を損害と考えて因果関係を考えていたが、「患者が死亡の時点においてなお生存していたであろうと是認し得る高度の蓋然性」（最判平成7年4月25日）として緩和したのを、更に、「死亡の時点においてなお生存していた相当程度の可能性」に変換して、証明度を大幅に軽減した。つまり、<u>生命の利益の範囲を、「（必ず死に至るときでも）死亡の時点において生存していた」まで広げた</u>と評価できるのである。

（3） 生命の主体

民法は、生命の主体を、権利能力（いわゆる competence）という概念で規定する。それを民法は「私権の享有は、出生に始まる」（3条）と表現する。しかし、胎児は、この例外（出生していないが、保護の対象とする）（民法721条等）。その際に参考となるのが、次の「**胎児も親族──平成18年3月28日 最高裁第3小法廷判決**」である。

事実関係の概要

　X1は，X2の父であり，X3は，X2の母である（以上，被上告人ら）。平成11年1月5日午前10時ころ，X3の運転する自動車（被害車両）が，交通整理の行われていない交差点において，Aの運転する自動車（加害車両）と衝突する事故（本件事故）が発生した。本件事故は，Aの加害車両の運転における過失に起因するものである。本件事故当時，X3は，妊娠34週目であったが，本件事故後運ばれた病院で緊急帝王切開手術を受けて，同日午後0時58分，X2を出産した。X2は，重度仮死状態で出生し，「低酸素性脳症，てんかん」の傷害を負い，病院に入院して治療を受けた。平成12年12月5日，X2の症状が固定し，重度の精神運動発達遅滞（痙性四肢麻痺）の後遺障害が残存した。X2の後遺障害は，自動車損害賠償保障法施行令（平成13年政令第419号による改正前のもの）別表第1級3号に該当する。X2の上記傷害及び後遺障害（以下，「本件傷害等」という。）は，本件事故により引き起こされたものである。X1は，上告人（保険会社）との間で，被害車両を被保険自動車とし，X1を記名被保険者とする自家用自動車総合保険契約（本件保険契約）を締結していた。本件保険契約に係る保険約款（本件約款）には，無保険車傷害条項があり，同条項には，次のような定めがあった。

　ア　上告人は，無保険自動車の所有，使用又は管理に起因して，被保険者の生命が害されること，又は身体が害され，その直接の結果として後遺障害が生じることによって被保険者又はその父母，配偶者若しくは子が被る損害に対して，賠償義務者がある場合に限り，保険金を支払う。

　イ　被保険者とは，次の各号のいずれかに該当する者をいう。
　　(ｱ)　記名被保険者
　　(ｲ)　記名被保険者の配偶者
　　(ｳ)　記名被保険者又はその配偶者の同居の親族
　　(ｴ)　記名被保険者又はその配偶者の別居の未婚の子
　　(ｵ)　前各号以外の者で，被保険自動車の正規の乗車装置又は当該装置のある室内に搭乗中の者

　ウ　相手自動車（被保険自動車以外の自動車であって，被保険者の生命又は身体を害した自動車）について適用される対人賠償保険等（自動車の所有，使用又は管理に起因して，他人の生命又は身体を害することにより，法律上の損害賠償責任を負担することによって被る損害に対して保険金又は共済金を支払う保険契約又は共済契約で，自動車損害賠償保障法に基づく責任保険又は責任共済以外のもの）がない場合には，相手自動車は，無保険自動車に当たる。

エ　上告人が保険金を支払うべき損害の額は，賠償義務者が被保険者又はその父母，配偶者若しくは子が被った損害に対して法律上負担すべきものと認められる損害賠償責任の額によって定める。
　(5)　加害車両は，上記(4)ウの「無保険自動車」に当たる。

判旨

　本件は，被上告人らが，上告人に対し，X2に生じた本件傷害等によって被上告人らが被った損害について，本件約款の無保険車傷害条項に基づいて保険金及びこれに対する遅延損害金の請求をする事案である。民法721条により，胎児は，損害賠償の請求権については，既に生まれたものとみなされるから，胎児である間に受けた不法行為によって出生後に傷害が生じ，後遺障害が残存した場合には，それらによる損害については，加害者に対して損害賠償請求をすることができると解される。前記事実関係によれば，X2には，胎児である間に発生した本件事故により，出生後に本件傷害等が生じたのであるから，被上告人らは，本件傷害等による損害について，加害者に対して損害賠償請求をすることができるものと解される。また，前記の本件約款の定めによると，無保険車傷害条項に基づいて支払われる保険金は，法律上損害賠償の請求権があるが，相手自動車が無保険自動車であって，十分な損害のてん補を受けることができないおそれがある場合に支払われるものであって，賠償義務者に代わって損害をてん補するという性格を有するものというべきであるから，本件保険契約は，賠償義務者が賠償義務を負う損害はすべて保険金によるてん補の対象となる（ただし，免責事由があるときはてん補されない。）との意思で締結されたものと解するのが相当である。そして，X2は，本件保険契約の記名被保険者の子であり，上記のとおり，被上告人らは，本件傷害等による損害について，加害者に対して損害賠償請求をすることができるのであるから，被上告人らは，本件傷害等による損害について，記名被保険者の同居の親族（前記1(4)イ(ウ)）に生じた傷害及び後遺障害による損害に準ずるものとして，本件約款の無保険車傷害条項に基づく保険金を請求できると解するのが相当である。したがって，本件傷害等による損害について，被上告人らは，本件約款の無保険車傷害条項に基づいて保険金の請求をすることができると解した原審の判断は，正当として是認することができる。

（4） 自己決定と生命との関係

エホバの証人への輸血に関する説明義務に関する判決（最高裁判所平成12年2月29日判決）を検討してみる。判決は，自己決定が，生命の価値に優先することへの一つの手がかりを与えている。

事実関係の概要

1　亡Bは，昭和4年1月5日に出生し，同38年から「エホバの証人」の信者であって，宗教上の信念から，いかなる場合にも輸血を受けることは拒否するという固い意思を有していた。Bの夫であるAは，「エホバの証人」の信者ではないが，Bの右意思を尊重しており，同人の長男であるCは，その信者である。

2　国が設置し，運営しているD病院に医師として勤務していたEは，「エホバの証人」の信者に協力的な医師を紹介するなどの活動をしている「エホバの証人」の医療機関連絡委員会（連絡委員会）のメンバーの間で，輸血を伴わない手術をした例を有することで知られていた。しかし，D病院においては，外科手術を受ける患者が「エホバの証人」の信者である場合，右信者が，輸血を受けるのを拒否することを尊重し，できる限り輸血をしないことにするが，輸血以外には救命手段がない事態に至ったときは，患者及びその家族の諾否にかかわらず輸血する，という方針を採用していた。

3　Bは，平成4年6月17日，F病院に入院し，同年7月6日，悪性の肝臓血管腫との診断結果を伝えられたが，同病院の医師から，輸血をしないで手術することはできないと言われたことから，同月11日，同病院を退院し，輸血を伴わない手術を受けることができる医療機関を探した。

4　連絡委員会のメンバーが，平成4年7月27日，E医師に対し，Bは肝臓がんに罹患していると思われるので，その診察を依頼したい旨を連絡したところ，同医師は，これを了解し，右メンバーに対して，がんが転移していなければ輸血をしないで手術することが可能であるから，すぐ検査を受けるようにと述べた。

5　Bは，平成4年8月18日，D病院に入院し，同年9月16日，肝臓の腫瘍を摘出する手術（本件手術）を受けたが，その間，B，A及びCは，E医師並びにD病院に医師として勤務していたG及びH（E医師ら）に対し，Bは輸血を受けることができない旨を伝えた。Cは，同月14日，E医師に対し，B及びAが連署した免責証書を手渡したが，右証書には，Bは輸血を受けることができないこと及び輸血をしなかったために生じた損傷に関して医師及び病院職員等の責任を問わない旨が記載されていた。

6　E医師らは，平成4年9月16日，輸血を必要とする事態が生ずる可能性があったことから，その準備をした上で本件手術を施行した。患部の腫瘍を摘出した段階で出血量が約2,245ミリリットルに達するなどの状態になったので，E医師らは，輸血をしない限りBを救うことができない可能性が高いと判断して輸血をした。
　7　Bは，D病院を退院した後，平成9年8月13日，死亡した。A及びCはその相続人である。

判旨

　本件において，E医師らが，Bの肝臓の腫瘍を摘出するために，医療水準に従った相当な手術をしようとすることは，人の生命及び健康を管理すべき業務に従事する者として当然のことであるということができる。しかし，患者が，輸血を受けることは自己の宗教上の信念に反するとして，輸血を伴う医療行為を拒否するとの明確な意思を有している場合，このような意思決定をする権利は，人格権の一内容として尊重されなければならない。そして，Bが，宗教上の信念からいかなる場合にも輸血を受けることは拒否するとの固い意思を有しており，輸血を伴わない手術を受けることができると期待してD病院に入院したことをE医師らが知っていたなど本件の事実関係の下では，E医師らは，手術の際に輸血以外には救命手段がない事態が生ずる可能性を否定し難いと判断した場合には，Bに対し，D病院としてはそのような事態に至ったときには輸血するとの方針を採っていることを説明して，D病院への入院を継続した上，E医師らの下で本件手術を受けるか否かをB自身の意思決定にゆだねるべきであったと解するのが相当である。ところが，E医師らは，本件手術に至るまでの約1か月の間に，手術の際に輸血を必要とする事態が生ずる可能性があることを認識したにもかかわらず，Bに対してD病院が採用していた右方針を説明せず，同人及び被上告人らに対して輸血する可能性があることを告げないまま本件手術を施行し，右方針に従って輸血をしたのである。そうすると，本件においては，E医師らは，右説明を怠ったことにより，Bが輸血を伴う可能性のあった本件手術を受けるか否かについて意思決定をする権利を奪ったものといわざるを得ず，この点において同人の人格権を侵害したものとして，同人がこれによって被った精神的苦痛を慰謝すべき責任を負うものというべきである。そして，また，国は，E医師らの使用者として，Bに対し民法715条に基づく不法行為責任を負うものといわなければならない。これと同旨の原審の判断は，是認することができ，原判決に所論の違法があるとはいえない。論旨は採用することができない。

この事例は,輸血をすることがミスかどうか争われた事例ではなく,輸血をすることは,当時の医療水準に従った医療行為であったが,患者の明確な意思表示がある以上,その行為も控える場合があることを示したものである。判決のポイントは,あらかじめ意思を示している患者には,選択の機会を与えるためにも,十分に方針を伝えることが大切であり,<u>患者が明確に自己決定した場合は,自己決定が,生命という価値をしのぐこともあり得ることへの道筋をつけた</u>とも評価することができる(判決の主論ではない)。

Ⅳ. 生命・命が侵害されたとき ── 刑事・量刑 ──

刑事-刑の量定(量刑という)の中で,生命の価値をどのように反映・評価しているか。

ここでは,2つの最高裁判決を取り上げる。

(1) 無期判決を破棄して審理のやり直しを命じた最高裁判決

これは,有名な**光市事件の最高裁判決**(最高裁判所平成18年6月20日判決)である。この判決は,原審(広島高裁)の無期懲役とした判決を取り消して,原審に差し戻し(審理のやり直し)を命じた。

事実関係の概要

> 当時18歳の少年であった被告人が,白昼,配水管の検査を装って上がり込んだアパートの一室において,当時23歳の主婦(被害者)を強姦しようとしたが,激しく抵抗されたため,被害者を殺害した上で姦淫し,その後,同所において,激しく泣き続ける当時生後11か月の被害者の長女(被害児)をも殺害し,さらに,その後,同所において,被害者管理の現金等在中の財布1個を窃取した,という殺人,強姦致死,窃盗の事案である。

判旨

1 原判決の理由

被告人に対する量刑について，原判決は，次のように判示して第1審判決の無期懲役の科刑を維持した。本件強姦致死及び殺人の各犯行は，その結果が誠に重大であるところ，犯行の動機に酌量の余地は全くない。また，犯行の態様は，冷酷で残虐なものであり，犯行後の情状も良くない。遺族らが被告人に対して極刑を望む心情は，十分理解することができ，本件が社会に与えた影響も大きい。したがって，被告人の刑事責任には極めて重大なものがあり，本件は，被告人を極刑に処することの当否を慎重に検討すべき事案である。しかしながら，第1審判決が死刑を選択しない事由として説示する以下の点は，検察官が控訴趣意書において論難するが，誤りであるとはいえない。すなわち，本件は，強姦の点についてこそ計画的ではあるが，各被害者の殺害行為は計画的なものではない。また，被告人には，不十分ながらも，被告人なりの反省の情が芽生えるに至っていると評価でき，これに加え，被告人は，犯行当時18歳と30日の少年であり，内面の未熟さが顕著であること，これまで窃盗の前歴のみで，家庭裁判所から保護処分を受けたことがないなど犯罪的傾向が顕著であるとはいえないこと，被告人の実母が中学時代に自殺するなどその家庭環境が不遇で生育環境において同情すべきものがあり，それが本件各犯行を犯すような性格，行動傾向を形成するについて影響した面が否定できないこと，少年審判手続における社会的調査の結果においても，矯正教育による可塑性は否定されていないことなどの被告人自身に関する情状に照らすと，被告人について，矯正教育による改善更生の可能性がないとはいい難い。そして，本件各犯行の罪質，動機，態様，結果の重大性，遺族の被害感情，社会的影響，被告人の年齢，前科，犯行後の情状等を総合し，近時の死刑求刑事案に関する量刑の動向等を併せて考察すると，本件について，極刑がやむを得ないとまではいえず，被告人を無期懲役に処した第1審判決の量刑を是認することができる。

2　当裁判所（最高裁判所）の判断
(1)　死刑は，究極のしゅん厳な刑であり，慎重に適用すべきものであることは疑いがない。しかし，判例（最高裁昭和56年（あ）第1505号同58年7月8日第二小法廷判決・刑集37巻6号609頁）が示すように，死刑制度を存置する現行法制の下では，犯行の罪質，動機，態様殊に殺害の手段方法の執よう性・残虐性，結果の重大性殊に殺害された被害者の数，遺族の被害感情，社会的影響，犯人の年齢，前科，犯行後の情状等各般の情状を併せ考察したとき，その罪責が誠に重大であって，罪刑の均衡の見地からも一般予防の見地からも極刑がやむを得ないと認められる場合には，死刑の選択をするほかないものといわなければならない。これを本件についてみると，被告人は，強姦によってでも性行為をしたいと考え，布テープやひも

などを用意した上，日中若い主婦が留守を守るアパートの居室を物色して被害者方に至り，排水検査の作業員を装って室内に上がり込み，被害者のすきを見て背後から抱き付き，被害者が驚いて悲鳴を上げ，手足をばたつかせるなど激しく抵抗するのに対して，被害者を姦淫するため殺害しようと決意し，その頸部を両手で強く絞め付けて殺害し，万一のそ生に備えて両手首を布テープで緊縛したり，同テープで鼻口部をふさぐなどした上，臆することなく姦淫を遂げた。さらに，被告人は，この間，被害児が被害者にすがりつくようにして激しく泣き続けていたことを意にも介しなかったばかりか，上記犯行後，泣き声から犯行が発覚することを恐れ，殺意をもって，被害児を持ち上げて床にたたき付けるなどした上，なおも泣きながら母親の遺体にはい寄ろうとする被害児の首に所携のひもを巻いて絞め付け，被害児をも殺害したものである。強姦を遂げるため被害者を殺害して姦淫し，更にいたいけな幼児までも殺害した各犯行の罪質は甚だ悪質であり，<u>2名の尊い命を奪った結果も極めて重大である。</u>各犯行の動機及び経緯に酌むべき点はみじんもなく，強姦及び殺人の強固な犯意の下に，何ら落ち度のない被害者らの生命と尊厳を相次いで踏みにじった犯行は，冷酷，残虐にして非人間的な所業であるといわざるを得ない。さらに，被告人は，被害者らを殺害した後，被害児の死体を押し入れの天袋に投げ入れ，被害者の死体を押し入れに隠すなどして犯行の発覚を遅らせようとし，被害者の財布を窃取しているなど，犯行後の情状も良くない。遺族の被害感情はしゅん烈を極め，これに対し，慰謝の措置は全く講じられていない。白昼，ごく普通の家庭の母子が自らには何の責められるべき点もないのに自宅で惨殺された事件として社会に大きな衝撃を与えた点も軽視できない。以上の諸点を総合すると，被告人の罪責は誠に重大であって，特に酌量すべき事情がない限り，死刑の選択をするほかないものといわざるを得ない。

(2) そこで，特に酌量すべき事情の有無について検討するに，原判決及びその是認する第1審判決が酌量すべき事情として掲げる事情のうち，被害者らの殺害について計画性がないという点については，確かに，被告人は，強姦については相応の計画を巡らせていたものの，事前に被害者らを殺害することまでは予定しておらず，被害者から激しい抵抗に遭い，また，被害児が激しく泣き叫ぶという事態に対応して殺意を形成したものにとどまることを否定できず，当初から被害者らを殺害することをも計画していた場合と対比すれば，その非難の程度には差異がある。しかしながら，被告人は，強姦という凶悪事犯を計画し，その実行に際し，反抗抑圧の手段ないし犯行発覚防止のために被害者らの殺害を決意して次々と実行し，それぞれ所期の目的も達しているのであり，各殺害が偶発的なものといえないことはもとよ

り，冷徹にこれを利用したものであることが明らかである。してみると，本件において殺害についての計画性がないことは，死刑回避を相当とするような特に有利に酌むべき事情と評価するには足りないものというべきである。また，原判決及び第1審判決は，被告人が，それなりに反省の情を芽生えさせていると見られることに加え，犯行当時18歳と30日の少年であったこと，犯罪的傾向も顕著であるとはいえないこと，その生育環境において同情すべきものがあり，被告人の性格，行動傾向を形成するについて影響した面が否定できないこと，少年審判手続における社会的調査の結果においても，矯正教育による可塑性が否定されていないこと，そして，これらによれば矯正教育による改善更生の可能性があることなどを指摘し，死刑を回避すべき事情としている。しかしながら，記録によれば，被告人は，捜査のごく初期を除き，基本的に犯罪事実を認めているものの，少年審判段階を含む原判決までの言動，態度等を見る限り，本件の罪の深刻さと向き合って内省を深め得ていると認めることは困難であり，被告人の反省の程度は，原判決も不十分であると評しているところである。被告人の生育環境についても，実母が被告人の中学時代に自殺したり，その後実父が年若い外国人女性と再婚して本件の約3か月前には異母弟が生まれるなど，不遇ないし不安定な面があったことは否定することができないが，高校教育も受けることができ，特に劣悪であったとまでは認めることができない。さらに，被告人には，本件以前に前科や見るべき非行歴は認められないが，いともたやすく見ず知らずの主婦をねらった強姦を計画した上，その実行の過程において，格別ちゅうちょした様子もなく被害者らを相次いで殺害し，そのような凶悪な犯行を遂げながら，被害者の財布を窃取した上，各死体を押し入れに隠すなどの犯跡隠ぺい工作をした上で逃走し，さらには，窃取した財布内にあった地域振興券を友人に見せびらかしたり，これでカードゲーム用のカードを購入するなどしていることに徴すれば，その犯罪的傾向には軽視することができないものがあるといわなければならない。そうすると，結局のところ，本件において，しん酌するに値する事情といえるのは，被告人が犯行当時18歳になって間もない少年であり，その可塑性から，改善更生の可能性が否定されていないということに帰着するものと思われる。そして，少年法51条（平成12年法律第142号による改正前のもの）は，犯行時18歳未満の少年の行為については死刑を科さないものとしており，その趣旨に徴すれば，被告人が犯行時18歳になって間もない少年であったことは，死刑を選択するかどうかの判断に当たって相応の考慮を払うべき事情ではあるが，死刑を回避すべき決定的な事情であるとまではいえず，本件犯行の罪質，動機，態様，結果の重大性及び遺族の被害感情等と対比・総合して判断する上で考慮すべき一事情にとどま

るというべきである。以上によれば，原判決及びその是認する第一審判決が酌量すべき事情として述べるところは，これを個々的にみても，また，これらを総合してみても，いまだ被告人につき死刑を選択しない事由として十分な理由に当たると認めることはできないのであり，原判決が判示する理由だけでは，その量刑判断を維持することは困難であるといわざるを得ない。そうすると，原判決は，量刑に当たって考慮すべき事実の評価を誤った結果，死刑の選択を回避するに足りる特に酌量すべき事情の存否について審理を尽くすことなく，被告人を無期懲役に処した第1審判決の量刑を是認したものであって，その刑の量定は甚だしく不当であり，これを破棄しなければ著しく正義に反するものと認められる。よって，刑訴法411条2号により原判決を破棄し，本件において死刑の選択を回避するに足りる特に酌量すべき事情があるかどうかにつき更に慎重な審理を尽くさせるため，同法413条本文により本件を原裁判所に差し戻すこととし，裁判官全員一致の意見で，主文のとおり判決する。

（2） 死刑判決を破棄した最高裁判決

最高裁判所平成8年9月20日第二小法廷判決は，上記と逆に，原審（名古屋高裁）の死刑の判決を破棄し，無期懲役と変更したものである。

事実関係の概要

昭和51年4月ころから52年3月にかけて，名古屋市内のE株式会社の実質上の経営者であった被告人が，同社の営業資金等に窮し，同社の債権者で同社に頻繁に出入りしていた暴力団幹部で，その暴力団の会長から金員を無心されていたAと共謀の上，同社を保険契約者，同社の役員等を被保険者として，保険会社との間に，経営者大型総合保障制度という保障総額3億円の保険契約を締結し，同人らを殺害して多額の保険金を騙取しようと企て，Aの紹介で同社の名目上の代表取締役に就任させていたBや同社の従業員であったCに右保険を掛けた後，Aの配下の者とも順次共謀して，Bをでき死させようと長良川に誘い出し，あるいは恵那峡ダムへの一泊旅行に誘うなどしたが，不審を抱かれるなどして殺人予備の段階にとどまったため（殺人予備），前記暴力団会長やその配下の者ら3名とも順次共謀して，Cを，交通事故を装って殺害しようとしたものの，同人に全治約67日間の頭部挫傷，左鎖骨骨折等の傷害を負わせたにとどまり殺害するに至らず（殺人未遂），単独で，

保険会社からCの右傷害につき，傷害保険金名下に合計630万円相当を取得し（詐欺），さらに，Aの紹介で同社の名目上の取締役に就任させたD（当時48歳）に前記保険を掛け，A及びその配下の者ら4名と順次共謀して，Dを車で浜松市内まで誘い出してロープで絞殺し，殺害の目的を遂げたが（殺人），保険金の騙取は，保険会社に不審を抱かれて未遂に終わった（詐欺未遂）ものである（他に，右以外の共犯者らと共謀して自動車の物損事故等を装って保険金を騙取した（詐欺3件））。

判旨

1　保険金の取得を目的とした本件一連の犯行は，計画的かつ執ようであり，利己的で，人命を軽視した甚だ冷酷，残忍なものである。Bは被害を免れたものの，Cは相当の重傷を負い，Dは非業の死を遂げ，その妻子ら遺族に与えた影響は甚大で慰謝の措置も講じられていない。

2　本件一連の犯行は，被告人が発案しAにその計画を持ち掛けたのを契機として企図され，実行に移されたものであって，被告人は，各被害者に保険を掛けるなどしたばかりでなく，B殺害予備の犯行においては，自らもBを誘い，でき死させようと長良川まで誘い込むなど直接予備行為をなし，Cの関係では630万円の保険金を騙取し，Dの関係では保険会社に対し保険金を支払うよう執ように請求し，詐欺未遂の犯行を実行していることなどにかんがみると，被告人の果たした役割が重大であることは否定できない。被告人は，捜査段階から当審に至るまで本件一連の犯行にかかわったことを全面的に否定しており，この間の被告人の供述の内容，態度等から，被告人に反省，改しゅんの情をうかがうこともできない。

3　他面，被告人は，Bの関係ではともかく，Cの殺害未遂やD殺害の関係では，実行行為はもちろん，具体的な殺害方法の謀議にも関与していない。Aが本件一連の犯行にかかわることを決意したのは，本件以前に結婚式場の経営者に依頼されて放火をして火災保険金を取得したことがあることや，所属する暴力団の会長から金員を無心されたことも無関係ではないことがうかがわれ，あながち被告人からの働き掛けのみによるとはいい難く，被告人においては，Aが被保険者の殺害の実行を引き受けなかったならば，本件企図を実現することができなかったものと認められる。Aは，Bが被告人やAの意図を察知して姿を隠した後も執ようにBを捜し回っていることが認められるほか，Dの殺害については，Aが，保険金を取得するまでEを倒産させないために，同社に相当額の資金をつぎ込んでいたばかりでなく，前記暴力団会長から金員の調達を強く要求されていた上，報酬を目当てにした配下の

組員らからも実行の催促を受けていたため、被告人と相謀り、被告人に紹介して同社の取締役にしていたDに多額の保険を掛けさせた上、A自身が中心となって、配下の者から実行者を選び、殺害計画を立て、実行者らを指揮して殺害計画を実行するに至ったものであることが認められる。そして、入手できた保険金のうち相当部分は、本件に関係した暴力団会長をはじめ配下の組員らに対して報酬として支払われることになっていたものである。このような本件の経過及び被告人がAに対して強い影響力を有していたとは認められないことからすれば、当初のB殺害計画についてはともかく、幸いにもずさんな計画であったためこれが失敗に終わって以降D殺害に至る経過においては、被告人は、Aの背後にあって同人らを操ったというよりは、むしろ積極的に保険金殺人計画を推進するAに引きずられていったとみるのが正当と思われる。右のような事情に徴すると、第一審判決の説示するように、被告人がAと共に本件一連の殺人計画の中で終始「車の両輪のごとき関係で、主謀者としての地位を占めていた」として、特に最も重大なD殺害においても被告人の主導性をAと同等ないしこれと匹敵するものとみることには疑問の余地があるといわなければならない。

4　さらに、保険関係についてみると、Dの関係では保険会社に不審を抱かれて保険金騙取の点は未遂に終わっており、一連の犯行を通じ、Cの関係で保険金として630万円を取得したものの、結局3億円という多額の保険金を取得するには至っていない。被告人が本件一連の犯行のきっかけを作り、条件を整えた点の責任は重大であるが、その背景には、保険代理店の経営者からの再三にわたる高額保険への勧誘及びその契約等に関する手助けがあって、それほど規模が大きくもなく、経営状態が良好とはいえない会社であったにもかかわらず、次々とかかる高額の保険に加入することが可能であったという事情も指摘できる。また、被告人には前科がなく、本件以外に社会生活上の問題行動があったものとは認められず、むしろ真面目に会社経営に当たってきたものと認められる。

5　死刑は、究極の峻厳な刑であり、「死刑制度を存置する現行法制の下では、犯行の罪質、動機、態様ことに殺害の手段方法の執拗性・残虐性、結果の重大性ことに殺害された被害者の数、遺族の被害感情、社会的影響、犯人の年齢、前科、犯行後の情状等各般の情状を併せ考察したとき、その罪責が誠に重大であって、罪刑の均衡の見地からも一般予防の見地からも極刑がやむをえないと認められる場合には、死刑の選択も許される」（最高裁昭和56年（あ）第1505号同58年7月8日第二小法廷判決・刑集37巻6号609頁）のである。本件事案の性質や罪質の重大性、被告人の果たした役割の重要性等にかんがみると、一般予防の見地からも、被告人に

対し死刑を科した第一審判決を是認した原判決の量刑判断は，あながち理解できなくはない。しかし，本件において生命をねらわれた者は3名であるが，結局殺害されたのは1名である。そして，被告人が殺人及び殺人未遂の実行行為はもちろん，殺害方法の謀議にも関与しておらず，殺人予備にとどまった当初の一件を除くその後の保険金殺人計画，なかでも最も重大な犯行として死刑が選択されたD殺害計画についてはむしろ首謀であるAに引きずられていったものであること，被告人には前科がなく，特段の問題行動もなく社会生活を送ってきたこと，Aについて死刑の判決が確定しており，本件D殺害の実行に加担した他の共犯4名については，2名が無期懲役に，1名が懲役13年，1名が懲役10年に処せられていることなどを併せ考えると，被告人の果たした役割の重要性を考慮しても，被告人に対し，死刑という極刑を選択することがやむを得ないと認められる場合に当たるとはいい難いものがある。

五　以上の諸点を総合してみると，被告人に対する死刑の科刑は，結局重きに過ぎ，甚だしく不当であるというべきであって，原判決及びその是認する第一審判決は，これを破棄しなければ著しく正義に反するものと認められる。

　つまり，この2つの判決を見て分かることは，刑罰（量刑）は，生命という価値をどう考えるかという考えだけではなく，量刑における様々な要素（被害感情や，社会的影響）から訂正修正され決められている。しかも，死刑制度は，生命の価値を保護するために，生命の価値を侵害する，根元的な対立関係を内包しており，死刑を選択するかは，単に生命の価値という問題だけではなく，生命を奪ったものへの刑罰・死での償いをどう考えるかという哲学的問いを含んでいることが見て取れる。

（3）まとめ

以上分析してきたことから，生命という価値と法との関係で，言えることは次のとおりである。

- 法は，具体的な問題を解決するに際して，生命の価値はあるのかどうかという根元的な問題は問わない（ないという主張を封ずる。価値問題の遡及禁止）。
- しかし，生命の終期において，死との限界を引くことは難しい。これは，

生きていることの定義と，死の定義が難しいことだけに止まらない。死により，人は，生きている人に当てはめられる各種のルールから疎外されることを意味し，それは文化の影響を強く受ける問題であるからである。しかし，生命が侵害された場合は，法律学（法律家）はそこに線引きをすることを迫られる。ここにおいて，「保護される生命」とそうでないものが選別されるのである。

- 生命を侵害した者を，処罰し，賠償を命ずる，つまり，生命を法に保護される法益と見ているのであるので，法は，生命に価値を認めている（といえる）。

「生命という価値と法」に関連する基礎的な法

刑法	（殺人） 199条　人を殺した者は，死刑又は無期若しくは5年以上の懲役に処する。 （予備） 201条　199条の罪を犯す目的で，その予備をした者は，2年以下の懲役に処する。ただし，情状により，その刑を免除することができる。 （自殺関与及び同意殺人） 202条　人を教唆し若しくは幇助して自殺させ，又は人をその嘱託を受け若しくはその承諾を得て殺した者は，6月以上7年以下の懲役又は禁錮に処する。 （未遂罪） 203条　199条及び前条の罪の未遂は，罰する。
民法	3条　私権の享有は，出生に始まる。 2　外国人は，法令又は条約の規定により禁止される場合を除き，私権を享有する。 （損害賠償請求権に関する胎児の権利能力） 721条　胎児は，損害賠償の請求権については，既に生まれたものとみなす。
母体保護法	（医師の認定による人工妊娠中絶） 14条　都道府県の区域を単位として設立された社団法人たる医師会の指定する医師（以下「指定医師」という。）は，次の各号の一に該当する者に対して，本人及び配偶者の同意を得て，人工妊娠中絶を行うことができる。 一　妊娠の継続又は分娩が身体的又は経済的理由により母体の健康を著しく害するおそれのあるもの 二　暴行若しくは脅迫によって又は抵抗若しくは拒絶することができない間に姦淫されて妊娠したもの 2　前項の同意は，配偶者が知れないとき若しくはその意思を表示することができないとき又は妊娠後に配偶者がなくなったときには本人の同意だけで足りる。

- 法は，本人の自己決定という価値との比較で，生命の価値を劣後させる余地も認めている（エホバの証人事件）。
- 生命の価値をどの程度（量的）と考えているのかについて，生命の価値を奪ったものや，リスクを与えたものに負わされる，損害賠償額や，刑罰の程度から概ね測ることができる。しかし，損害賠償額の算定基準からは，便宜性が読みとれる。また，被告人への量刑に至っては，絶対的（個別の照応関係はない）な対応はない。むしろ，損害賠償額や，刑罰（量刑）は，生命という価値をどう考えるかという考えだけではなく，不利益処分（を受ける被告や被告人）についての過失責任主義（損害賠償）や，量刑における様々な要素（被害感情や，社会的影響）から訂正修正され決められている。
- 死刑制度は，生命の価値を保護するために，生命の価値を侵害する，根元的な対立関係を内包しており，生命の価値という問題だけではなく，生命を奪ったものへの刑罰・死での償いをどう考えるかという哲学的問いを含んでいる。

第11章 バイオエシックスにおけるモンスター神話

香川知晶

Ⅰ．根拠への問いとバイオエシックス

　バイオエシックス（生命倫理）は，生物医学，医療をめぐる倫理的問題の考察である。したがって，そこでは「生命」や「生命の尊厳」，「生命の価値」という言葉は頻繁に登場するし，そうした言葉の意味をめぐって活発に議論が交わされてきたといえる。しかし，バイオエシックスでは，本書が問おうとするような生命という価値の根拠については，正面から論じられるようなことはなかったように思われる。根拠にかかわるような考察をバイオエシックスに求めても，得られるものはほとんどないだろう。

　生命を論じながら，その価値の根源に届くような問いが出されてこなかったというのは，考えてみれば，奇妙なことである。バイオエシックスでは，そうした奇妙な事態，生命の価値を論じながら，その根拠については議論されてこなかったのは，なぜなのか。それを考えてみるのが，本章の課題である。そのために，バイオエシックスにおける「生命の価値」，「生命の尊厳」をめぐる典型的な議論を整理してみることにする。とりあげるのは，いずれもすでに邦訳もあり，よく知られている論文である。そうした古典的な論文を読み直すことで，バイオエシックスの議論がどのようなものであったのか，振り返ってみたい。

　あらかじめ結論をいえば，そうした検討によって，バイオエシックスでは，議論が生命の価値の根拠ではなく，価値的区別に集中してきたことが確認できる。問題は区別にあって，根拠にはない。本章では，そのことをまず確認したうえで，バイオエシックスの議論にしばしば登場してきた「モンスター

神話」を取り上げ，そうした区別がどのような視点から行われてきたのかを考えてみることにしたい。そうすることで，バイオエシックスと呼ばれる議論の特徴と問題点が明らかとなるはずである。

II. カイザーリンク ──「生命の尊厳と生命の質は両立可能か」──

　バイオエシックスにおいて生命の価値が活発に議論されてきた文脈のひとつは，安楽死の問題にある。そこでは，議論の枠組みが「生命の尊厳（sanctity of life）」（以下，SOL）と「生命の質（quality of life）」（以下，QOL）という対比に求められてきた。たとえば，最近翻訳も刊行されたヘルガ・クーゼの『生命の神聖性説批判（*The Sanctity-of-Life Doctrine in Medicine: A Critique*）』[1]の議論である。そこでは，SOL概念が臨床のさまざまな具体例の検討を通して批判され，SOLからQOLへの転換が主張されている。クーゼによれば，死ぬにまかせる消極的安楽死と殺す積極的安楽死との間には内在的な道徳的区別は存在しない。そうして擁護される全面的な安楽死肯定論には，バイオエシックスが展開してきた生命の価値をめぐる典型的な議論を見ることができる。

　ただし，ここでは，クーゼの著作ではなく，それとほぼ同じ頃に書かれたエドワード・カイザーリンクの「生命の尊厳と生命の質は両立可能か」という論文[2]をとりあげることにする。その論文は，クーゼの大著と比べるとごく小さなもので，主張される見解もより穏当なものである。しかし，基本的な議論の方向は重なっており，バイオエシックスにおけるSOLとQOLをめぐる考察の特徴を知るには，格好の手がかりとなるからである。

　カイザーリンクは，まずQOLという表現は，「ことに安楽死を議論する文脈におかれると，熱烈な支持を受けるか，あるいはまったくの拒否反応を招くかのどちらかになりやすい」ことを指摘する。いうまでもなく，熱烈に支持するのは安楽死肯定論者であり，否定論者はQOL概念の導入そのものに反対してきた。

　否定論者からすれば，人間の生命について認められるべきは，SOLのみである。もし，QOLの概念を認めるとすれば，どういう生命の状態にある

かによって，人の生き死にが決定されてしまうだろう。それは許されざる殺人に道をひらき，「生きるに値しない生命の抹殺」という社会政策がもたらされる懸念を呼び起こす。こうして，安楽死に反対する者は，いわゆる「すべり坂論法（a slippery argument）」によりながら，安楽死肯定論をナチスの再来だとして非難することになる。

こうした安楽死をめぐる議論では，SOLとQOLは真っ向から対立し，相互にまったく相容れない概念として理解されている。これに対して，SOLとQOLの概念を両立させる道を探ろうとするのが，カイザーリンクの論文であり，SOL概念の再解釈という道がとられることになる。

カイザーリンクによれば，SOLとQOLが真っ向から対立するのは，SOL概念が「生命至上主義（vitalism）」として理解されているからにほかならない。「生命至上主義」とは，「人間生命の存するところ，たとえそれがただの新陳代謝，生体過程だけであっても，また，いかにそれが不治だとか，苦しみを負っているとか，脳死の状態であるとか，死にかかっているとかいった生命であっても，あるいはどれほど損傷が激しくても，あらゆる手段を使って可能な限り長く生命を維持しようとしないのは誤っていると考える考え方である」。もしSOLの意味がこうした生命至上主義にあるとすれば，「もちろん，SOLとQOLとは両立不可能で，対立し，相互に排除的なものとなるだろう」。したがって，SOLとQOLを両立させるためには，SOL概念を生命至上主義とは異なる意味に解釈していかなければならないのである。

こうした「生命至上主義」批判は，バイオエシックスではしばしば繰り返されてきた。とくに安楽死肯定論者は，安楽死肯定の議論を生命至上主義の徹底した批判とともに展開してきた。たとえば，戦闘的な安楽死肯定論者のジョゼフ・フレッチャーは，安楽死反対論がしがみついているのは，現在ではもはや完全に時代遅れとなった生命至上主義にすぎないと揶揄している[3]。同じ批判は，フレッチャーが学位審査にあたったクーゼの著作にも引き継がれている[4]。カイザーリンクの指摘は，そうした従来からあるバイオエシックスにおける批判を繰り返したものにほかならない。

では，SOLとQOLの両立はどのようにして図られるのか。カイザーリンクは，SOL概念を検討しようとすれば，「人間の生命とはなにか」，「それの

規範的な徴候は何か」,「われわれに尊重と保存を要求する人間生命の質と特徴は何か」といった問いを問わざるをえないことになるという。ただし,この指摘は,生命の価値の根拠への問いにつながるのではない。そうした問いを指摘していわれるのは,「SOL 原理はわれわれを不可避的に QOL 問題へと導いていかざるをえない」ということだった。つまり,議論は根拠を問うのではなく,概念の読み替えへと移行していく。そうして,カイザーリンクは,次のように QOL を定式化すれば,SOL と完全に両立可能な概念となることを主張する。

　攻勢的な処置を施したにもかかわらず,経験したり,関係をもったりする最低限の能力も回復しない,もしくは回復不可能である場合,あるいは,一定水準の痛みや苦痛が長引き,耐え難く,手に負えない場合,こうした場合に,医療処置を止める,あるいは始めないという決定は正当であり,場合によってはそうすることが義務でさえある。
　言葉をかえると,たとえば,回復の見込みのない昏睡状態の成人,あるいは重度の脊椎損傷と,多くの合併症をもっていて,その予後は苦痛に満ちた障害となる欠損新生児にとって,最も有益で情け深い決定,つまり彼らの生命の尊厳を最も配慮した決定が,当然,彼らの生命を支えることの停止であることもある。

　ここで,生命の「尊厳」の二義性を指摘したジェームズ・キーナン[5]によりながら,議論を整理しておこう。キーナンによれば,ラテン語の「尊厳 (sanctitas)」には,「尊敬すべき (venerabilis)」と「不可侵 (inviolabilis)」という 2 つの「性質 (qualitas)」が含まれていた。SOL は,本来,「絶対不可侵としての尊厳 (sanctity as absolute inviolability)」と「生命の尊敬としての尊厳 (sanctity as reverencing life)」という 2 つの意味をもっていたのである。しかし,やがて「不可侵」を「尊敬すべき」に対立させて強調する傾向が出てきて,その主張が優位を占めるようになる。カイザーリンクが批判した生命至上主義的な SOL 理解というのも,そうした変化の結果にほかならない。
　このキーナンの指摘にしたがえば,カイザーリンクの解釈は,もともと「尊厳」という言葉に含まれていた意味のうち,生命至上主義につながるよ

うな「不可侵性」という理解を退け，生命至上主義では見逃されてきた「尊敬」という意味を回復したものと見ることができる。それゆえに，カイザーリンクはSOLが「人間の生命とはなにか」，「それの規範的な徴候は何か」，「われわれに尊重と保存を要求する人間生命の質と特徴は何か」といったQOLの問いにつながるのだと主張しえたといえる。「尊厳」の意味がそれ以上の分析を拒むような「不可侵性」ではなく，「尊敬」に帰着するとすれば，当然，尊敬すべき生命の性質が問われることになるからである。

カイザーリンクは，「問題は，人間の生命の意味が何であり，何であるべきかという点の理解にかかっていることは確かである」という。今や，「SOL原理が支えているつもりになっている人間の生命とはいったいなにか」を問わざるをえないというのである。いうまでもなく，この主張は，医療技術の進歩によって，QOLを考えないとSOLがいえないような場面が出てきたという認識に支えられている。そうした認識を，カイザーリンクは，「しだいに《人間の生物学的生命》と《人間の人格（パーソン）的生命》と呼ばれるものとを区別することが，医療の現場では避けられなくなってきている」と言い換える。その結果，「無脳症の新生児[6]も，回復の見込みのない脳死状態の成人も，人間として生まれたことは確かである。しかし，SOL原理が支えていく人間生命とは，明らかに人間の人格（パーソン）的生命の方である」と結論される。すなわち，SOLとQOLをめぐるカイザーリンクの議論は，パーソン論へといたるのである。

カイザーリンクの議論の背景には，医療技術の進歩によって問題がもたらされたという認識があった。その認識からすれば，生命の区別によるSOL概念の読み替えが不可避なのである。求められるのは，生命の「質と特徴」の区別をめぐる示標を議論することである。バイオエシックスにおける生命への問いは，生命の区別の議論へと収斂して行く。次に，その点をさらに代表的なパーソン論そのものを見ることによって確認することにしよう。

III．エンゲルハート ——「医学における人格の概念」——

パーソン論がバイオエシックスで議論されるのは，必ずしも狭義の安楽死

の文脈でのことではない。もともと，議論が活発になったきっかけは，マイケル・トゥーリーの嬰児殺し擁護論[7]にあった。トゥーリーは殺してはいけない生命を生存権をもつパーソンとして取り出し，その要件を自己意識に求める議論を展開した。その議論によれば，胎児と嬰児は自己意識要件を満たさないためにパーソンの資格をもちえない。したがって，中絶のみならず，嬰児殺しも，「道徳的に何ら問題はない」というのである。

このトゥーリーの議論には，西欧において中絶自由化のさきがけとなった英国の中絶法が1967年に成立する際，国論を二分するような対立を経て，社会が胎児の異常を理由とする選択的中絶を法的に認めるにいたったことが影響していただろう。トゥーリーからすれば，胎児の段階で認められた選択的中絶と同じことは，出生後の嬰児にも認められるべきである。そのことを理論的に示せば，「社会の幸福は正当に増大するだろう」というのである。

パーソンを基準とするトゥーリーの議論は，ある意味で，バイオエシックスの問題にじつに明快な解答を与えるように見えるものだった。そのため，トゥーリーの議論以降，パーソン論がバイオエシックスでは活発に議論されていくことになる。その際，パーソン性（personhood）という「明快な」基準を採用しながら，いかにしてトゥーリーの嬰児殺し一般を肯定するような極論を避けるのかという点が，議論の焦点となっていく。それは，同時に，パーソン性基準を中絶や嬰児殺しといった人間の生命の誕生の時点のみならず，人間の生命全般に適用できるように拡張してやることでもあった。

ここでは，そうして展開されてきたパーソン論の特徴を見るために，トリストラム・エンゲルハートの「医学におけるパーソンの概念」[8]をとりあげることにする。この論文は，トゥーリーの問題提起を受けて展開された議論のひとつの到達点を示している。そこにはまた，バイオエシックスにおける生命の区別をめぐる議論の典型を見ることができる。

エンゲルハートは，まず生命の価値という話から，議論を始めている。一般的に，「生命は尊い」，つまり生命には価値があるということは認められている。しかし，誰もすべての生命が同じ価値をもつとは考えない。たとえば，同じ生命とはいっても，バクテリアの生命と人間の生命の価値が同じだと考える人などいないだろう。生命には価値の序列がある。通常は，バクテリア

の生命は序列の一番下におかれ，一番上には人間の生命がおかれるだろう。このように，エンゲルハートは，生命は尊いという話から，まずは生命に価値的な区別を導入する。

　もちろん，話はそれで終わらない。エンゲルハートによれば，通常最高の価値をもつと認められている人間の生命にも区別があり，その区別をはっきりと認めるべきなのである。すなわち，人間の生命内部に，「たんなる生物学的生命」と「パーソンの生命」という区別が立てられるのである。

　前者の「たんなる生物学的生命」はカタカナで「ヒト」と表記されるような生命で，生物学でホモ・サピエンスに分類される生命を指す。例としてあげられるのは，脳死状態の人，人間の配偶子，培養液中の人体細胞である。これらの「たんなる生物学的生命」は生命である以上一定の価値は有するものの，尊厳は欠く。それらは人間の生命とはいっても利用価値があるにすぎない。そのため，たとえば，医学実験の材料に使用しても何ら問題はないとされる。

　他方，「パーソンの生命」はいわば漢字で「人」と表記されるべき生命で，絶対的な尊厳をもっている。パーソンとは，権利と責任の主体，「理性的で自己意識を有する道徳的行為者」を指す。責任をもって行為することのできる道徳的行為者であることによって，パーソンは他者からの尊重を正当に要求できる。パーソンの生命が尊厳をもつのも，そのためである。当然，パーソンの生命は実験材料などにはできない。むしろその延命が医学にとっては至上命令となるのである。

　この区別は，バイオエシックスにおけるパーソン論一般で，議論の出発点となってきたものである。それは，この区別が普通の日常生活でも認められているためでもあろう。たとえば，「人でなし」，「人非人」といった言い方がある。そうした言葉が人間に向けられて非難の意味をもちうるのは，たんなるヒトと道徳的な人との区別があるからである。人間の皮はかぶっている（ヒトである）のに，やることは人間とはとてもいえない（道徳的には人間ではない）というわけである。パーソン論の議論の出発点にある区別は，人間の日常生活に根ざしている。そこに，バイオエシックスでパーソン論が根強く語られ続けてきた理由のひとつはあるだろう。

しかし，エンゲルハートは人間の生命にたんなる生物学的生命とパーソンの生命を区別するだけでは，不十分だという。尊厳を理性的で自己意識を有する道徳的存在者の生命にだけ帰するとすれば，トゥーリーの嬰児殺し肯定論といった行き過ぎが出てくるからである。それを是正するためには，人間の生命をさらに区別し，パーソン概念を拡張しなければならない。

こうして，パーソン概念がさらに2種類に区別されることになる[9]。「厳密な意味でのパーソン」と「社会的役割としてのパーソン」という区別が，それである。

「厳密な意味でのパーソン」とは，すでに定義された「パーソンの生命」を指す。すなわち，理性的で自己意識を有する道徳的行為者，完全な権利と義務の主体である。これに対して，「社会的役割としてのパーソン」は，「人間の生物学的な生命（ヒト）のうち，あたかも《厳密な意味でのパーソンであるかのように》扱われる生命」と規定される。この生命には権利は認められても，義務はない。この第2の意味のパーソンは，現実の社会で広く認められている。その好例は，母親と幼児との母子関係や，認知症の老人・精神遅滞者等の重度精神障害者の処遇の中に見られるとエンゲルハートはいう。

エンゲルハートによれば，「社会的意味でのパーソン」が認められている理由は「厳密な意味でのパーソン」にとっての有用性にある。厳密な意味でのパーソンとはいっても，その厳密な境界を定めることは容易ではない。にもかかわらず，厳密な意味でのパーソンとして認められなければただちに一切の権利を失うとすれば，パーソンは心安らかに生活することなどできないだろう。安心して道徳的行為者として振舞うためには，厳密な意味でのパーソンの外延に，あたかもパーソンであるかのように扱われる生命をおく必要がある。まだパーソンではないもののパーソンとなる可能性のある生命はいつくしみ，かつてパーソンだった生命にも敬意を払わなければならない。そうすることで，道徳的な美風が養われ，厳密なパーソン自身の尊厳も守られるはずなのである。

ただし，「社会的意味でのパーソン」の範囲は厳密な客観的基準によって決まるのではない。それは社会の習慣によるものであり，時代によって変化

しうる。たとえば、エンゲルハートによれば、いわゆる遷延性植物状態の患者は、現在のところ、「社会的意味でのパーソン」に入れられているものの、将来的には、その外に位置する「たんなる生物学的生命」として認められるかもしれないのである。

こうした議論の末に、人間の生命には、たんなる生物学的生命、社会的意味でのパーソン、厳密な意味でのパーソンという区別が導入される。人間の一生は、《たんなる生物学的生命（受精卵、胎児）→社会的意味でのパーソン（新生児、子供）→厳密な意味でのパーソン（大人）→社会的意味でのパーソン（認知症の老人、遷延性植物状態患者）→たんなる生物学的生命（脳死）》という生命の連続的な発達過程として理解されるのである。

エンゲルハートによれば、この区別によって、その生命に対してどのような態度をとるべきかの指針が与えられる。人間の生命の中核をなす「厳密な意味でのパーソン」は絶対的な尊厳をもっており、たんなる手段にすることは許されない。他方、その対極にある「たんなる生物学的生命」は利用価値をもつにすぎず、「厳密な意味でのパーソン」の手段にしてかまわない。たとえば、脳死状態の人は、出産も可能であることに端的に示されているように、死んでいるとはいえない。しかし、その生命は「たんなる生物学的生命」であるにすぎず、移植のための臓器供給源として利用することはなんら問題がないのである。

では、「社会的意味でのパーソン」の生命に対しては、どのように対処すべきなのか。その生命には一応の権利が認められている。しかし、エンゲルハートによれば、「厳密な意味でのパーソン」ではない以上、必要な場合であれば、利用対象とすることも許される。「社会的意味でのパーソン」は、あくまでも「厳密な意味でのパーソン」にとって有用であるために設定されたものだからである。

このエンゲルハートのパーソン論には、バイオエシックスにおける生命をめぐる議論の特徴があますところなく示されている。カイザーリンクはSOLとQOLの対立を論じて、SOLをQOLへと読み替えていく議論を提示した。それは生命の価値を問うように見えながら、生命の価値そのものというよりも、生命の価値的区別の導入へと向かう議論だった。そうした区別を

パーソン論によって，人間の生命全般に適応して見せたのが，エンゲルハートの議論にほかならない。バイオエシックスでは，生命への問いは生命の価値的区別の議論へと収斂する。そうすることで，それぞれの生命に対処する仕方，バイオエシックスにおける諸問題に対する方針が決まるからである。生命への問いは，こうして解答を生み出すための方便の話となる。そこには，生命を区別し，切り分ける冷徹な生命操作の思想が見え隠れする。最後に，その点を節を改めて，バイオエシックスの議論にしばしば登場するモンスター神話を手がかりとして，確認しておくことにしよう。

Ⅳ. バイオエシックスにおけるモンスター神話

　法学者としてバイオエシックスに関わってきたジョージ・アナスは，かつてバイオエシックスの議論における「モンスター神話（monster mythology）」の重要性を指摘したことがある[10]。アナスが論じたのは，ヒトゲノム解読計画に象徴される遺伝学研究の進展が社会に及ぼす影響である。「モンスター神話」はその問題との関係でとりあげられている。

　英文学ではモンスター神話がひとつの水脈を形作ってきた。その伝統は，シェークスピアの『テンペスト』（1611年）にまで遡ることができる。それは，オルダス・ハックスリーの『すばらしき新世界』（1932年）のタイトルの典拠となった言葉が登場する戯曲である。もちろん，この伝統が文学の主題としてはっきりとした形をとるようになるのは，エリザベス朝以降のことになる。アナスが例示するのは，ハックスリーの作品のほか，メアリー・シェリーの『フランケンシュタイン―現代のプロメテウス』（1818年），ロバート・ルイス・スティーヴンソンの『ジキル博士とハイド氏』（1886年），H.G.ウェルズの『モロー博士の島』（1896年）である。いずれも，フィクションとして設定された科学技術による人間の改造の問題を通じて，人間であるとはいかなる意味なのかを問うている。

　アナスによれば，これらの作品に登場するモンスターという神話は，現代の遺伝学研究をめぐる議論の感情的および知的な枠組みを予示するものである。たしかに，モンスターという名指しは，科学技術とそれによって改変さ

れる生命に対する一定の態度をすでに予想させる。たとえば、メアリー・シェリーの作品では、主人公の博士（ドクター）ヴィクター・フランケンシュタインが生命の秘密を解くべく科学研究に没頭し、ついには死体から集めたものを組み合わせ、生命を吹き込むことに成功する。しかし、ヴィクターがその美しさに満足した創造物は、誕生したとたんに、人間に恐怖をもたらすモンスターへと変貌する。そのため、ヴィクターは自らの創造物を抹殺することを決意することになる。人間が科学技術によって生み出したモンスターは、人間の手で処分しなければならないのである。

このように、バイオエシックスでは、モンスターは科学技術による人間の改変の問題を象徴するものとして、しばしば語られてきた。しかし、その比喩は、アナスが論じたような遺伝学研究や近年の神経科学研究にかかわる文脈[11]、いわゆるエンハンスメントの議論にだけ登場してきたわけではない。モンスターは、そうした積極的な改変の場面だけではなく、進歩する医療技術によるいわば消極的な副産物としても語られてきた。ここでとりあげるのは、もっぱら後者の場面でのモンスター神話である。こうして、議論はふたたび安楽死の問題に立ち返ることになる。

すでに触れたように、安楽死肯定論を積極的に展開してきた論者にジョゼフ・フレッチャーがいる。フレッチャーは、1954年にバイオエシックスの先駆的な著作と目される『道徳と医学』を刊行して以来、積極的安楽死を擁護してきた。その議論は、カイザーリンクと同じように、医療技術の進歩による変化の認識に支えられている。それがどのように展開されるものだったのか、ここでは、1960年に一般向けの雑誌に書かれた「患者の死ぬ権利」という小論[12]をとりあげる。そこには、モンスターという比喩がはっきりした形で登場するからである。

フレッチャーは、まず「愛に満ちた別れと荘厳な最期の言葉を含むような古典的な臨終の場面は、実際には過去のもの」となったことを指摘する。その結果、「尊厳のうちに死ぬ権利（the right to die in dignity）という問題」が出てきたのだという。今や、医療技術の進歩によって、「以前ならもう終わりであったような時期の後でも長く人々を《生かす》ことが可能」となり、「生命の延長と死の過程の延長という二重の結果」がもたらされた。フレッ

チャーは，病院付きの牧師として，末期患者病棟を回診するインターンがベッドの「植物に水をやりにいく」といっているのを耳にしたことがあるという。医学は，昏睡状態のまま，さまざまなチューブをつけられ，操作される対象と化した患者を生み出した。その結果「人々を慈悲深く解き放ち《逝かせる》という問題」が生じたのである。

ここで，フレッチャーは，「モンスター」について語ることになる。すなわち，「生命の始まる誕生の時点でモンスターを蘇生させようとはしない医師であれば，ましてや生命の終わりの時点では人間をモンスターにしてしまおうとはしないだろう」というのである。フレッチャーによれば，「人々を慈悲深く解き放ち《逝かせる》という問題」とは，そうした場合の治療をどのように打ち切ればよいのかという問題にほかならない。

医療技術の進歩は，人間をモンスターにすることをも可能にした。では，この問題にどう対処すべきなのか。フレッチャーは問題を考える際に最大の障害となるのは，生と死が人間の力を超えた自然に属すという伝統的な考え方にあるという。

人間は生まれ，やがて死ぬ。そのことは，誰もが昔から知っていた。だが，そうした生と死のメカニズムは人知を超えたものだった。いわば，神の思し召しで，人間は生まれ，死ぬ。SOL概念が絶対視されてきたのも，人間の生命をコントロールするのが神だと考えられていたからにほかならない。

しかし，と，フレッチャーは切り返す。医学の進歩は人間による生と死のコントロールの可能性を増大させた。その結果，人間の生と死をコントロールし，SOLの根拠となってきたような「神は，真面目に言えば，死んだのである」[13]。神が死んだ以上，人間が責任をもってバース・コントロールとともにデス・コントロールをするほかはない。フレッチャーのいう「死ぬ権利」とは，そうした人間の手による死のコントロールの主張にほかならなかった。そうしたコントロールを自覚的に遂行することが，医療技術の発達が生み出したモンスターに対処する正しい方策なのである。

フレッチャーのいうモンスターは，たとえばメアリー・シェリーの『フランケンシュタイン』に登場するモンスターのように死体から新たに作り出されるものではない。それは医療技術の進歩がはからずも生命を人間的な領域

から追い出すことによって，生み出される。フレッチャーによれば，そうして生み出される生存のあり方をモンスターとして切り分け，その生命を慈悲深く逝かせることで，尊厳のうちに死ぬ権利を行使しなければならないのである。

ここにフレッチャーが展開したような「死ぬ権利」という主張は，その後，広く知られることになる。きっかけは，1975年から76年にかけてニュージャージー州で裁判となったカレン・アン・クインラン事件である。この遷延性植物状態の治療停止をめぐる裁判が，「死ぬ権利」を求めた裁判として，広く報道されたのである。

この事件では，かなりの偶然から第一審の州高裁の事実審理の過程で，意識障害でベッドに横たわる21歳のカレンは眠れる森の美女などではなくて，「無脳症のモンスター」，「生ける屍」だといった強固なイメージが出来上がり，それがこの事件をめぐる評価にきわめて大きな影響を与えることになった[14]。

たとえば，その事実審理を傍聴していたジャーナリストのD.コーレンは，「カレン・アン・クインランは，善意の医師集団が生み出した現代のフランケンシュタインのモンスターなのだ」だとし，次のように述べている[15]。

　　近代的な設備の整った救急治療室，手術室，集中治療室を手にしている医師（ドクター）は，［フランケンシュタインの著者］シェリー夫人の奔放な夢想も及びもつかないような医学的奇跡を起こすことができる。ドクター・ヴィクター・フランケンシュタインと同様に，医師たちは良かれと思ってことにあたっているにすぎない。しかし，これもまたドクター・ヴィクター・フランケンシュタインと同じように，彼ら医師たちも時にモンスターを生み出す。

　　このモンスターは深夜番組のモンスターのように血に飢えて暴れまわり，子どもたちを殺害し，村人たちを震え上がらせはしない。にもかかわらず，モンスターはモンスターであって，その存在そのものによって家族を破壊し，生活をめちゃめちゃにする。

　　現代のモンスターとは，心も身体もあまりにもひどく，取り返しのつかない傷害を受けているために，いったい誰なのか，自分も家族もわからなくなっているような人たちだ。彼らは生物学的意味で生きているにすぎない。彼らは全米の集中治療

室や養護施設で身を横たえている多くのカレン・アン・クインランなのだ。

「生物学的意味で生きているにすぎない」生命は，モンスターである。こうした認識は，裁判で治療停止に強固に反対していた被告側の法律家たちにも共有されていた。裁判でカレンの訴訟後見人を務めた弁護士のコバーンは，州最高裁判決直後に，「わたしが話したドクターのひとりは，指を切り落として，それを食塩水につけて，ピンで刺激してやれば，しばらくの間，指は反応するだろうが，カレンの状態はそれと同じだといっていた。どれだけの時間反応するか，わたしは知らないが，それがカレン・クインランの現在の状態なのだ」と語っている[16]。また，州司法当局の責任者として治療停止に反対したハイランドとベイムも，「今日，この国のあらゆる病院には，この世に頑強にしがみついている幽霊（phantom）からなる影の社会が存在している。生と死の属性をともにもちながら，彼らは新しい名をもたぬ生存のあり方を形成している」と語ることから裁判を振り返り[17]，検察官だったコレスターは「われわれは誰でも進歩には不幸な副作用があることを知っているが，それでも死に対する医学の闘いがきわめて特有の恐怖（horrors）をもたらす結果になっているのはやはりショッキングである。……近代的な病院の集中治療室のなかに，まさにその《人間性》が熱い論争の的となるような意識のない者たちが住み着く場を生み出す可能性をももたらしたのだ」[18]という感想をもらしている。

こうして，バイオエシックスが生命をめぐって議論してきた区別のうち，パーソンの生命からはみ出すものには，モンスターという，すでに一定の構えを予想させるイメージが重ねられるのである。

V. おわりに ── バイオエシックスの議論の行方 ──

クインラン事件ではカレンが医療技術の生み出したいわばモンスターだというイメージが人々を支配するなか，最終的に，州最高裁判所の治療停止を認める判決は出された。ここには，バイオエシックスにおける生命をめぐる議論の行き着くところがどのようなものであるのかがはっきりと示されてい

る。

　生命の価値をめぐるSOLとQOLとの対立は，SOLをQOLに帰着させる議論を生み出した。それは，尊厳ということで人間の生命のうちに，ヒトとパーソンといった区別を認めることを意味するものだった。そうして区別され，パーソンからはみ出すもの，ハイランドたちの言い方を使えば「新しい名をもたぬ生存のあり方」がモンスターと呼ばれるのである。そう名指されることで，そうした生存のあり方への対処は自ずと決まることになる。「死ぬ権利」とは，そのための方便のひとつにほかならない。それが，生命の価値を論じて，生命の区別へと収斂していくバイオエシックスの議論の結論であった。そこでは，生命の価値の根拠への問いなど，立てられるべくもないのである。

注

1) Kuhse, Helga, 1987, *The Sanctity-of-Life Doctrine in Medicine: A Critique*, Clarendon Press, Oxford.（飯田亘之他訳，2006，『生命の神聖性説批判』，東信堂）.
2) エドワード・W. カイザーリンク，黒崎政男訳，「生命の尊厳と生命の質は両立可能か」，加藤尚武・飯田亘之編，エンゲルハート，ヨナス他，1988，『バイオエシックスの基礎——欧米の「生命倫理」論——』，東海大学出版会，3-18頁（Keyserlingk, Edward W., 1983, "Sanctity of Life and Quality of Life‐Are They Compatible?" Law Reform Commission of Canada）．以下，この『バイオエシックスの基礎』所収の論文からの引用は，同書の翻訳による．
3) 参照，ジョゼフ・フレッチャー，菊池善恵訳，「倫理学と安楽死」，加藤・飯田編『バイオエシックスの基礎』，135-148頁（Fletcher, Joseph, 1973, "Ethics and Euthanasia," in Williams, Robert H. (ed.), *To Live and To Die: When, Why, and How*, Springer-Verlag, 113-122)．
4) Kuhse, *op.cit.*, pp.201ff（邦訳，262頁以下）．
5) Keenan, James F., S.J., 1996, "The Concept of Sanctity of Life and Its Use in Contemporary Bioethical Discussion," in K. Bayerts (ed.), *Sanctity of Life and Human Dignity*, Kluwer, 1996, pp.1-18. この論文については，坂井昭宏，「「人間の尊厳」と「生命の神聖」——古い規範概念の再検討」，2006，『科学研究費補助金「応用倫理学各分野の基本的諸概念に関する規範倫理学的及びメタ倫理学的研究」平成17年度研究成果報告書』，1-38頁に教えられた．
6) こうした文脈でしばしば登場する「無脳症の新生児」という例は，後述するように，モンスターという比喩を呼び出すものでもある．
7) Tooley, Michael, 1972, "Abortion and Infanticide," *Philosophy and Public Affairs* 2 (1) : 37-65（マイケル・トゥーリー，森岡正博訳，「嬰児は人格を持つか」，

加藤・飯田編『バイオエシックスの基礎』, 94-110頁).
8) H. トリストラム・エンゲルハート, 久保田顕二訳, 「医学における人格の概念」, 加藤・飯田編『バイオエシックスの基礎』, 19-32頁 (Engelhardt, H. Tristram, Jr., 1982, "Medicine and the Concept of Person," in Beauchamp, Tom L., and Walters, LeRoy (eds.), 1982, *Contemporary Issues in Bioethics*, Second Edition, Wadsworth Publishing Company, pp. 93-101)。なお, 引用では本文との関係で「人格」には「パーソン」をあてた。
9) なお, エンゲルハートは, 『バイオエシックスの基礎づけ』(加藤尚武・飯田亘之監訳, 1989, 朝日出版社, 第4章) (Engelhardt, H. Tristram, Jr., 1986, *The Foundations of Bioethics*, Oxford University Press) では, パーソン概念をさらに細かく分類する議論を展開している。
10) Annas, George J., 1990, "Mapping the human genome and the meaning of monster mythology," *Emory Law Journal* 39 (3): 629-664.
11) この文脈でのモンスター神話については, 香川知晶, 「「応用倫理学」とモンスターの哲学 —— 脳神経倫理学の可能性」, 信原幸弘・原塑編著『脳神経倫理学の展望』(勁草書房, 2008年) で論じた。
12) Fletcher, Joseph, 1960, "The Patient's Right to Die," *Harper's Magazine* (October):139-143. 参照, 香川知晶『死ぬ権利』(2006, 勁草書房), 161-163頁。
13) 上掲, フレッチャー, 「倫理学と安楽死」, 139頁 (*To Live and To Die: When, Why, and How*, p.116)。
14) 上掲, 『死ぬ権利』, 139頁以下, 参照。
15) Colen, B. D., 1976, *Karen Ann Quinlan: Dying in the Age of Eternal Life*, Nash Publishing, pp. 68-69.
16) Grad, F. P., et al., 1976, "Is there a right to die?" *Columbia Journal of Law & Social Problems* 12 (4): 510
17) Hyland, William F., and Baime, David S., 1976, "In Re *Quinlan* : A Synthesis of Law and Medical Technology," *Rutgers Camden Law Journal* 8 : 37.
18) Collester, D.G., Jr., 1977, "Death, Dying and the Law: A Prosecutorial View of the Quinlan Case," *Rutgers Law Review* 30, 304.

第12章 功利主義と生命の価値

加藤佐和

I. はじめに

　どんな社会も殺人を一般に禁止する規則をもつ。倫理学の主要な立場のひとつに功利主義があるが，この功利主義がよってたつ功利原理は，全体の最大効用を達成するために無実の人の命を犠牲にすることを正当化しうるとしてしばしば批判がなされてきた。そのように批判されるとき，人間の生命にはそれ自体で望ましいという「内在的価値（intrinsic value）」があるという考えが根底にあり，功利原理が，最大の効用という他の目的のために無実の人の殺害を正当化しうることが，人間の生命を「道具的価値（instrumental value）」をもつものとして手段化することだと見なされている。

　本章では，功利主義が人間の生命の価値をどのように扱いうるかを考察する。これにあたり，P. シンガーによる著書『実践の倫理』（第二版，1993）[1]における議論を手がかりにして，異なる生命の間での異なる生命の価値づけがどのような根拠でなされているかを見ていく。また，生命の価値についての功利主義的な考察の結果生じる種々の反直観的な結論に対して，R. M. ヘアやD. パーフィットの議論を参照しながら，功利主義がそれらにどのように応えうるかを検討する。

II. シンガーの方法論

　倫理的な判断は，等しい状況を等しく扱うという普遍的見地からなされなければならないということは一般に受け入れられている。シンガーによれば，ある判断が倫理的判断に到らない〈前－倫理的段階〉にある場合，それは自

らの利害にのみ関心があり下されるものである[2]。この〈前 - 倫理的段階〉では、「私自身の利害だから」というだけで、私の利害が他者の利害以上のものと見なされる。こうした私の利害に対する私の関心を越えて、他者の利害にまで関心を拡張することによってはじめて〈倫理的段階〉に達する。そうして、私の利益だけでなく関係者全員の利益を比較考量し、全体の利益を最大化する立場を採るようになる。倫理的段階に達したとき得られる、最初のかつ最低限の基礎が功利主義であるとされる。

　次に、シンガーは功利主義と平等の原理との調停を試みる。シンガーは、人々の間の種々の相違をふまえて、人間なら誰でも平等に所有するような何らかの「道徳的に重要な特性（morally significant property）」[3]が存在するか否かを検討する。ロールズの正義論（社会における正義の原理を探るために仮想的な合意の場から出発する）では、「道徳的人格（moral personality）」という自然的特徴を平等の基礎におく[4]。ロールズのいう「道徳的人格」とは、正義の感覚を有しており、道徳的行為者としてふるまうための契約論的な合意をなすことが可能な人間を指す。ロールズはこれをほとんどすべての人がもつ特性だと見なしたが、これには問題があるとシンガーは指摘する。ある人がロールズの述べるような意味での道徳的人格という特性をもつか否かは程度の問題であり、最小限の線がどこに引かれるべきかが未解決のままである。さらに、幼児や知的障害者といった存在の扱いが複雑な問題をうむ。それは、最小限の線をどれだけ低く見積もってみても、これらの存在者が道徳的人格をもつと見なせないであろうという理由による。同様に、人々の間に程度の差が認められる知能（intelligence）や合理性（rationality）といった他の自然的特徴も平等の基礎ではない。平等の基礎は人々の自然的特徴に求められないものだとされる。

　では、平等の基礎にこのような自然的特徴を置かないとすれば、どのような特徴が道徳的に重要なのであろうか。上で見たような倫理の普遍的見地を認めるならば、個人の利害を越えて、影響を受ける人々全員の利害を考慮する必要があった。そこから、平等の基本的原理として〈利害に対する平等な配慮〉の原理が出てくる。この原理に従って考えれば、ある人があることに対して利害をもっているという特徴のみをわれわれは考慮すべきだというこ

とになる。

　自然的特徴を捨象したという意味で，人種や性別の違いは道徳的に重要ではない。ただし，〈利害に対する平等な配慮〉の原理は平等な取り扱いを命じるものではない。シンガーは障害者をそうではない人と区別して扱う仕方の中に不当ではないものがあることを指摘する[5]。例として，盲目の人や車椅子を使用している人は，消防士の雇用から除外される。しかし，そのことは，そのような障害をもつ人の利害を他の人の利害よりも低く見積もっているということではない。〈利害に対する平等な配慮〉の原理は，いわゆる最大多数の最大幸福をめざす，利害についての功利計算においてはたらくものであり，たとえば盲目の人を消防士に採用することについては，当人にとっても他の人々にとっても利益よりも害悪の方が大きいと考えられる。

　これまで見てきたように，シンガーは種々の人々の間の違いのうちで，ロールズのいう道徳的人格や知能，あるいは人種や性別のような何らかの自然的特徴にもとづく差別を不当なものであるとして排除し，〈利害に対する平等な配慮〉の原理にもとづいて整合的で一貫した平等な配慮のための枠組みを提示しようとする。

Ⅲ．シンガーによる異なる生命間の価値づけ

　本節では，シンガーによる生命の価値についての功利主義的考察を見ていく。シンガーは，異なる存在（人格，意識と感覚を有する存在，それ以外）の間に異なる生命の価値を認める。幸福（効用）の最大化を目指すにあたって，全体の快の増加と不快の減少を基準にする古典功利主義の立場をとるか，全体の選好の最大充足を目指す選好功利主義の立場に立つかで，生命の価値についての評価が異なってくる。

（1）　人格の生命の価値

　シンガーは「人格（person）」を，理性と自己意識をもつ存在という意味で用いている[6]。そして，そのような存在は未来への欲求をもつと述べる。つまり，人格は自らが独立した存在であり未来をもつと知っている。この人

格の分類に従えば，ホモ・サピエンスという種に属する存在だけではなく，一部の高等動物も人格に含まれる。

　人種や性別が道徳的に重要な違いではないように，「ある存在がAという種に属している」という自然的な事実から，それのみで「～のように扱うべき」という価値判断に至ることは誤りであると見なされる。生物学的な種の違いのみで，扱いにおいて差別をすることは「種差別（speciesism）」であり，人間を偏重することは人間中心主義として非難される。功利主義にとって，道徳的に重要であるのは利害をもつかどうかという点である。

　古典功利主義では，ある人にとっての利害とは経験される快不快である。古典功利主義からすると，快適な生活を送っている存在を殺すことは悪い。だが，それは人格を殺す場合にも，それ以外の動物を殺す場合にも同じく当てはまる。古典功利主義は，人格の殺害をとくに悪いものとして見なしうるだろうか。先に述べたように，人格は未来に対するさまざまな欲求をもっているが，そのことは人格が殺される場合に経験する快苦の量に特別な影響を与えないことも可能である。たとえば，熟睡中に襲われ即死であった場合などが考えられる。ただしそういう場合でも，ある人格が殺されたことが周りの人々に知られると，彼らの不安や恐れが増すという悪い影響がありうる。これが古典功利主義からみた，人格の殺害がとくに悪いと見なす間接的理由である，とシンガーは述べる。

　選好功利主義では，ある人にとっての利益とは選好（preference）の充足であり，選好が妨害されるとき不正がなされると考えられる。選好功利主義からすると，人格を殺すことに関してとくに何が不正かという問いに対して，生き続けることを望んでいる人格を殺すことは直接的に悪いとされる。そのように言えるのは，選好の概念による。自らの生に対する選好は，通常他の多くの選好の要のようなものと見なされている。再度シンガーの人格の定義に戻り，選好功利主義的にみると，「理性がある」や「自己意識がある」ということそれ自体というより，これらと強く結びついた選好をもつということが道徳的に重要なのである。さまざまな存在の中でも，とりわけ人格の選好は「高度に将来志向的（highly future-oriented）」であり，未来への欲求にもとづく種々の選好を有しているということが，まさに人格の本質的な特性

と見なせる。古典功利主義では人格は経験される快苦の容器のように見なされがちで、重要なのは人格そのものよりもむしろ快苦であると言いうる。一方、選好功利主義では人格と「高度に未来志向的な選好」とが強く結びついており、それを可能にしているのが「理性があること」や「自己意識があること」といった特徴である。つまり、単に生命の持続を望んでいるかではなく、自己意識を伴った選好のもとにそれを望んでいるかが重要であり、このような自らの生に対する選好をもつ存在を殺し、その選好を挫折させることは、選好功利主義において不正であると見なされる。その意味でそのような存在は内在的な価値をもつとされる。

（2） 感覚および意識を有する存在の生命の価値

多くの動物、人間の胎児の後期、新生児、重度の知的障害者は、シンガーによって感覚および意識を有する存在に分類される。彼らは死という概念をもたないため、仲間が目の前で殺されたとしても、それからどのような悪い心理的影響を受けるかは明らかではない。

このグループの存在は、理性や自己意識をもたないが、感覚をもつという特徴をもつ。シンガーによれば、等しい利害を等しく配慮するには、「その存在が感覚能力を有している」ということで十分である、とされる[7]。経験される快苦が存在するので、感覚を有する存在の生命に価値があると考えられ、人間の利害も動物の利害も、また、自己意識のある動物の利害も自己意識のない動物の利害も、平等に配慮されるべきということになる。たとえば、人間の狩猟における快のために動物を殺す場合、動物の受ける大きな害の方が狩猟の快よりも功利計算で上回る。生きるためにそうせざるを得ないなど、動物が被る害悪を上回る利益が得られるのでないかぎり、動物の生命を奪うべきではないとされる。

感覚を有するようになった胎児については、その利害に対して配慮する必要がある。感覚や意識を有する重度の知的障害者も同様である。また、かつては人格としての生を送っていたが、自分の生死にかんする選好を表明する前に植物状態に陥ってしまった患者は、もし彼らが何も経験せず、今後もそれが変わらないとすれば、内在的な価値をもたないとされる[8]。このことか

ら，ある生命が内在的に価値をもつというためには，その存在が少なくとも感覚を有している必要がある，とシンガーが考えているのが分かる。この感覚を有しているということが，その存在の意識的な利益を語るために最低限必要なのである。

(3) それ以外の存在について

人格でもない，感覚や意識をもつものでもない，第3のグループに該当するのが樹木，草花，自然などである。これらの存在の生命に内在的価値があるとする「生命への畏敬」論や，あるいはもっと大きな対象である種や生態系に価値があるとする「ディープエコロジー」の思想は，意識的な利益を拠りどころとする説より説得力をもつ形で議論を展開できない，とシンガーは述べる[9]。このカテゴリーの存在の中には，一般に生命をもつと見なされているものが含まれるが，意識的な利益を重視する立場からは，その存在が個的生命をもつということ自体は重要ではない。

しかし，これらの存在が内在的価値をもたないからといって，それらを保護する理由がないというわけではない。原生自然などの保護は，それが内在的に価値を有するからというわけではなく，われわれ（将来世代も含む）の幸福に関係するかぎりで重要であるとされる。このようなわれわれの幸福にもとづく人間中心主義的な見方にたっても，自然保護への積極的な理由がある（ただし，すでに見たように，人間のささいな利益のために動物を不当に取り扱うことは誤りである）。このグループの存在は，われわれの幸福に応じて間接的に価値をもつと見なされる。

IV. 人格の生命の置き換え可能性について

自己意識をもった個として独立にそれ自身の生を生きており，また，生への選好をもつ人格を殺すことは，選好功利主義によればとくに不正であると見なされた。それは，このような自己意識的な存在が高度に未来志向的な選好をもつからであった。快適な生活を送っている存在を殺すことは不正ではあるが，人格を殺すことに比べて悪いわけではない。自己意識のない存在を

殺すとしても，代わりに快適な生を営むであろう新たな存在が生みだされるならば，その害は相殺されると見なすことができる。この場合，両者の生命は置き換え可能（replaceable）であると見なされる[10]。シンガーは，その存在が自己意識を有するかどうかが，それを置き換え可能と見なせるかどうかの指標であるとする。

H. L. A. ハートは，選好功利主義に訴えることで人格の死に伴う損失が他の存在が殺される場合の損失よりも大きいというシンガーの主張には理解を示す[11]。だが，人格が生への欲求をもつということは，人格を殺さない理由の一つではあるが，決定的なものではない，とハートは論じる。それは以下の理由による。選好功利主義は，結局のところ最大化功利主義の形をとるので，古典功利主義が最大幸福を目指すのと同様に，選好の最大充足を目指すものである。そのことから，次の2点が問題となる。

まず，ある人格の生きたいという欲求は，他の人格の選好と対立しうるという点である。実際，シンガーは以下のように述べている。「選好功利主義にとっても，殺される人に対して加えられる不正は，考慮すべき一つの要素にすぎず，時には他の人々の選好の方がその犠牲者の選好よりも重要だと見なされることもありうる」[12]。ハートは，その人格の未来の人生プランが他者のそれと異なっているという事実が，全体の選好充足を最大化する計算に影響を与えないことを指摘する。というのも，その計算において異なる他者の有する選好は，その内容ではなく，数と強度の観点から重みづけされるからである。そうであれば，どうして人格の選好だけが置き換えられ得ないと見なされるのかという問題が生じる。

そしてさらにハートは，人格の生への選好さえ他者の選好によって凌駕されうるなら，人格のすでにある選好と，それにとって代わるべく作られた新たな選好との置き換えもまた可能となるのではないかという疑問を呈している。つまり，すでにいる人格と新たに存在し始める人格との置き換えの可能性を示唆するものである。ハートの批判の根本には，古典功利主義が人格を快苦の入れもののように見なしうるのと同様に，選好功利主義においても人格はある意味で選好の入れもののように見なされうるということがある。それは，選好功利主義が誰のどういう選好かといった内容ではなく，その選好

の数と強度にのみ注目し選好の最大充足を目指すからである。

　シンガーは，選好功利主義は確かに最大化功利主義の形をとるが，まず，すでに存在する選好を最大に充足することを目指すものであるとする[13]。そして，選好功利主義が「新しく作り出される選好の充足」や「充足しうる選好をもつ存在を新たに作りだすこと」までを要求するかどうかを検討している。シンガーは，すでにある選好を充足させることと違って，新しい選好を作りだして満足させることはそれだけでその正不正が判定できないとする。というのも，新しい選好がどういうものであるか，および，それとすでにある選好との関係によって，新しい選好を充足させることが望ましいかどうかが決まるからである。たとえば，歯が痛むときには苦痛から解放されたいが，苦痛から解放されたいという選好を充足させるために，歯の痛みを引き起こしたいかというと，そうは思われない。それゆえ，選好功利主義は「新しく作り出される選好の充足」そのものをよいとも悪いとも見なさない。また，「充足しうる選好をもつ新しい存在を作りだすこと」については，節を改めて論じる。

　人格の置き換えに話を戻そう。ハートの第1の問いに応えるために，シンガーは人生を旅に喩える[14]。旅に出るにあたり，休暇をとり，ルートを調べ，宿を手配するなどの準備が必要である。この準備中に旅行を断念するより，準備があらかた終了し，いざ出発という段階になって旅行を断念する方が，損失は大きい。人格の生は定められた目標に向かう旅のようなものである。この旅が途中で挫折してしまうとき，目標達成のために多くの取り組みがなされていればいるほど，その損失は大きくなる。また，旅行に出発しないという決定は，子どもをもたないという決定に類似している，とシンガーは述べる。人生という旅が始まっていないときには，この行程を進むものはまだ何の目標ももたない。シンガー自身も述べているが，この旅というメタファーは置き換え可能な存在とそうではない存在とを示唆するものにすぎない。すなわち，人格を殺す場合より，人格ではないものを殺す場合の方が悪くはないということを示すのみであり，ある人格の死によって，他の人格の旅，しかも未来へのさまざまな目的をもった旅の継続が可能になるならば，それがなぜ不正であるかということに，この旅のメタファーは十分応えてはいない。

人格の置き換え不可能性を説明する別の仕方は，R. M. ヘアの提唱する二層理論を用いるものだろう。シンガーは『実践の倫理』の第二版のまえがきで，初版からの変更点として二層理論を導入したことに触れている[15]。この二層理論は，個別具体的場面でどう行為すべきかを検討する行為功利主義的な思考法（批判的レベル）と，通常の一般的な場面でどう行為するのが望ましいかという規則功利主義的な思考法（直観的レベル）とを統合するものである[16]。この二層理論の導入によって，人格は置き換え不可能だとする考えを補強する方が旅のメタファーよりも有効であるだろう。人格の置き換えは，通常きわめて不正なものと考えられ，規則によって一般に禁じられる。人格を置き換えることは，一般に周囲の人に悪い影響を与えるであろうし，われわれは通常生命への権利を慣習としてもつので，このような殺害を重大な不正であると見なす。われわれが直観的レベルでこのような慣習を規則として受容していることには功利主義的に見て効用がある。

一方，異なる選好が対立するとき，たとえば，10人の人を救う手段として1人の無実の人を殺すという極端な例では上の規則が適用できない。そのため，異なる利害について平等に配慮する批判的思考を行わなければならない。批判的思考を行うためには，その状況を精査する必要がある。その際さらに，別の実行可能な選択肢の有無や，人格を殺すことに伴う間接的な影響（被害者の関係者の悲しみや社会に与える不安等）の有無も考慮されなければならない。これらのことを考慮すれば，功利主義者はたいていの無実の人の殺害を許容できないと見なしうる。突飛な思考実験においてではなく，現実にそのような事例が起こるなら，そのとき初めて「1人の無実の人を殺すことが正しい」と功利主義者は判断せざるを得ない。ヘアは，もっともその場合でさえ，通常の道徳教育を受けた人は強力な道徳感情をもっているはずであり，殺人を犯すことはその行為者の道徳感情にあまりにも反するために，よい（good）人であるからこそ正しい（right）行為を行わない可能性を示唆する[17]。ここでのよい人とは直観的レベルでわれわれが受容している規則を十分に教育されている人であり，それらの規則に違反する際には良心の呵責を感じる人である。そのような人は，たとえ批判的レベルでの思考を経てある無実の人の殺害が最大の効用をもたらす正しい行為であるという結論に至った場合

でも，直観的に正しいと感じられることに従う可能性がある。

　功利主義は，幸福あるいは効用（快楽，選好充足等）を最大化する行為を正しい行為と見なす。ヘアはここで，二層理論における直観的なレベルで正しいと思われることと，批判的レベルで正しいという判断との間で不一致が起こりうることを示唆する。しかし，このような不一致が生じる場合にどちらの判断に従うべきかについて，ヘアは明示的には語らない。ヘアによれば，直観的レベルか批判的レベルのどちらで考えるかということは哲学的な問題ではなく，その状況における自分自身の思考能力や，今どのように考えているかに依存するとされる[18]。

　ここまで見てきたように，なぜ人格の置き換えが不正であるかは，選好功利主義と二層理論である程度まで説明できるであろうが，その説明は人格間の置き換えの可能性を完全に否定するものではなかった。

V．可能的人格の生命の置き換え可能性について

　次に，ハートの第2の問い，すなわち「充足しうる選好をもつ新しい存在を作りだすこと」について見ていこう。これは次の問いに関わっている。選好功利主義では，まだ存在しない単に可能的な人間（merely possible people）の選好をどのように考えるべきなのか。ここでは，以下のことを正しいと見なすか不正と見なすかについて，異なる功利主義の形態を見ていこう。

① 充足される見込みが高い選好を多くもつ存在（＝幸福な生）を生みだすこと。
② 挫折される見込みが高い選好を多くもつ存在（＝不幸な生）を故意に作りだすこと。

　①について，これを正しいと見なすならば新しい存在を生むべきであり，生まないならば不正である。①を正しいと見なすかぎり，可能的状態にとどまる子どもを実際に存在させることは，彼に利益を与えることであると見なされる。②を不正と見なすならば新しい存在を生むべきではなく，生むならば不正である。選好功利主義が端的に選好充足の総量の最大化を目指すなら

ばこのように言える。ヘアはそのような総量主義的な立場（総量説 total version）をとり，①を正しいと見なし②を不正と見なす。

　だが，①について正しいと判断するならば，われわれがもちうる子どもが幸福な生を送る見込みが高いときには，われわれは子どもをもつべきであり，反対に，われわれがこれからもちうる子どもが幸福な生を送ることが予想されるとき，その子を生みださないことは不正である。そして，そのような子どもが多くいればいるほど世界の幸福の総量が増すので，「生めよ増やせよ」が望ましいことになる。人口の増加によって各人のQOLが低下しても，その不効用は数の増加による効用で補われる。これを突き詰めると，QOLが極端に低くてもそれを補うだけの莫大な人口のいる世界が望ましいことになる（これはD. パーフィットが「いとわしい結論（Repugnant Conclusion）」と呼んだものである）。総量主義的な立場からはこれらのような反直観な帰結が導かれる。

　可能的人間にかかわる問題について考えるにあたり，シンガーは総量説と存在先行説（prior existence version）というふたつの立場を検討する[19]。総量説では，選好の最大充足を目指すにあたって，すでに存在している選好を充足することと，充足される見込みが高い存在そのものを生みだすこととの間に区別をもうけない。それに対して，存在先行説では，すでに存在するものの選好と，われわれの決定とは独立に将来存在するものの選好を考慮に入れ，われわれの決定によって生まれるかどうかが変わる存在の選好を除外する。われわれがこれからもとうとする子どもは，われわれの決定によって生まれるかどうかが変わる存在である。存在先行説に立てばその子どもの幸福も不幸もそれ自体では彼らを生む理由にも生まない理由にもならない。よって，存在先行説では①と②について，それらが正だとも不正だとも言えない。

　①の幸福な生の産出にかかわる判断については，存在先行説の方がわれわれの直観に合致する。われわれは通常，幸せな生を送るであろう子どもをもつべきだとは考えない。反対に，存在先行説による②の不幸な生の産出についての判断は反直観的だと見なされる。シンガーは，知りながら不幸な生を生むことは悪いように思われるが，それならばなぜ知りながら幸福な生を生むのがよいことではないのか，その理由を説明することは容易ではないと

述べる[20]。

　存在先行説は，幸福な生の産出と不幸な生の産出が対称的な形では語れないことを示すことはできるだろうか。つまり，幸福な生を送れそうな存在を生みだすことは義務ではないが，一方で，不幸な生を送りそうな存在を生みだすことは不正だという非対称な判断を説明できるだろうか。シンガーの試みは，（ただし，あまりいい議論でないと認めつつも）不幸な子を知りながら生むことはそれ自体では不正ではないが，そのような子どもを実際に生むことに伴う間接的な結果に訴えるものである[21]。不幸な生の子どもが生まれたら両親は安楽死を選択するなどの手法をとる。不幸な子どもをはじめから生みださないよりも，生みだしてから死に至らしめる方が，それに伴う両親の心理的な負担がより大きくなる。このことから，不幸な子の産出を避けるべき間接的な理由がある，というものである。

　この非対称性については，D. パーフィットが先に『理由と人格』の中で述べている。

　まず，誰かを存在させるということの特殊性から見ていこう。ほとんどすべての場合で，ある出来事の発生が人々にとってよいならば，相対的に，それが発生しないことは人々にとって悪い[22]。たとえば，ある人にとって生がよいものであるならば，生の終わり，すなわち死が起こることは悪い，と対称的に考えられる。パーフィットは，このような出来事の発生と非発生における善悪の対称関係が唯一成立しないケースとして「人を存在させること」をあげる。この場合の反対の選択肢とは，初めから存在しないこと，無であることである。この無であることと，人を存在させること（＝有ること）は，存在の開始と終了である「生」と「死」のような形では比較できない。というのも，「生」と「死」は現実の人々に起こるので，現実の人々にとってよいとか悪いとか語ることができる。これに対して，「無」であることは現実の人に起こらない。よって，人を存在させること（＝「有」）は，この人にとって，「無」よりよい（better）という比較が成り立たない。初めから存在しなかったとしても，現実に存在している人と比べて悪いわけではない。ただし，存在していることはこの人にとって，よい（good）とは言いうる。

　このことが意味するのは，その子が幸福な生を送る見込みが高かろうが不

幸な生を送る見込みが高かろうが,母親が子どもを生まないことは,無との比較が成り立たない以上,正とも不正ともいえない,ということである。つまり,①の幸福な生の産出を避けることの不正さは言えない。では,子どもを生む場合にはどうだろうか。子どもを生む場合にも,その正不正が言えないのだろうか。

　パーフィットは,非対称性を説明するよい方法として,彼の言う〈狭い原理〉に訴えることをあげる[23]。〈狭い原理〉によれば,他の事柄が等しいならば,生きることになる人々にとって悪い (bad) ことか一層悪い (worse) ことをするのは不正であるというものである。これによると,惨めな子の産出はその子どもにとって悪いので不正である。それに対して,幸福な子どもをもたないことは上で述べたように,無との比較が成り立たないので不正とは言えない。しかし,パーフィットによれば,この〈狭い原理〉は〈非同一性問題 (Non-Identify Problem)〉を解決できないために,斥けられなければならないのである。

　非同一性問題をパーフィットのあげる 2 人の女性の例をもとに考えよう[24]。女性 A は妊娠 1 か月であり,単純な処置をしないとお腹の子には障害が残ると医師から告げられた。だが,女性 A はこの処置を行わず子どもが誕生した。そこで生まれた障害をもつ子どもの QOL はそれほど低いわけではない。女性 B は,子どもをもとうとして,避妊薬の使用をやめようとしている。今妊娠すれば子どもは障害をもつことになる状態にあり,3 か月待てば通常の子どもを妊娠できると医師から告げられた。女性 B は待つことなく妊娠し,障害をもつ子どもが生まれた。女性 B の生んだ子どもも女性 A の生んだ子どもと同程度の QOL をもつ。

　女性 A の場合,彼女が知っていながら適切な行為を採らなかったことは,生まれた子どもにとってより悪い方に影響を与えたと見なせる。だが,女性 B の場合,女性が妊娠を待てば異なる子が生まれた。つまり,そのとき子どもの同一性が変更される。女性 B が生んだ子どもは,障害をもつが,その状態でなければはじめから存在しなかったので,より悪い (worse) 方に影響を受けたとは言えない。女性 B は誰に対しても悪いことをしていない。よって,結論として,女性 B が熟慮して障害児を生むならこの子に危害を

加えたわけではない（むしろ，ある程度の QOL をもつ子どもを生んだので，この子によいことをしたことになる）が，女性 A は彼女の子どもに危害を加えたことになり，女性 A の方が悪いことになる。

なお 2 人の女性の行為がどちらも不正であると判断するとしたら，非同一性問題を解決しなければならない。これを解決しようとするとき，悪いことは誰か特定の人にとって悪いという考え方ではなく，誰か特定の被害を受けた人がいなくても，行為から導かれる帰結の悪さに訴えかける仕方に訴えざるを得ない。女性 B の行為によって，彼女は生んだ子どもに直接危害を加えたとは言えない。というのも，彼女が妊娠するのを待てばそもそもその子どもは誕生しなかったからである。このケースにおいて，女性 B の行為を不正であると見なすならば，彼女の行為が結果に与えた悪さの観点からその不正を非難することになる，とパーフィットは指摘する。このように考えるならば女性 B の行為から得られる最善の結果は，彼女が妊娠を待って別の子どもを生むことであった。しかし，彼女はこの最善の結果を生みだし損ね

表1

	幸福な子を生む	不幸な子を生む	幸福な子を生まない	不幸な子を生まない	備　考
総量説（ヘア）（シンガー）	正（反直観的）	不　正	不　正（反直観的）	正	生めよ増やせよという反直観的な結論に至る。
存在先行説（シンガー）	△（どちらとも言えない）	△（反直観的）	[△]	[△]	知りつつ不幸な子を生むことが正でも不正でもないというのは反直観的でありうる。
パーフィット	[右と同様の構図]	すでに存在する胎児に治療しないならば不正。これから妊娠する子ならばどちらとも言えない（非同一性問題の発生）。	△	△	生まない場合は生む場合との比較が成立しないので，正不正どちらとも言えない。非同一性問題の解決のためには，置き換え可能性を受け入れ，総量説へ。

[　]内については本章で言及していない。

た。ゆえに、彼女の行為は不正である。このように考えるならば、今妊娠する子どもではなく、3か月後に妊娠する子どもに置き換えた方が、結果として望ましいので、女性Bは置き換えをなすべきだったことになる。

　非同一性問題が生じるケースでは、誰か特定の人に対して加えられた危害の観点からではなく、関係者すべてにとっての最善の結果という観点から、行為の正不正を判断せざるを得ないことをパーフィットは指摘した。関係者すべてにとっての最善の結果を考慮するとき、可能的な人格間の置き換えが望ましいと認めることが避けられないケースが生じうる。その結果、このような置き換え可能性をもともと含意しない存在先行説ではなく、置き換え可能性を認める総量説の立場をとる方が、非同一性の問題に応えうることになる。ここまでの流れをまとめると表1のようになる。

VI. 総量説再考

　本節では、総量説を今一度検討することにしよう。総量説では、挫折される見込みが高い選好を多くもつ存在を故意に作りだすことは不正である、と見なすことができた。生まれる子どもが不幸な生を送る見込みが高いならば、この子を生むべきではなく、そしてさらに次の子どもが幸せな生を送る見込みが高いならばこの子どもに置き換えることが望ましかった。また、後者の幸せな生の子どもを生まないことは、この子に害を与えることであった。

　総量説が幸せな子どもを生むべきとする点、そしてさらに生めよ増やせよが義務となることは反直観的である。だが、ヘアは、すべての可能的人間の等しい選好に等しく配慮することが普遍化の指令から導かれる、と述べる[25]。ヘアの倫理的立場の基本は、相手の立場に立って自分のうちに相手の選好を自分のものとして再現し、自分の選好と再現した選好との間で比較を行い、その強度の上回る方を優先させることによって普遍的な判断に至るというものである。われわれが自分自身が存在していることに感謝するならば、それは非存在よりも存在を選好していると見なされる。存在していることは、それ自体で有益だというわけではなく、生を享受する人にとって必要条件である。つまり、存在していることは他のよいもののための手段としてよいので

ある。われわれが、実際にそのように判断するなら、同じ普遍的特徴をもつ他のケースでも、すなわち単に可能的な人間の場合でも、同じ判断を下さなければならない。

その意味で、われわれが生む子どもが発達のどの段階にあるか（たとえば、感覚を有するようになった時点や、母胎外での生存が可能になった時点）ではなく、人格になりうるか否かということが道徳的に重要になる。ヘアは、ある存在が人格への潜在性を有するならば、まさにそれゆえにわれわれはその存在を保護すべきであると述べる[26]。人格への潜在性が道徳的に重要なのは、われわれが考慮する結果に影響を与えるからである。

ヘアがすべての潜在的人間というとき、それが存在していようと単に可能的だろうと、道徳的に違いはない。というのも、潜在的人格が実際に存在しているか否かということはそれ自体では道徳的に重要ではないからである。ヒト胚や胎児が人格への潜在性をもつなら、受精前の精子と卵子の任意のペアにも同じように人格への潜在性が認められる。ここで、受精後両方の遺伝子が混ざり合って遺伝的にひとつの個体となるという事実が重要なのだと反論しようとしても、それは自然的事実であり（自然的特徴を捨象したのがシンガーの議論であった）、さらに、受精後約2週間までは多胎の可能性がある。こうして、一組の精子と卵子にもヒト胚や胎児と同様の人格への潜在性が認められるとすると、中絶だけではなく避妊や禁欲も同じ程度に悪いということになってしまう[27]。

これを回避するには、中絶よりも避妊の方が両親等に与える心理的負担が少ないなどの間接的影響に訴える議論か、通常の場合と極端な場合とを分ける二層理論を用いて議論を展開することが考えられる。

二層理論の方を見てみよう。総量説からは、幸福な生の産出を妨げる中絶や避妊や禁欲は控えられるべきではない。これはわれわれの直観に反するだろう。通常われわれは、避妊や禁欲よりも中絶の方が悪いと考える。しかし、これは極端な場合には当てはまらない。たとえば、すでに人口過剰な世界で中絶することと、深刻な人口不足の世界で避妊することのどちらが不正であるかを考えるとき、われわれの直観は役に立たない。このような場合は、関係者すべてにとって最善の人数を決定する批判的思考が必要になる。たとえ

ば，両親がすでに彼らにとって十分な数の子どもをもっており，それ以上子どもをもてば，家族全体の生活の質の低下という不効用が生じ，それが数の増加による効用では補いきれなくなるならば，さらなる潜在的な人間を生みださない道徳的な理由がある。批判的レベルで考えると，すべての人がすべての潜在的人格をもうけるべきなのではなく，最善の人数と生活の質を選択すべきであることになる。そのような思考にもとづいて，直観レベルで生めよ増やせよを義務としない規則を受け入れることに一定の効用が見込まれる。

批判的思考を通じて関係者にとっての最善の数と生活の質を決定する際，そのような関係者には，母親，胎児，家族，医療者などがいる。さらに，ヘアは関係者の中に次に妊娠される子どもを含むべきだとした[28]。批判レベルではこれらの存在の有する選好を平等に考慮すべきであり，その際次の子どもも含むことは置き換え可能性を含意するものである。そこで，現在の胎児と将来の子どもとの置き換えの検討は，それぞれの生の価値についてのわれわれの評価に依存して行われる。実際にこれを行うとき，われわれの推測に頼らざるを得ないが，われわれが推し量るべきものは明白である，とヘアは述べる。それは，すなわちすべての関係者にとって最善のことである。

置き換え可能性の議論は，現在の胎児より次に妊娠される子どもの方がわずかに幸福な生への見込みがあると思われる場合，前者ではなく後者を生むべきであることを含みうる。これはわれわれが普遍的に選択すべき行為なのだろうか。この問題も二層理論に訴えることで，もう少し見通しをよくできるだろう。われわれは批判的レベルでどちらの子どもの幸福が上回るかを考慮する。その際，事実を十分に知り，役割交換を行わなければならない。しかし，これは多分に未来の不確実な要素を含むので批判的思考に誤りがないかどうか，われわれは迷いうる。同時に，直観レベルではまだ存在しない次の子と異なり現に存在する胎児には愛情が芽生えているかもしれない。そうすると，この子を生んだ方がよいと判断しうる。ここでも，ふたつの思考のレベルでの判断が一致しなくなるかもしれない。われわれは置き換える方が批判的思考のレベルで正しいと判断しながらも，直観的に正しいと思われることに従って行為するかもしれないのである。

Ⅶ. おわりにかえて

　本章では，功利主義からみた生命の価値づけと，それにもとづいて種々の生命を取り扱う仕方を見てきた。どのような立場の功利主義的な形態を採るかによって道徳的に重要な事実が変わり，それに応じた形でそれぞれの生命に整合的な扱い方が要求される。

　権利や義務の担い手である道徳的主体を中心としたかつての倫理学から，権利や義務の主体とは端的には見なしがたい動物やヒト胚や胎児の道徳上の地位を論じることが生命倫理や環境倫理の領域で行われてきた。動物やヒト胚や胎児は，われわれの道徳世界で共存するものである。われわれは，彼らに対して何も配慮する必要はないとは考えていない。功利主義は，動物やヒト胚や胎児，そして単に可能的な人格としての将来世代まで含めた，道徳的配慮の対象とその根拠を明らかにする枠組みを提示できるという点で魅力がある。

　だが，そのような功利主義の議論は，われわれの直観にしばしば反する。とくに，新たな存在を生みだすことに関しては，多くの反直観問題に出くわす。上で述べた非同一性問題および非対称性の問題は，功利主義の帰結主義的な側面から生じる。これを解決しようとすると総量主義をとるに至り，さらに生めよ増やせよの問題や置き換え可能性の問題が生じた。しかし，総量主義から生じる問題は，二層理論に訴えることである程度は解決可能であると考えられる。

注

1) P. Singer, *Practical Ethics* (2nd ed.), Cambridge University Press, 1993. (山内友三郎・塚崎智監訳,『実践の倫理』[新版], 昭和堂, 2002.)
2) ibid., pp.10-15 [12-17]（[　] は邦訳頁数，以下同様）
3) ibid., pp.18-25 [21-30]
4) J. Rawls, *A Theory of Justice*, Harvard, 1971, p.12
5) ibid., pp.51-54 [62-66]

6) ibid., pp.89-95 [108-115]
7) ibid., pp.119-131 [145-159]
8) ibid., pp.191-192 [229-230]．ただし，植物状態に陥る前に自らの生死にかんする選好を表明していたとしたら，選好の最大充足のためにその選好は考慮される必要があるだろう．
9) ibid., pp.276-283 [329-338]
10) ibid., pp.120-123 [146-149]
11) "Death and Utility", *The New York Review of Books*, Vol. 27, No. 8, 1980.
12) Singer(1993), p.95 [115]
13) ibid., pp.127-128 [155-156]
14) ibid., pp.130-131 [157-159]
15) ibid., p.ⅷ [ⅹ]
16) 行為功利主義は個々の行為に功利原理を適用する．行為功利主義によれば，ある行為が最大の効用をもたらすならば，その行為は正しいということになる．それに対して，規則功利主義は功利原理を，個々の行為ではなく，われわれが採用する行為の規則に適用する．規則功利主義では，ある行為が功利原理に従って選ばれた規則にかなうならば，その行為は正しいと見なされる．

　このふたつの功利主義を統合する二層理論は，直観的レベルと批判的レベルから成る．われわれは通常いくつかの道徳的な規則に従って生活している．これが直観的レベルと呼ばれるものであり，通常これらの規則に従っていれば，ほぼよい結果が得られる．しかし，この規則同士がぶつかり合う場合がある．そのようなとき，われわれはどちらの規則を優先させるべきか，批判的に思考しなければならない．これが道徳的思考の批判的なレベルである．また，そもそも直観的レベルでどのような規則を採用すべきであるかは，批判的レベルの思考を通じて決定される．
17) R.M.Hare, *Moral Thinking : Its Levels, Method, and Point*, Claredon Press. Oxford, 1981, p.135（内井惣七・山内友三郎訳『道徳的に考えること　レベル・方法・要点』，勁草書房，1994，p.202.）
18) ibid., p. 46 [70]
19) Singer(1993), pp.102-105 [124-127]
20) ibid., p.123 [149]
21) ibid., p.104 [126-127]
22) D. Parfit, *Reasons and Persons*, Oxford University Press, 1984, pp.487-490. （森村進訳『理由と人格』，勁草書房，1998，pp.658-663.）
23) ibid., p. 184, pp.525-526 [715-717]
24) D. Parfit, "Rights, Interests and Possible People", S. Gorovitz et al. (eds.), *Moral Problems in Medicine*, Prentice Hall, 1976．2人の女性の例はシンガーも『実践の倫理』の第二版の中で引用している．これは初版にはなかったが，第二版でシンガーは「置き換え可能性」を支持するより強力な事例として引く．
25) R.M. Hare, "Possible People", *Bioethics* 2, Basil Blackwell, 1998, pp.281-285.
26) R.M. Hare, "Embryo Experimentation Public Policy in a Pluralist Society", *Essays on Bioethics*, Clarendon Press, Oxford, 1993, pp.128-129.
27) シンガーは，総量説に立つかぎり（副次的な結果は別にして）中絶と避妊や禁欲と

をいずれも幸福な生を誕生させることを阻む行為として道徳的に区別できないということも，総量説の反直観的な問題だと述べている。
28) Hare (1993), pp.186-187

参照文献

Hare, Richard Mervyn (1981) *Moral Thinking : Its Levels, Method, and Point*, Claredon Press. Oxford.（邦訳：内井惣七・山内友三郎訳（1994）『道徳的に考えること　レベル・方法・要点』，勁草書房）

Hare, Richard Mervyn (1993) *Essays on Bioethics*, Clarendon Press, Oxford.

Hart, H.L.A. (1980) "Death und Utility", *A New York Review*, Vol.27, No.8.

Parfit, Derek (1976) "Rights, Interests and Possible People", S. Gorovitz et al. (eds.) *Moral Problems in Medicine*, Prentice Hall.

Parfit, Derek (1984) *Reasons and Persons*, Oxford University Press.（邦訳：森村進訳（1998）『理由と人格』，勁草書房）

Rawls, John (1971) *A Theory of Justice*, Harvard.

Singer, Peter (1980) "Right to Life?", *A New York Review*, Vol.27, No.13.

Singer, Peter (1993) *Practical Ethics* (2nd ed.), Cambridge University Press.（邦訳：山内友三郎・塚崎智監訳（2002）『実践の倫理』［新版］，昭和堂）

ピーター・シンガー，浅井篤・村上弥生・山内友三郎監訳（2007）『人命の脱神聖化』，晃洋書房。

第13章　看護の見地からの生命という価値
―― 命に寄りそう看護 ――

森田敏子・前田ひとみ

I. はじめに

　今日の看護に息づいている近代看護を創始したナイチンゲール（Florence Nightingale）は，命の価値を直接的に言及していないが，命の価値を肯定的に捉え，健康の看護や病人の看護について論じている。本章では，ナイチンゲールが生命について記述している言葉を拾い出し，看護における命，生命について考察する導入とする。

　ナイチンゲールの看護は患者の生命力の消耗を最小にするように整えることである[1]。クリミヤ戦争[2]において傷病兵の約半数が死ぬ悲惨な情況（42.7％）を，6ヵ月間の看護の働きによって死亡率を激減させた（2.2％）のは，彼女が命の価値を知っていたからこその働きではないか。傷病兵として死を覚悟せざるを得なかった状況で，"死なない"，"助かる"という思いを彼らに抱かせたことで，命の希望の火を灯したであろう。もはや死が避けられないとしても，ナイチンゲールに看取られて逝くことは，それまでの寂しい見放された孤独な死とは意味が異なる。傷病者を温かい眼差しで見守るナイチンゲールに，命の価値を見いだすことさえあったかもしれない。

　平時においてもナイチンゲールは，「ある種の病状においては，健康時よりも体熱の生成がはるかに少なくなり，体温を保持するために体力を要求されるので，生命力の衰弱は刻々すすみ，ついには死の転帰をとることさえある」[3]，「ごく単純な予防手段に対する注意不足のために，往々にして生命を落とす」[4]と，観察と見守りが命を救うと論じる。また，「明け方には生命力もぐっと低下する」[5]，「病人にとっての生命の源泉 ―― すなわち新鮮な空

気」[6] というように，"生命力"，"生命" といった表現で命の価値に向き合っている。命の価値を知っているナイチンゲールだからこそ，「『平均死亡率』は百人中何人が死ぬかを教えるのみであるが，観察はそのうちの誰が死ぬのかを教える」[7] と，一人ひとりの命と大切に向き合い，観察し，命に寄りそうことが看護に成り得るのだと論じるのである。本来の看護は病気に苦しむ病人にとって生きる手助けをすること[8]，患者が生きるように援助すること[9]，他人の生命を救うことができるのは，観察する"働き"によること[10]，医師は生きる力を患者に供給するように処方し，看護師がそれを提供する[11] と，患者への"生きる力"の提供の働きの看護を論じるのである。

　ナイチンゲールが"生命力"や"生命"，"生きる力"と表現して命の価値に向き合ったように，近年の看護においても"生命力"や"生命"，"生きる力"を大切にしている。しかしながら，看護は「生命という価値」に直接向き合っているが，真正面からは論じていない。"生命の価値"を当然の前提として捉えた論じ方になっている。患者の命を助け，より健やかに自立して生活が営めるように，苦痛を緩和し穏やかな気持ちで過ごせるように生活の質（QOL）を大切にした看護を実践してきているのである。

　ナイチンゲールの看護を原点としつつ，Ⅱでは「看護の定義と倫理綱領にみる命の価値」をひもとき，Ⅲでは「看護場面で遭遇する生命の価値」を事例に学び，Ⅳでは「看護における生命の意味」について，Ⅴでは「生きることの意味と死ぬことの意味」について掘り下げ，脊髄損傷患者の言葉をひもとくことで看護の見地からの生命の価値について締めくくる。

Ⅱ．看護の定義と倫理綱領にみる命の価値

（1）ICN と ANA の看護の定義にみる命の価値

　国際看護師協会（ICN International Council of Nursing）は1987年に「看護の定義」を表明し，2002年に簡約版を発表した。簡約版では，「看護とは，あらゆる場であらゆる年代の個人および家族，集団，コミュニティを対象に，対象がどのような健康状態であっても，独自にまたは他と協働して行われるケアの総体である。看護には，健康増進および疾病予防，病気や障害を有す

る人々あるいは死に臨む人々のケアが含まれる（以下，省略）」[12]と看護の対象と目的を明文化している。健康の増進と疾病の予防，病気や障害を有する人々あるいは死に臨む人々のケアが看護であるから，命の価値が前提となっていると考えられ，命の価値に基づいた定義であると解釈できるだろう。

ICNの看護師の倫理綱領[13]には，看護師の基本的責任として健康の増進，疾病の予防，健康の回復，苦痛の緩和の4項目が明記され，患者には生きる権利，尊厳を保つ権利，敬意のこもった対応を受ける権利など人権の尊重が，その本質として備わっている[14]とされる。ここでは命の価値について言及していないが，"生きる権利"とか"尊厳"，"敬意"，"権利"などの用語が使われていることから，命の価値が込められていると推察できる。

アメリカ看護師協会（ANA American Nursing Association）は，1980年に社会政策声明として看護の定義を表明した。「看護とは，現にある，あるいはこれから起こるであろう健康問題に対する人間の反応を診断し，かつそれを治療することである」[15]という定義である。命の価値は言及していないが，健康問題に対する人間の反応の診断（Diagnosis）と治療（Treatment）が看護であるから，健康問題を診断し，治療（介入，ケア）することは命の価値に向き合うことに他ならない。

このように見てくると，看護の見地から生命の価値を論じるよりも，"命には価値がある"という認識が前提となって，看護とは何かについて言及していると推察される。

（2） JNAの看護の概念，看護者の倫理綱領にみる命の価値

我が日本看護協会（JNA Japanese Nursing Association）は，「看護の概念」として看護の本質的な機能を明文化している。JNAが提示する看護の概念は，「看護とは，健康であると不健康であるとを問わず，個人または集団の健康生活の保持増進および健康への回復を援助することである。すなわち人間の生命および体力を護り，生活環境を整え，日常生活への適応を授け，早期に社会復帰のできるように支援することを目的とするものである。（以下，省略）」[16]と，"人間の生命"という用語が用いられている。看護は人間の生命を守ることであるからこそ，命の価値という表現はなくとも，命の価

値を前提にしていることが窺える。

　日本看護協会の『看護者の倫理綱領』の前文は,「人々は,人間としての尊厳を維持し,健康で幸福であることを願っている。看護は,このような人間の普遍的なニーズに応え,人々の健康な生活の実現に貢献することを使命としている」[17]という書き出しで始まり,「看護者はその社会的な責務を果たすため,看護実践にあたっては,人々の生きる権利,尊厳を保つ権利,敬意のこもった看護を受ける権利,平等な看護を受ける権利などの人権を尊重することが求められている」[18]と表現されている。これらは看護者の行動指針であり,自己の実践を振り返る際の基盤を提示し,看護実践について専門職として引き受ける責任の範囲を,社会に対して明示する[19]。

　条文の1に,「看護者は,人間の生命,人間としての尊厳及び権利を尊重する」[20]と謳い,看護は健康と生活を支える専門職であり,人間の生と死という生命の根源にかかわる問題に直面することが多く,その判断及び行動には高い倫理性が求められる[21]と解説されている。また,今日の科学技術の進歩はこれまで不可能であった医学的挑戦を可能にし,他方で医療費の抑制の問題は国家的課題になっており,複雑かつ困難な生命倫理的問題や資源の配分のあり方という問題を提起している[22]。看護者はいかなる場面においても生命,人格,尊厳が守られることを判断及び行動の指針とし,自己決定を尊重し,そのための情報提供と決定の機会の保障に努めるとともに,常に温かな人間的配慮をもって対応する[23]となっている。

　このように我が国の看護では,生命に価値を置いているからこそ,人間の生と死に関わり,生命に向き合い,人間としての尊厳を守り,権利を尊重することを第一の使命としている。つまり,看護の見地からの生命という価値は,看護実践の判断基準の根底をなし,看護実践行為の大前提になっていると言えるのではないだろうか。

Ⅲ．看護場面で遭遇する命の価値

（1）　文献にみる看護が関わる命の価値

　医学中央雑誌で「命　価値　看護」をキーワードとして検索すると,2003

〜2008年の5年間で59件がヒットした。その内訳は、ターミナル期もしくは重症期の看護介入が12件、性教育や命の大切さを伝える命の授業に関するものが9件、妊娠や出産、育児、母性観、助産師に関するもの6件などであり、命の大切さや価値観の転換、悲嘆過程、人生・運命の積極的受容、倫理的意思決定、生命感情の湧き上がりなどの視点から論じられている。しかし、看護における命の価値という命題を直接的に論じる文献は見あたらなかった。

　この中から命の価値に関連すると推察される論文を概観すると、「女性透析患者の妊娠・出産経験の意味づけ」[24]の"結婚と伝統的価値観"、"生命の不確かさに対するゆらぎ"があり、透析を必要とする身体、子どもを生むことができない身体に悩み、医療者に従うことが児のために自分ができる唯一の選択肢という積極的な従順の中で、我が身体に芽生えた命の価値に対する苦悩や対処が窺えた。「重症急性呼吸不全に対してECMO導入を決定した1例」[25]の"重症患者への侵襲的治療の施行には患者家族のおかれた価値観や心情に十分配慮した説明が必要"という主旨は、人工呼吸器による呼吸管理が限界となったときに、人工肺（ECMO）を導入する際の臨床倫理シートを用いた検討ののちに妻の苦しむだけなら何もしないで欲しいという条件つき同意による治療を行った結果、亡くなった事例の自省であり、命の価値をどのように考えたらよいのかという課題が示されていた。「生命の危機を乗り越えたくも膜下出血患者を抱える家族の体験」[26]の"家族の価値の見直し"においては、死を身近に感じる衝撃体験、不安と希望の間で揺るがされるなどの家族の意識が論述されていた。「羊水検査を受けるか否かに関する妊婦の意思決定プロセス」[27]においては、"妊娠の継続を自分に問う"、"障害児を想像する"などから、妊娠継続から導きだされた命の価値観について論究されていた。妊婦は、胎児に対する感情や障害児育児に対する感情が相反した場合に「揺れ」を感じ、心理的重圧という問題を抱えている妊婦への細心の配慮の必要性が示唆される。妊婦が考える命の価値と看護者が考える命の価値をどのようにすりあわせて援助するのが最善かという課題が突きつけられる。「子宮がん患者が広汎子宮摘出術後を安寧に生きるための強靱さの獲得を促進する看護援助」[28]においては、"新しい価値観の獲得"の取り

組み過程で,〈つまるところ自分次第〉という意識形成による問題解決に立ち向かう強靱な特性の獲得は,自己の再生に欠かせないという必然的欠乏欲求であったことが論じられている。「家族が捉えた死の迎え方の倫理的意思決定の過程とその要因の検討」[29]では,終末期の死の迎え入れ方の倫理的意思決定過程に影響した要因は,患者と家族が得た情報,患者の意思表明,患者の人となり,患者と家族の精神的距離,家族の価値観,家族の倫理的義務感が挙げられ,"家族が良い死であった"と語ったのは,患者自身が決める過程と家族と医師の話し合いで決める過程をとった場合のみであったことが導きだされていた。「生命感情の湧き上がりの研究　死を意識した病体験をもつ中高年者へのインタビューを通して」[30]では,〈生きているからだの感じ〉と〈ここに在るというからだの感じ〉は意識化の体験を経て,〈いつものからだの感じ〉へと発展していくことが示され,"生命感覚,自己の価値観を核とした生命感情の湧き上がり"の構造が見いだされていた。

　これまで見てきたように,命をめぐっての妊娠継続,治療の継続,死への対峙,これからどのように生きていくかといったことが論点になっており,命の価値そのものについては論究されていない。よって,看護の見地からの命の価値に対する見解は今後の研究課題であることが推察された。

（2）ジレンマ事例にみる命の価値

　1977年のICN東京大会にあたって制作された『看護婦のジレンマ ― 業務における倫理上の諸問題』には,25ヵ国の看護師から寄せられた個人的に経験した倫理上の問題例が記述され,看護師が直面する複雑な臨床の状況においてどのような行動をとったらよいのかを論議する際の看護師の基本的責任に関わるものが論じられている[31]。

　生命の尊重として「奇形児をめぐる衝突」の事例1は,脊椎破裂で肛門がなく,足の奇形がある新生児である。看護師は,一瞬「産声をあげさせなかった方がよかったのか？」と自問し,すぐさま「生と死を決めるのは私ではない」という答えが心に返ってくる。母親はこの児の産声を聞いてほほえむ。この児は数日生きただけで死ぬが,母親にしてみれば,生命のある子どもを生んだことが何より重大な意味を持つことであったのである。もし,この子

どもの命を終わらせたとしたら、この母親にはどのような影響があったであろうか？看護師にとってはどうだろうか？という問いが投げかけられている[32]。事例2は、生きながらえるはずのない新生児と見なされ、水だけ与えるという医師の指示にしたがった看護師が餓死していく新生児を見守るはめになった苦悩である。後に、その症候群の子どもは、生後まもなくして死に至るが、まれに11歳くらいまで生きるという文献を読み、また苦悩する。この事例では、家族に相談すべきであったのでは？この看護師はどうしたらよかったのか？どのような情報があればよかったのか？という問いが投げかけられる[33]。事例3の重度奇形新生児の問いかけは、奇形の新生児とその家族の人生を看護師は価値判断できるのか？奇形新生児の生命を保持し続けるかどうかの決断に際して、どのような人々が一緒に行動すべきか？精神的外傷をもたらす可能性のあるような状況にあって、若い看護師や看護学生に対する先輩看護師の責任は何か？若い看護師の沈黙は何を意味しているか？看護師に対する師長の責任は何か？[34]である。奇形児で生まれてきたとしたら、奇形児で生まれてくることがわかっていたら、命の価値に対して看護師はどのような考えを持つであろうか。命は絶対的な価値を持つから患者や家族との意見が違ったときに看護師の命の価値の考えを押し通してよいのであろうか。やはり、患者と家族、看護師と医師を含めて命の価値を前提として話し合っていく必要がある。辛い状況におかれる患者と家族の心情を受け止め、心理的支援をしていくことこそが、看護ができることではないだろうか。

「最後の努力」では、蘇生をめぐる患者の願望が論じられている。心臓停止を起こし幸い蘇生できた患者が、2度目の心臓停止を起こす事例の問いかけは、2回目の蘇生は必要であったか？この種の決断は前もってしておくべきだったか？決断は患者それぞれの場合についてなされるべきか、年齢や病状ごとの大まかな一般化についてなされるべきか？"ためになる"とは延命以上の意味を持つ言葉であるとして、判断の基準は患者のためになるということか？自分なりの死へのアプローチを心に秘めている患者の完全性を看護師はどのようにして尊重できるのか？チームとしてはどのような方法で患者の近親者の苦しみを軽減させることができるか？決断を下すにあたってチームは患者の家族を参加させるべきであろうか？そうであるとすればどのよう

に参加させたらよいか？である[35]。自動車事故によって生命徴候が人工呼吸器によって正常に保たれている事例では，問いかけはチームメンバーはどのような賛否論を出したであろうか？意見の相違があるときに，1つの決断に到達できるであろうか？ 決断を下すにあたって家族の立場はどうであろうか？である[36]。

「避妊と妊娠中絶」では，胎児はいつから法律的に生命か？暴行や近親相姦による妊娠にはそのような問題が孕んでくるか？妊娠をどうするかという決断は未成年者，知恵遅れの者，精神病者の場合は特別であるべきか？生まれてくる子どもに異常の生じる危険性が高い場合，その妊娠は継続されるべきか？[37]などの問いが投げかけられている。

ここに挙げた以外にも様々な命に向き合う看護師のジレンマが推察されるが，今日の看護師は命の価値をどのように定めているだろうか。命の価値を見すえて命の価値に寄り添うのが看護であると考えられるからこそ，様々な事例に真摯に向き合う場合，看護師が考える命の価値観によって命の価値を決めてはいないだろうかという自省も必要かもしれない。

（3） 命に寄り添う看護

ここでは80歳代のA氏のターミナル期の命に寄り添った事例を振り返り，命の価値についての学びを得る。A氏は夫と2人暮らしで子どもはいない。3年前に悪性リンパ腫と診断され，1年前からは病状悪化と安定を繰り返し，3週間自宅で過ごした後，入院治療のまま最期の時を迎えられた。A氏と夫には病名告知はなされていた。

いよいよ病状が悪化したとき，看護師は最期のときを見越し，A氏の願いを叶えたいと思う。A氏との会話によって分かった願いは，①3日後のA氏の誕生日と1週間後の夫の誕生日に夫と2人ケーキで祝う，②体調が良いとき食堂から持ってきてもらって食べたあの美味しいチャンポンを夫と2人で食べるであった。A氏の願いを夫に話すと，「わかった」とうなずかれた。A氏の誕生日に，夫は小さなケーキを沢山持って来られた。A氏は，「うわぁ！」と子どものように無邪気に喜び，夫も妻の様子を見て嬉しそうである。さっそく同室者にお裾分けして誕生日を祝う。食堂から届いたチャンポ

ンを夫と2人寄り添って食べながらとても満足した表情になる。病状から食べられなかった日々を過ごしていたA氏の食べる姿の無邪気なうれしさが記憶に刻まれる。命あるときに，少しでも食べる気持ちがあるときに願いがかなって笑みがこぼれ，幸せな表情を見せる姿は看護師にとってもうれしい。

A氏の看護を振り返ると，命に寄り添ってきたことの第1は，誕生祝いのようにA氏の願いを叶えようとしてきた関わりである。死の直前までも，誕生日にチャンポンが食べられたことを嬉しそうに語られたA氏である。第2にしたことは身体の清潔保持である。A氏の腎不全の状況から尿となって排泄されない水分が，浮腫となって体内にたまるか皮膚からの排泄となることからスキンケアを大切にしていた。A氏は冷感があり皮膚が湿潤状態になっているにもかかわらず，暑気を訴え，皮膚の保清は重要であった。腹水と胸水貯留のため保清のたびの体位変換は困難であったが，少しずつ身体を支えながら行った清拭によって，あたかも入浴したような石けんの香りに包まれ，「いい匂いだね」と満足した表情を見せた。第3に想い出話を楽しむように夫に協力を得たことである。夫は頻回に面会に訪れ，A氏の傍にいて会話の時間を大切にされるようになった。若かったときのエピソードが蘇り，A氏は生きてきた意味を実感されることとなった。第4は常に看護師が見守って支えていることをA氏に伝え，A氏の不安がないようにしたことである。「今日は，昨日より召し上がってますね」，「夕べ眠れなかったから少し辛いのかもしれませんね」というように，ちょっとした声かけを常に行って心理的に支援する。A氏の傍にいて見守り支えることによって，A氏に一人ではないというメッセージを伝え，不安にさせないように関わることができたのである。身体的には辛い状況のA氏ではあったが，A氏の不安が増強することはなく，精神の安定は死の直前まで保つことができた。第5はスキンシップである。「どこか痛みますか？」，「何かして欲しいことはありませんか？」「痛かったらがまんしなくていいですよ」と語りかけ，A氏の欲求を探りながら，手を握ってスキンシップを図った。手の触れ合いによってA氏に安心が伝わり，A氏の病状の経過の観察が密になり，病状に応じた対応を可能にしたといえる。第6はA氏が，「個室に入ったら死ぬときだ」，「個室には行きたくない」と語っていたことから，重篤化した際に個室に移すことはA氏

に死期が迫ったことを認識させ，A氏の死の不安を増強させてしまう。なるべく今いる四人部屋で看取るようにし，亡くなる日の朝に病室を移動したため，部屋に関してもA氏の望みが叶えられた。第7に医師にA氏の病状を頻回に報告して相談し，A氏にどう対処することが最善なのかを語りあい，医師と看護師の意思疎通を図ったことである。「この状況になってもまだ食事制限する必要があるか」，「鎮痛剤はどの程度使ってよいか」，「飲みづらい内服薬はまだ必要か」といったことの検討で，A氏に関わる最善の基本方針が決まっていき，A氏の苦痛を最小に抑え，生命力の消耗を最小にするように環境調整を図ったのである。

　これらはすべてA氏の命に寄り添ってきた看護である。看護では，患者の命の価値を信じているからこそ，普通に生活する人のように生きられるように支援する。そして，亡くなったときに美しい身体（いたずらに浮腫がない，チューブ挿入による変形がない，出血や浸出液で汚れた身体でない）でいられるように関わっていく。A氏は夫に「ありがとう」，看護師に「ありがとう」と言って意識が遠のいていった。まさにA氏は，"きれいな"，"穏やかな"死に顔であった。患者の最も身近にいる看護師，患者に気持ちを寄せる看護師，患者の生活行動の一つひとつを大切にする看護師であればこそ，患者の限りある命の最期の瞬間まで，その人の命に寄り添い，生きる楽しみを見いだし，生きてきた意味を感じ取らせ，希望を叶え，生きられるようにすることができる。看護師のこの信念は，患者の命の価値を認識しているからに他ならない。

　　　　　　　　　　　　　　　　　　　　　　　　　　（森田敏子）

Ⅳ．看護における生命の意味

　英語の"living"には「生きる」と「生活する」という意味があり，"life"にも「生命」と「生活」という2つの意味がある。ソビエト連邦の生化学者であるオパーリン（Aleksandr I. Oparin）が「人類文化の全世紀にわたる歴史において，生命という言葉をいかに正しく理解すべきかについて和解しがたい論争がずっと行われてきたことを知っている」[38]と述べているように，生命の定義やとらえ方は様々である。例えば，機械論の立場から生命

や生命現象をとらえると完全に物理的化学的に説明できる[39]。それを証明するかのように、科学技術の発達は、疾病の診断・治療に貢献しただけではなく、生命を作り出すことすらも可能にした。そして、将来的には死を免れることもできる時代が来るような錯覚に陥ることもある。しかし、その結果、人間は、機械の一部としての無機的な「物」として取り扱われることが、現実的な問題として指摘されるようになってきた。このような背景から医療倫理や生命倫理といったような、主に医師の治療上の意志決定に関する倫理的諸問題への対応が重要視されるようになってきた。

前述したように、我が国の看護職者の行動指針となっている日本看護協会の倫理綱領の前文には、「看護は、あらゆる年代の個人、家族、集団、地域社会を対象とし、健康の保持増進、疾病の予防、健康の回復、苦痛の緩和を行い、生涯を通してその最期まで、その人らしく生を全うできるように援助を行うことである」[17]と書かれている。医学は、人間を臓器、組織、細胞、遺伝子というように細分化して真理を見究めようとする学問であるが、看護の関心の焦点は人間の部分や疾患そのものではなく、全体としての人間であり、生活する人間である。そのため、看護学を構成するメタパラダイムとしては、「人間」、「環境」、「健康」、「看護」の4つが挙げられている。

教育の組み立てを見ると、医学と看護学の考え方の違いがよくわかる。医学教育は臓器別、疾患別に構成されているが、看護学教育は、人間の発達過程を軸として構成されている。看護の対象は、受精によって発生した生命が母の胎内に宿った"胎児"から始まり、新生児・小児期、成人期、老年期と大きく分類され、生命が始まってから死の瞬間まで、生涯を通して、その人らしく生を全うできるように援助することを学ぶ[40]。「人間」は社会的動物であり、高度なレベルで他者と関わりながら生活している生き物である。そのため、人間らしく他者と関わりながら生きている人ならば、その人に死が訪れた時、看取る人々や周囲の人々に大きな喪失感や悲嘆がもたらされることから、看護の範疇には、患者の平和な死に向けた援助だけでなく、残された人々に対する援助も含まれると考える。

しかしながら、医療における看護実践は、治療を目的とした医学モデルの場で展開されるので、一見すると医学と同様に、臓器別、疾患を中心として

いるようにとらえられることがあるが，そのアプローチの仕方は明らかに異なる。ナイチンゲールは『看護覚え書』の中で，病気とは，毒されたり（poisoning），衰えたり（decay）する過程を癒そうとする自然の現れであり[41]，内科的治療も外科的治療も障害物を除去するのみで，どちらも病気を癒すことはできない[42]。癒すのは自然のみであり，看護がなすべきことは，自然が患者に働きかけるのに最も良い状態に患者を置くことである[43]と述べている。その具体的な例として呼吸管理を挙げ，医学は呼吸を司る臓器とその働きといった人体の側からのアプローチを行うが，看護は，ガス交換のもとになる"空気"の清浄さや陽光，暖かさ，清潔さ，静かさなど，患者を取り巻く「環境」を適切に整え，これらを生かして作用させることによって，患者の生命力の消耗を最小にするようにアプローチする[44]と記している。また，患者の生命力の消耗を最小にするようなアプローチをするに当たって，病理学は病気によって人体組織に最終的に起こった変化を教えてはくれるが，変化の兆候を知るには"観察"しかないといい，"観察"の重要性を強調している[45]。しかし，現代の医療現場においては，科学技術の発達により，心電図モニターや監視カメラなど多くの医療機器が普及しており，患者の傍らに行かなくても様々な情報を収集できるようになってきた。これらの患者の生命の観察・維持を目的とした機器は，医師の判断・決定によって装着されるが，その後の管理は医師ではなく，看護師が担う場合が少なくない。器械を装着することによって生きている状態は延長できるが，その一方で人間は器械の一部になってしまい，人間的な絆からは切り離され，人間らしく生きることからは徐々に離れていくように感じることも多い。ナイチンゲールは「往々にして病人についている人たちは，こんな空気では，こんな部屋では，あるいはこんな環境のもとでは，病人が回復できるはずはないとよくよく知りながら，依然として病人には薬を服ませるだけで，自分でも病人を殺すものだと知っている有毒物を病人からとり除く努力もしなければ，有毒物から病人を遠ざけようともしないでいることがある。そればかりか，きちんと筋を通して，すなわちこれに関して手が打てる唯一の人に対して，自分の確信を述べようとさえしないこともある」[46]と述べている。現代でも当時と同様に「使命感」を持たない看護師が全くいないとは言わないが，多くの看護師は

自分自身の理念を達成させるために自分の勤務の限られた時間の中で機器の管理に追われながら，患者が人間らしく生きることをいかに支援していけるかを考え，「熱意」をもって看護を行っている。患者が人間らしく生きるためには，患者，家族，医師等を含めた医療従事者といったさまざまな価値観を持った人々が抱く感情に対応しながら，調整を行うことが求められる。その一方で，看護師自らは感情を表現することは職務上，不適切であるという感情規制が存在するため，看護師の感情は抑圧されてきた[47]。チャンブリス（Daniel F. Chambliss）が指摘しているように，個人差が激しく規格化が困難なものである"感情"に対応する看護師が遭遇する倫理的問題は，医師の遭遇する医療倫理や生命倫理とは異なる[48]。感情を伴う倫理的ジレンマに看護師たちはあたかも自分の生命をすり減らすようにして対応しているが，葛藤の中で燃え尽きてしまい，看護に対する意欲を失って離職していく看護師たちが増加していることが，現在の看護界での重要な課題となっている。

　ここで今一度，本著書のテーマである「生命」について考えてみよう。"自然治癒力"で表される特徴とは，人間を部分ではなく，全体としてとらえること，そして，それは個としてだけではなく，その環境と切り離すことができない存在としての統一体（unity）として理解しようとするところにある。このことは検査データや血圧の数値によって，健康状態を分析的にとらえることは意味がないとは言わないが，それほど重要でないことを示している。ナイチンゲールは，著書『Notes on Nursing』[49]において病気を予防し健康を守る看護（health nursing）と病気になった患者が再び元気になるように（survive），あるいは少なくとも，死までよりよく生きることができるようにする本来の看護（nursing proper）に区別していること，また，患者（patient）と表現されている文章が多いことから，健康を疾病がない状態としてとらえていることが推測できる。

　アメリカでは1960年代から看護を専門職として，また科学的な学問として確立するための手段として看護理論の開発が進んできた。中心とするテーマによって理論は分類され，ニード理論，相互作用・対人関係理論，システム理論と発展してきた。そして，ロジャーズ（Martha E. Rogers）によるユニタリ・ヒューマン・ビーイングズ（Unitary human beings）と生命過程に

密着したエネルギーの場（energy fields）としての環境に関する学説をきっかけに，実証主義からのパラダイム転換が起こり，看護界ではケアリングが注目されるようになってきた。

　ロジャーズは，すでに時代遅れとなった恒常説，適応理論，因果関係論などの諸概念を現実の世界にあてはめようとしてあがいていると言い，人間とその環境に焦点をあて，新しい世界観を強調した[50]。人間は解体することのできない実体であり，機械のような集合体ではないことから，部分，部分の総和以上のものであり，生命過程は時間軸に従って元に戻ることなくダイナミックに変化するホメオダイミックなものであると説明している。トランスパーソナル心理学者のウィルバー（Ken Wilber）も，医師は，人間という生命体を構成する複雑な生化学的過程を記述し，病気を治すことや悪い部分を切除することはできるが，そのすべてのメカニズムを理解している生命というものの意味を伝えることはできないと，因果関係の論理では人間の生命の意味は語れないことを示している[51]。

　生命過程についてロジャーズ[50]は，生物系としてのオルガニゼーションとパターンがあり，人間はパターン形成過程の中で人間として完成していき，宇宙と同一の広がりをもつ環境の場はエネルギーの場（energy field）であり，人間の場と環境の場のエネルギー交換によってパターンとオルガニゼーションは多様で複雑になると述べている。そして，人間の生命過程について，ホメオダイナミックスの相互性の原理，同時性の原理，らせん運動の原理，共鳴性の原理の4つの原理をもとに，その特徴について，環境と区別することができず，全体的，連続的，力動的，創造的に変化する現象であると説明している。

　筋委縮性側索硬化症の母の闘病生活を見てきたニューマン（Margaret A. Newman）は，ロジャーズの影響を受け，生命の意味は拡張する意識の進化する過程で見いだされるとして「拡張する意識としての健康」として統一的・変容的パラダイムとしての理論をまとめた[52]。理論の開発にあたっては，伝統的な科学に基づく機械的な方法は，意識の指標としての時間と拡張する意識のプロセスとしての加齢についていくつかの洞察はもたらしたが，人間の生命に対する理論の意味についてのダイナミックな質はつかみとれなか

った[53)]と記している。そして,人間は統一的存在であり,宇宙と分割できない環境に連続した存在であることから,意識のパターンは個人から,家族と物理的環境,コミュニティ,世界へと広がる[54)]ことを示している。このように人間と環境が相互にエネルギー交換をしているという視点から見ると,人間の生命過程は,環境から影響を受けるだけでなく,環境である人間にも影響を及ぼす存在であると考えることができる。

V. 生きることの意味と死ぬことの意味

「生命と関わりあう」とはどういうことだろうか。生命あるものには必ず死が訪れる。いつか自分に死が訪れることを認識でき,死について考えられる生物は,恐らく人間だけだろう。ロジャーズは,パターンやオルガニゼーションが存続しなくなると,環境と隣接する境界を持つ人間の場の本来の姿が破壊されて死に至る[55)]と説明している。この考えに基づくと,永遠に変化し続ける大宇宙の中で生と死は二分されるものではなく,ただエネルギーが変換されているだけのことだと言える。しかし,昔から多くの人間は死に対し恐怖を抱き,できるだけ死を延ばそうと努力してきた。

　診断や治療技術が発達したとはいえ,がんの告知を受けた場合,ほとんどの人は目の前が真っ暗になるような絶望感,恐怖を感じる。ここで子宮がんと診断されたB氏と看護師との関わり[56)]から,生きることの意味と死ぬことの意味について考えてみよう。B氏は,数年前,子宮がんの摘出手術と抗がん剤治療を受けたが,再発し,医療者からはこれ以上の抗がん剤治療の効果は期待できないと判断された。しかし,B氏は「親より先に死ぬなんて,なんと親不孝だろう。きつくて精一杯で周りが見えない」と言い,積極的治療の継続を強く望み,終日臥床してカーテンを閉めたまま,音楽を聞きながら笑顔もなく一人で静かに過ごしていた。その状況に対して,看護師は,"他に何かできることがあるのではないか,もっと違った過ごし方があるのではないか"と思っていたが,看護師の問いかけにも「はい」「いいえ」のみで答えるだけで,お互い何も話せない沈黙が続き,患者と看護師との間に大きな壁を感じていた。生きることの意味は,生命の長さだけではない。がん体

験について，角度を変えて見ることによって，生命の新しい意味づけを得ることができるのではないかと看護師は模索を続けた。その時，患者がいつも音楽を聞いていることに気づき，音楽療法を取り入れることにした。音楽療法を数回繰り返したときに，患者は「自分で思っているより自分は元気みたいだ」と言い，「自分がやれることを，やれるときにすればよい。特別これをしたいというものはないが，音楽療法は続けていきたい」と，音楽療法を継続することに生きる意味を見出し，自分の体調に合わせて疼痛コントロールや日常生活援助を看護師に依頼するようになった。

遠藤[57]は，卵巣がんと診断を受けた13名の女性たちとのパートナーシップから，自分のパターンをつかみ，それに"意味"を見いだした時に，希望や新たな生き方のルールを見いだせることを示している。B氏や前述したA氏も新たな生き方のルールを見いだすことができたが，そこには看護師のかかわりが影響していると考える。人のパターンは，その人と環境，特にその人と周囲の人々との相互作用がどのようなものであるかを映し出しており，今までの自分のありようを認識させてくれるものであるが，この作業を行うのは自分ひとりでは難しく，自分のこだわりが見えるようなかかわりをしてくれるパートナーが必要である。その理由について，遠藤[58]は，人間は開放系であり，人間は単独で存在しているのではなく，常に自分を取り巻く環境との相互作用があって人間となるからだと説明している。がんになったという現実の中で新しい生き方のルールを見いだした時に，ニューマンのいう質的な転換であるトランスフォーメーション（transformation）と呼ばれる，成長と成熟を遂げることができる。B氏は音楽療法を継続する中で，疼痛や日常生活のコントロールができ，家族との関係も深まってきたある日，家族に「昨日は息が苦しくなって不安だった。そろそろ葬式の準備が必要かなあ」と話された。大宇宙という環境の中では，生と死は二分できるものではなく，相が違うだけだという視点[59]に立つならば，生命の価値を考えるにあたって，生きることの意味と同様に死ぬことの意味を見いだすことは重要である。遠藤[60]は，人間をこの世の終わりに死という形でトランスフォーメーションを遂げて，大きく開かれた意識に溶け込んでいくものとして，死とは肉体的に限界にきたシステムのトランスフォーメーションの形であると述べている。

B氏のような変化は当事者個人だけに起こるのであろうか。人間は物的，人的環境によってパターンを拡張していくと考えるならば，B氏だけでなく，パートナーである看護師にも，何らかの成長がもたらされるはずである。B氏とのかかわりの中で，看護師は，これまでの自分が残された人生を無駄にしないように有効に使ってほしいという一方的な価値観でかかわっていたことに気づき，一見何もしないで静かに過ごしているように見える姿も患者らしさだと思えるようになった。ナイチンゲールの『Notes on Nursing』[49]においては，患者は環境や看護師から働きかけられる受身な存在として述べられており，看護師に影響を及ぼす存在としては記述されていない。しかし，B氏とかかわった看護師に変化がもたらされたように，人間と人間との相互浸透から導き出される相互のパターンの洞察によって，患者としての生きることの意味は，看護師の生きることの意味へと広がっていくことから，患者－看護師は相互に影響を及ぼす存在であると言えるだろう。

　さらに，そのパターンは看護師だけでなく，家族にも広がっていく。末期がん患者を在宅で看取る家族は，患者の死を予期する中での不確かさや混乱や不安を感じており，患者の死を迎えるための心の準備をする一方で，患者に生きてほしいと望んでいるという[61]。恐らく，死に意味を求めるのは，死にゆく人間よりも，後に残された人間であろう。加藤ら[62]は小児がんで子どもを亡くした父親の悲嘆過程の分析から，子どもを亡くした悲しみとの対峙から自己に向き合い，子どもの死の意味づけを行っていくプロセスを通して生命や家族の大切さについて実感し，新たな自己を見出していくことを報告している。そして，「（亡くなった子は）家族の一員であると思っていますよ。神様になったと僕は思っているし，皆を見ていてくれているだろうなって……」や「一緒に生きているんだという気持ちが，子どもの分まで一生懸命生きていこうとか……」などの言葉が示すように，子どもとの関係性は今でも自分の中で続いており，子どもは同じ世界には存在しなくても，家族の一員として絆を保っていることが語られている。後に残された人々が，人間として，また家族全体として成長し，成熟していくためには，家族全員が亡くなった人の死の意味を見出し，共有していくことが鍵となるであろう。

（前田ひとみ）

Ⅵ. おわりに

　看護は，人間の生命の価値を前提とし，患者の生きられる経験に寄り添い，生活の自立と生活の質を高められるように援助している。突然の事故で脊髄損傷になった人[63]が，苦悩の日々を吐露されているが，死ぬことばかり考えていた彼に，生きるすばらしさを蘇らせたのは看護師の関わりである。ストレッチャーに乗って初めて病室の外に出た彼は，看護師が立ち止まって愛でさせてくれた中庭の桜を見ることによって，「あのとき，生きていて本当によかったと思いました。生きていて本当によかったと思いました」[64]と語っている。また，「朝はどのような境遇におかれても，希望をもたらしてくれる瞬間であり喜べるべきなんの未来もない者でも，ただ無条件に朝の光は喜べる」[65]と記述している。さらに，自尿がはじめてチョロチョロと出てきたときの感動を，「私は心の中でバンザイを叫んだ。尿がでているという感じは，残念ながらまったくなかったが，体が自分の意識とは関係なく，自然の力で少しずつ，少しずつ，よい方向に向かっているのだと希望がわいてきた」[66]と語り，「生きているっておもしろいと思う。いいなあと思う」[67]と語っている。彼は，看護学生の"その姿勢で口に筆をくわえて字を書いたらどうでしょう"のなにげないひとことによって一生を方向づけられる[68]。看護は，人間の生命という価値を尊重し，アドボケイターとして寄り添っているのである。

（森田敏子）

引用・参考文献

1) フローレンス・ナイチンゲール，湯槇ます他訳：看護覚え書き —— 看護であること，看護でないこと，改訳第6版，p.15，現代社，2007.
2) クリミヤ戦争は，1853〜1856年に起きた黒海の権益問題をめぐるロシアとイギリス，トルコ，フランス，セルビア4ヵ国連合軍との戦争で，戦地はクリミヤ半島である。野戦病院は対岸のイスタンブール郊外のスクタリに設営された。ナイチンゲールは38人の看護師とともに赴任し，数多くの傷病兵の看護を実践し，新鮮な空気，陽光，暖かさ，静けさなどの環境を整える働きをして功績を上げた。
3) 前掲1，p.31.

4) 前掲1, p.32.
5) 前掲1, p.32.
6) 前掲1, p.34.
7) 前掲1, p.209.
8) ナイチンゲール, 薄井坦子編：ナイチンゲール言葉集　看護への遺産, 現代社白鳳選書 16, p.25, 現代社, 2004.
9) 前掲8, p.21.
10) 前掲8, p.17.
11) 前掲8, p.83.
12) 日本看護協会出版会監修：新版看護者の基本的責務　定義・概念／基本法／倫理, p.6, 日本看護協会出版会, 2006. ICN は, 看護職の社会的地位の向上と国際連携を企図して1899年に設立された組織で, 4年に1度大会を開催している. 第二次世界大戦前後の 1937～1949 年は活動が中止され, 我が国はこの時期, 除名処分を受けている. ICN の看護の定義のうち, 本文中で以下省略とした文章は,「また, アドボカシーや環境安全の促進, 研究, 教育, 健康政策策定への参画, 患者・保健医療システムのマネージメントへの参与も, 看護が果たすべき重要な役割である」である. 以下が看護の定義の英文である.

The nurse is a person who has completed a program of basic, generalized nursing education and is authorized by the appropriate regulatory authority to practice nursing in his/her country. Basic nursing education is a formally recognized program of study providing a broad and sound foundation in the behavioral, life, and nursing sciences for the general practice of nursing, for a leadership role and for post-basic education for specialty or advanced nursing practice. The nurse is prepared and authorized (1) to engage in the general scope of nursing practice, including the promotion of health, prevention of illness, and care of physically ill, mentally ill, and disabled people of all ages and in all health care and other community settings; (2) to carry out health care teaching; (3) to participate fully as a member of the health care team; (4) to supervise and train nursing and health care auxiliaries; and (5) to be involved in research.

International Council of Nurses, 1987

(2008年11月23日　日本看護協会ＨＰ
http://www.nurse.or.jp/nursing/international/icn/definition/index.html より閲覧引用)

13) 前掲12, p.49. 看護師の倫理に関する国際的な綱領が採択されたのは 1953 年の国際看護師協会の大会においてであり, 第二次世界大戦の終結の8年後のことである. その後, 何回かの見直し改定がされ, 2005 年が現時点では最終のものである.
14) 前掲, p.49.
15) American Nurses Association, 日本看護協会出版会編：いま改めて看護とは, p.24, 日本看護協会出版会, 1987. ANA は, 合衆国における看護を代表する職能団体であり, 看護業務の範囲を定義し, 確立する責任を負っている. 看護の定義の原文は「Nursing is the diagnosis and treatment of human responses to actual or

potential health problem.」である。

16) 前掲12, p.5.
17) 前掲12, p.42.
18) 前掲12, p.42.
19) 前掲12, p.42.
20) 前掲12, p.42.
21) 前掲12, p.43.
22) 前掲12, p.43.
23) 前掲12, p.43.
24) 岩崎和代：女性透析患者の妊娠・出産の意味づけ，日本母子看護学会誌，2(1), p.5-15, 2008.
25) 松嶋麻子, 田中裕, 小川尚子他：重症急性呼吸不全に対してECMO導入を決定した1例, 救急医学, 32(2), p.239-245, 2008.
26) 平原直子, 鈴木和子：生命の危機を乗り越えたくも膜下出血患者を抱える家族の体験, 家族看護学研究, 13(3), p.103-113, 2008.
27) 荒木奈緒：羊水検査を受けるか否かに関する妊婦の意思決定プロセス, 日本助産学会誌, 20(1), p.89-98, 2006.
28) 秋元典子, 佐藤禮子：子宮がん患者が広汎子宮摘出術後を安寧に生きるための強靭さの獲得を促進する看護援助, 千葉看護学会誌, 9(1), p.26-33, 2003.
29) 相羽利昭, アン・J. デービス, 小西恵美子：家族が捉えた死の迎え方の倫理的意思決定の過程とその要因の検討（相羽）生命倫理, 12(1), p.84-91, 2002.
30) 新木真理子：生命感情の湧き上がりの研究　死を意識した病体験をもつ中高年者へのインタビューを通して, 日本看護科学学会誌, 22(2), p.23-33, 2002.
31) ICN編, 小玉香津子・尾田葉子訳：看護婦のジレンマ —— 業務における倫理上の諸問題, p.ⅰ-ⅶ, 日本看護協会出版会, 1977.
32) 前掲31 p.2-4.
33) 前掲31 p.4-5.
34) 前掲31 p.5-7.
35) 前掲31 p.7-9.
36) 前掲31 p.9-10.
37) 前掲31 p.10-16.
38) オパーリン著, 石本真訳：生命 —— その本質, 起原, 発展 ——, p.1, 岩波書店, 1962.
39) 前掲38), p.6.
40) 久間圭子：ローパー・ローガン・ティアニー看護モデルの実践, p.1-13, メディカ出版, 2007.
41) 前掲1, p.13.
42) 前掲1, p.221.
43) 前掲1, p.222.
44) 前掲1, p.21-42.
45) 前掲1, p.178-212.
46) 前掲1, p.212.
47) 武井麻子：感情と看護　人とのかかわりを職業とすることの意味, 医学書院, 2001.

48) Daniel F Chambliss 著, 浅野祐子訳：ケアの向こう側 ── 看護職が直面する道徳的・医療的矛盾, 日本看護協会出版会, 2002.
49) Florence Nightingale：Notes on Nursing：What it is and what it is not, Dover Publication, Inc., 1969.
50) Martha E. Rogers 著, 樋口康子, 中西睦子訳：ロジャーズ看護論, 医学書院, 1979.
51) Ken Wilber：Up for Eden, p.2, Boulder, 1983.
52) Margaret A. Newman：Health as expanding consciousness Second Edition, National League for Nursing, 1999.
53) 前掲52, xvi.
54) 前掲52, p.17-30.
55) 前掲50, p.111.
56) 矢野裕美子, 釘田真理子, 高野いづみ, 前田ひとみ：一般病棟における「その人らしい最期」に寄り添うケア ── Margaret Newman 看護論を用いての振り返り ──, 第39回日本看護学会論文集, 印刷中。
57) 遠藤恵美子：希望としてのがん看護, p.18-35, 医学書院, 2001.
58) 前掲61, p.39.
59) 前掲61, p.55.
60) 前掲61, p.44-45.
61) Fresrichsen, M. J., Strang, P. M., Carlesson, M. E.：Receiving bad news：Experiences of family members, J. Palliat. Care, 17(4), 241-247, 2002.
62) 加藤隆子, 影山セツ子：小児がんで子どもを亡くした父親の悲嘆過程に関する研究, 日本看護科学会誌, 24(4), 55-64, 2004.
63) 星野富弘：新版 愛深き淵より, 学習研究社, 2006.
64) 前掲63 p.97.
65) 前掲63 p.61.
66) 前掲63 p.80.
67) 前掲63 p.263.
68) 前掲63 p.174.

第 Ⅳ 部

生命という価値と末期医療

第14章　医療現場における生命に対する価値判断について

浅井　篤

Ⅰ．この医師は患者の生命に対する価値判断を行っているか

　大昔の話である。ある当直医師が患者の死亡診定後，患者のカルテをみて「えっ，80歳じゃないの。95歳!?」と小さく叫んだ。先ほど急変ではじめての病棟に呼ばれ，詳細もわからぬまま心肺停止状態の患者に対して短時間蘇生を試みた。結局，患者はまったく心肺蘇生処置に反応せず死亡した。その医師は蘇生開始直後看護師から簡単な病状説明を受け，その時80歳と報告を受けていたのだ。彼はDNAR（心肺蘇生術を試みないという指示）がない急変患者なので，「80歳の心肺停止状態患者に蘇生をするのかぁ」とすっきりしない気持ちで処置に臨んだ。その後である，患者が実は95歳だと知ったのは。彼は「ああ，自分は95歳に心肺蘇生術をしてしまった！」と自己嫌悪に陥った。

　なぜ彼は落ち込んだのか。いちばんの後悔は「どうして静かな最期を迎えさせてやれなかったか」ということである。医学的に効果がほとんど見込めない状態の患者に，身体的負担になる蘇生行為をしてしまったという思いである。彼には，この95歳の患者はもう十分に長く治療を受け，生物学的に寿命であり，そのような状態にある患者に対する心肺蘇生術は見ていられないものである。彼には，蘇生術は全く患者の利益にならなかった，無益だと思えた……。

Ⅱ. はじめに ── 基本的な立場 ──

　本章での考察の対象は，日常的に普通の形で医療現場に存在する人々である。胚や受精卵，配偶子ではなく，カタカナのヒトではない。つまり種としてのホモ・サピエンスの話はしない。潜在的な人でもない。今現在，社会を構成し医療機関に訪れ，互いに家族の一員として人間関係を形成し，医療を受けている人々である。

　このタイトルを生命に対する価値判断ではなく，人命に対する価値判断とするとかなり生々しい感じがする。これを「患者の命に対する」価値判断とすると，ほとんどタブーの領域であろう。通常，患者の「品定め」などとんでもないことだし，行われるべきことではない。しかし医療現場における生命に対する価値判断を行うことは，結果的には，医療施設を訪問する患者のAさんやBさん，Cさんに対する何らかの判断，または彼らの何らかの特性を検討することになるのだろう。

　この刺激的なテーマを扱うにあたって，まず筆者の基本的な立場を次のように明確にしたい。人の命はとても大切である。誰の命も重要である。誰も殺さない，誰も殺されない，誰も自殺しない，誰も事故にあったり病気になったりしない世界がいちばん善い。あえて「誰」には何の限定もつけない。自分の大切な人，自分の愛する人が死んでしまうのは，誰にとっても堪えられないことだと思う。

　快楽は苦痛より善く，健康は病気より善く，長寿は短命より善く，治療手段があるのはないより善く，医療を受けられる状態は受けられない状態より善く，生は死より善い[1]。独立した個体として社会生活を営めることは寝たきり状態よりも善いと，明らかに思っている。認知症にも植物状態にも脳死状態にもなりたくない。脳死状態になったら喜んで臓器提供をするつもりでドナーカードをいつも財布に入れている。

　筆者の倫理的な立場は，個々人の自己決定と人権尊重そして人間の有徳性が最大利益とよりよい世界を生むと考える選好功利主義である。様々な倫理原則や理論を現場で実現するには徳性が必要だと思っている[2]。筆者は人権

思想を支持し，あらゆる不当な差別に反対する者である。国家による優生思想など決してあってはならないと信じている。ちなみに人権は，人が人であるというだけで有している特別な権利であり，全人類には内在的な価値があるという認識に根拠を有する。人権は普遍的なものであり，性別，人種，国籍，経済的状態，または社会的地位に関係なく，すべての人に等しく与えられている。したがって人権は，きちんとした (decent) 社会が最小限保障しなくてはならないものである[3]。

III. 本章の構成

さて本章では医療現場における生命に対する価値判断について，特に末期状態にある人々を対象にして考えてみたい。一般的に末期とは，余命が半年以内と推測される状態である。悪性腫瘍等が治癒可能な状態を越え，どのような医学的介入をしても予後が最大6ヵ月程度の病態にある人々を末期患者というが，以下では思考の幅を広げるために，様々な状態の「末期」患者と高齢患者を取り上げる。

以下，価値判断という表現で筆者が何を意味しているのかを明確にする。続いて現在の医療現場における価値判断の現状に関する私見を述べる。特に何が価値判断で，何が「似て非なるもの」なのかを考えてみたい。それらを踏まえた上で医療現場によくある具体的状況をもとに筆者の見解をまとめたい。「社会的価値」判断を行ったとして批判の的となった歴史的実例である「シアトルの神の委員会」を用いた思考実験を行い，脳死臓器移植，選別基準としての年齢，寝たきり重度アルツハイマー病などについての種々の判断についても検討する。そして許される価値判断と許されない価値判断を考察する。

IV. 価値と価値判断

価値とは望ましいもの，人間の欲求や関心を満たすもの，またはある特定の目的に役立つものである。反対に，望まれない，役に立たない，無益なも

のに価値はない，無価値だと表現できるだろう。価値判断は価値判断を行う者が存在しなければならないと同時に，彼または彼女に相対的である。つまり主観的である。したがって誰からみた価値判断なのかを常に明確にしなくてはならないだろう。本論の趣旨から言えば，誰から見た誰の生命の価値なのかをはっきりさせなくてはならない。価値判断者はその生命が評価されることになる存在の担当医療従事者かもしれないし，血族かもしれない。いわゆる「社会」なのかもしれない。個人としての医療従事者かもしれない。

　筆者は，価値は人間の意識から独立して存在し得ないという立場を取る。中枢神経系が破壊された人間は価値判断の主体にはなり得ないのではないか。この世にそれ自体として，人々の価値判断に関係なく，特定の客観的な価値を内在させている存在や物体はないと思っている。もちろん，ほぼ普遍的に世界の人々に価値があるとされているものもあるだろう。それらには家族，友愛，幸福，お金，そして人命などが含まれる。健康長寿もそうだろう。苦痛からの解放，自由も然りである。心の平安も含まれる。これらはすべて通常人々から望まれるものである。

　しかしそれらは，あくまでも「ほぼ」であり決して100％ではない。平気で人を傷つけたり無差別に殺したりする者，殺人を愛好する人間，苦痛を愛する人もいる。自爆テロをする人もいるのだ。99.9％の人がある事や物に価値があると考えている場合，それはほぼ普遍的に価値があるのであって，客観的に価値があることにはならないし，絶対的な価値があるということにもならない。

　きっと人間の生命もそうなのだろう。我々のように自分が生きていることを自覚し人生が有限であることを認知している生命体は，ほとんどの場合本能的に死を恐れる。死にたくない。だから生には極めて大きな価値を見出す。人間が直感的に生命それ自体に客観的な価値があると考えるのも理解できる。しかし猿は人間の生命に価値があると思っているだろうか。クジラはどうだろう。否であろう。特定の宗教に縛られることなく，また人間を世界の中心であると考えなければ，人間の生命の価値は人間に相対的なものに過ぎないという結論に至る。

　ある存在やものに価値があるといった場合，われわれは意識的または無意

識的に「○○として価値があると考えている。たとえば肉食動物にとって人間は餌として価値があるのであり，当然ながら愛情の対象として価値があるのではない。同じ人であっても，家族として価値があったり友人として価値があったり研究対象や「珍しい症例」として価値があったりするのではないか。「恋人としてはいいけれど夫としてはちょっと」という場合があり得る。脳死状態のドナーはレシピエントにとっては，もちろん深い感謝の念は抱くであろうが，はっきりいって新しい臓器として価値があるということになろう。決して親友としてではないのだ。

　ある存在や行為の目的を指して，「○○に値しない」という言い方もしばしばなされる。たとえば「この本（この料理）は 1,000 円支払うには値しない」「この映画はわざわざ劇場まで出掛けるには値しない」「私のこの人生は生きるに値しないので自殺する」などの例がある。これは存在や行為の目的に対する，釣り合いという観点からの，相対的な価値判断なのかもしれない。医療現場でもしばしば「この患者に対してそこまでするか？……」というような文脈で使われる表現なので，あとでよく考えたい。

　最後に，ある価値判断者が価値を見出す状態や存在，物体は一つではなく複数であり多様であるだろう。全く同一のものや存在に対する価値判断は個々人や文化，時代によって変化するようだ。価値ある多くのものの中での優先順位も異なることが多い。決定要因は何だろうか。生まれつき？　生い立ち？　家庭や学校での教育？　生まれた国？　人生における大事件やトラウマ？　社会に優勢な宗教的考え方？　運命的な哲学書（または哲学者）との出会い？　時代？　友人または配偶者の影響？　よくわからない。おそらくこの問題は誰にもわからないことであり，ブラックボックスのままではないだろうか。その理由はよくわからないが，一言で言えば「蓼食う虫も好き好き」なのであろう。「何が我々の価値観を規定するのか」は極めて興味深い問いであるが，本章の趣旨とは直接関連がないので問題提起のみに止める。

　さて上記を踏まえて，「我々の価値判断は間違うということがあり得るだろうか」という疑問を問い掛ける価値がある。価値判断は主観的で判断者が何を望むかに相対的であり，さらに多様で可変的なものである。もしそうであれば「君の価値判断は間違っている」という発言は，「君の価値判断は私

と大きく異なっているので極めて不快である」といっているに過ぎなくなるのではないか。ただ後述するように，自分の価値判断を他者に影響する行動方針を決定する際に用いる状況で，我々が不適切なことをすることはあるだろう。つまり許されない価値判断があると思われる。

　筆者の価値に関する見解をまとめると，価値判断はほぼ普遍的な場合もあるが基本的には主観的であり，「Aにとって，Bという状態にある存在Xは，（Cとして）価値がない（ある）」と表すことができる。状況によって「Cとして」の必要性は変化すると思うが，とりあえずこのような方向性で話を進めたい。さらに価値判断の社会における使用法によって，許される価値判断と許されない価値判断が区別されると思われる。

V. 医療現場における価値判断の位置付け

　異論はあろうが，筆者の考えでは医療現場において医療従事者が個々の患者の生命そのものの価値を，診療方針を決めるにあたって直接的に問うことはほぼ皆無である。狂信的なパーソン論者や頑迷な人種または男女差別主義者などでない限り，患者個人そのものの価値ゆえに診療方針が左右されることはほとんどあり得ないのではないか。目の前の患者が老若男女いずれであろうと，どの国の国籍であろうと，どんな宗教であろうと，分け隔てなく医療は通常提供されていると思う。目の前の患者が「〇〇」だから治療をしないなどという人は，絶無ではないにしろ，極々少数である。また医療従事者が患者個人に対して，その患者が極めて不合理で敵対的で高圧的である場合を除き，嫌悪感や憎悪を抱くことはほとんどないだろう。つまり個人としての患者の「価値の絶対値」（個人の生命そのものの価値の大きさ）を評価しようとすることはないのだ。

　患者個人そのものに対する価値判断が行われない理由，または行われてはならない理由は，医療の公益性と医療従事者のプロフェッショナリズムである。医療は特別である。もし現状がそうでなければ特別であるべきだ。なにしろ我々の幸せの土台となる生命活動を行っている身体と精神の保護・維持がかかっているのだから。医療従事者にとって，患者は患者というだけでプ

ロとして接する対象になり，職業倫理に縛られた行動が要請される。もし現状がそうでなければ医療従事者のプロフェッショナリズムの確立が急務となる。だから一般的な意味，日常生活で我々が平気で，または何気なく行っているような他者に対する「品定め」は行われない。合コンなどで男性が女性に対して行う，または女性が男性に対して行うような評定はしてはいないのだ。個人的な価値判断を診療において押し通そうとする医師は専門職として極めて不適格である。

　患者の生命に対する「価値の絶対値」評価が行われないもう一つの理由は通常「必要がないから」だ。現在の我が国の日常的な診療（筆者は本稿執筆時，大学病院の総合診療部外来と市中病院の一般内科外来，および高齢者医療施設の病棟回診等を行っている）では，国家全体の医療費や医療政策，病院の経営状態は別として，医師が個々の患者に医学的に必要だと判断した診療は大抵行うことができる。入院させることもできる。通常は目の前にいる人々がどんな人であれ，その人が患者というだけで問題なく医療を提供することが多い。「この患者には価値がない」，「この人は無価値だから医療を提供しない」などということはない。思うに，原則的に患者個人に対して，客観的（判断主体が客観的だと思っている）な見地からの価値判断など行われていないのだ。

　もちろん医療従事者が目の前にいる患者に関して個人的に価値判断をしてしまうこともあるかもしれない。たとえばパーソン論者的傾向を持っているが狂信的ではない医師は，不可逆的な植物状態にある患者の生命に価値を見出さない可能性がある。つまり目の前の患者に対して治療を行うことに「無目的感」「無意味感」「無益感」を持つことになる。しかし，彼の個人としての価値判断がそのまま彼の医師としての最終的な意向を決定付けるわけではない。無意味だと感じるからといって，それだけの理由で治療方針を変えたりしない。それは単に医師としてではなく個人としての内心の問題であって，または内心の問題であるべきで，他者である患者に対しての行動の最終的で強力な根拠とはならないのだ。

VI. 価値判断ではないもの

いずれにせよ,たとえ医師個人の価値判断が最終判断に紛れ込むとしても,その重みは小さいものだし稀なことだろう。なぜならば,医療現場での診療方針の決定は通常,関係者の患者の生命に対する価値判断以外のことで決定されるからだ。終末期患者や高齢患者の場合を考えれば,治療方針を決定する医療従事者側の主な要因を思いつくままに列挙すれば,

- 患者の意向つまり患者の自己決定を尊重しようという姿勢
- 患者の人格の統合性と存在の同一性を認め,同時に患者の自己決定を尊重しようとする事前指示尊重
- 「本人も望んでいない」という意思推定とそれを代行する家族の判断の尊重
- もう寿命である,大往生だ,あとはもう自然に任せようという,もう最期が来ているという感覚
- 「もう十分長く頑張った」「もう十分長く苦しんだ」「これ以上は可哀そう」という,「もう十分」という家族の思いを大切にする
- 「忍びない」「見ていられない」という家族の感情に対する配慮
- 治療が患者の負担になっている,苦痛になっているという判断
- 患者はこれ以上の治療をしても利益を享受することができない状態(受益能力喪失状態)になっているという見解

などであろう。他にもあるかもしれないが,いずれにせよ,ある特定の状態にある患者自身(またはその生命それ自身)に対する「価値の絶対値」評価ではない。上記の要因の中には「今の患者の生きている生が無価値だ」などという考えは微塵も入っていないのではないか。また利益を享受することができない状態にある人間に対して医療を行わないという判断は,そのような状態にある人に価値がないと言っているのではなく,そのような状態にある人に対して医療を行うという行為にやるだけの価値がない,無益だと判断し

ていることになるのだ。もちろん一部の患者家族にとって，重度意識障害で寝たきり状態にある患者は，家族の一員として価値がなく，訪問するに値しないという事態は生じるかもしれない。が，医療従事者が「重度意識障害で寝たきり状態にある患者は，人間として価値がなく医療を提供するに値しない」という判断を下すことにはならない。

冒頭の事例を「価値の絶対値」（個人の生命そのものの価値の大きさ）に関する判断という側面から考えてみると次のようになる。彼はこう言うだろう。「自分が後悔を感じるのは，価値のない患者に対して蘇生行為を試みてしまったからではもちろんない。患者が長期入院していて全介助で，誤嚥性肺炎を繰り返している，回復不能な重度意識障害の高齢患者は無価値などと思っているからでも全くない。他者に対する直観的な生命の質（QOL）判断と生命の価値に対する判断は違うのだ。95歳は80歳よりも価値が低いという見解でもない」。

しかし本当にそうだろうか。彼が心の中でした幾つもの判断の中に，「命に対する品定め」的思考は完全に全くなかったといえるのだろうか。この点はよく考える必要がある。きっと彼は，そのような受益能力喪失状態にある人に対して医療を行うという行為は，結果としてどんな利益も価値ある状態も生じさせないので，やるだけの価値がない，無益だと判断しているのだろう。しかしひとりの医師またはその他の人間の心の中で，医療の対象になる存在の生命に関する「価値の絶対値」と医療を行う価値とを常に明確に区別できるのであろうか。

VII.「医療を行うに値しない」という考え方

人権思想はすべての人間が内在的な価値を有していると考える。そして筆者はその考えを事実としてではなく，達成目標として支持する。なぜなら筆者はすべての人がそれなりの扱いを受けるべきであり，不当な仕打ちを受けるべきではないと信じ，望んでいるからだ。「私にとって，ただ単に人間であるという状態にあるすべての人は，社会の構成人員として価値がある」ということができる。銃殺刑になるはずの死刑囚が麻酔をかけられ移植目的で

生きたまま臓器を摘出されたなどという事件を聞くと信じられない思いに囚われる。しかし一方で、医療現場における人間の存在に対する価値判断と呼ばざるを得ないと思われる状況が少なくとも2つある。

まず「この患者に対してそこまでするか？……」、つまり「この状態の患者さんは積極的治療には値しない」という判断である。そうしてみるだけの意義または価値がないという判断である。ある生命の「受益能力を基準にした医療行為に相対的な価値」に関する話である。Aさんに対してXという治療をするには値しないと考え、Bさんに対しては同治療をするに値すると考えたとする。Xという治療の純粋な医学的効果がAさんBさん両方に対してほぼ同等であるとする。そうすると、そう考えた医師は、Aさんの状態に対して、Xという治療を行うだけの価値があるかを判断していることになる。同時にAさんとBさんの生命の状態を比較して、何らかの価値判断を行っていると思う。

医療には、効果が見込めないという理由で治療を行わないことがある。これはよい。医学的適応の有無の問題だ。他方、医学的に何らかの効果はかなりの可能性で見込めるが、そのような状態の患者に治療行為を行わないことがある。つまり患者同士の比較ではなく、患者の状態によって、ある特定の医療行為が、釣り合う、または釣り合わないという考え方である。厳密に言えば、受益能力を基準にした医療行為に相対的な価値判断（「利益を受ける見込みがない人に治療を行う価値はない」「ある治療でたくさん利益を得ることを見込める患者さんは、その治療でほとんど利益を得ない患者さんよりも、優先して治療を受ける価値がある」など）である。

具体的に考えてみよう。たとえば、「超高齢寝たきり不可逆的昏睡状態にあり、誤嚥性肺炎を繰り返している回復困難な呼吸不全患者に対して、人工呼吸を行うに値しない（意義や価値がない）」という判断である。最初に、もし私がその患者だったら、人工呼吸治療は受けたくない。私は自分がそんな状態で延命されることを望んでいないからだ。私が望んでいないことをされても私には利益はない。受益能力喪失状態である。だから「超高齢寝たきり不可逆的昏睡状態にあり、誤嚥性肺炎を繰り返している回復困難な呼吸不全に陥っている私に対して、人工呼吸を行うに値しない」と断言できる。こ

の価値判断を誰も非難しないだろう。これは許される価値判断である。少なくとも私以外の誰にも害を直接的には与えないのだから許容されるのではないだろうか。患者が自分の両親であっても同じである。筆者は彼らが私と同じ価値観を共有していることを知っている。

次に筆者が医師として，この超高齢昏睡呼吸不全患者を担当していたとする。純粋な医学的観点から言えば人工呼吸が「必要」であり，人工呼吸は延命効果がある。この状況で患者の家族が人工呼吸開始を望んだとしよう。このような状態で自分が生きることに価値を見出さない筆者は，内心は躊躇を感じるだろうが，それを家族に押し付けることはあってはならない。もし患者家族にどうするのがよいと思うか尋ねられたら，自分の「このような状態で延命しても本人には利益はないので，延命処置を行うに値しないと考える」との判断を，個人的意見として，主観的な価値判断であることを明言した上で述べるであろう。このような価値観表明も許されるものだと考える。

筆者が特定の生命の状態に関してどう思っているにしろ，「この人に価値はない」という生命に対する価値の「絶対値」評価に関する言明と，医療専門職による「この人には受益能力がないので，この治療はその人にとって価値がない」という受益能力を基準にした医療行為に相対的な価値判断である発言は異なる。完全な不可逆的昏睡状態の人は主観的な利益を感受する能力はない。遷延性植物状態患者で，特に覚醒しても持続的な自己意識や環境に対する認識能力がない場合も，受益能力はないと思われる。脳死状態患者もしかりである。

現在の医療現場に人工呼吸器が十分な数あり，日本の医療費が無限にあり患者の負担は無料とする。この状況で患者家族が超高齢昏睡呼吸不全患者に対する人工呼吸を望んだ場合，これを妨げる理由はない。たとえ筆者がそんなことは無意味，無意義，無価値な行為だと考えても，そのような状態で生きることが自分にとっては無価値だと感じていたとしても，患者家族にとっては価値があり，そして他の誰にも害を及ぼさないのだから，家族の自由であり，彼らの正当な権利主張であろう。また少なくとも延命効果はあるわけで，医学的適応がないという理屈は通らない。不当な扱いを受けないという人権もある。他方，同時に患者本人の意向も含め誰も望まないのであれば，

それを行う理由もない。

　日本の医療費が有限であり，この人工呼吸治療が自費ではなく保険でカバーされたとしよう。つまり国民のお金がこの超高齢昏睡呼吸不全患者の人工呼吸に費やされるわけである。この場合は「値しない」という理由で実施を阻んでもいいだろうか。否である。患者または患者家族が税金と保険料をしっかり払っており，正当な手順を踏んで医療を受けている。事前に社会としてそのような治療は自費にすると決定・明言しない限り，この人工呼吸開始に関する家族の意向を一方的に退けるのは許されない。現場の一医師がそんなことは医療として無意味，無価値，無意義，そして無駄だと感じても，自分の価値観を強要してはならない。正当な手続きを踏んで入手された医療に対する権利に対する不当な介入であり，人権侵害となるだろう。許されない価値判断である。

Ⅷ. 誰が稀少な医療手段により値するのか

　では人工呼吸活療が社会の保険でカバーされている有限な高価稀少手段であり，ある患者にそれを行った場合に他の患者には使用できない場合はどうか。患者であれ，患者家族であれ，筆者であれ，誰であれ，自分の価値観だけを尊重してほしいと言っていられない状況である。つまりある人の人権尊重が他の人の人権維持に影響を及ぼすケースだ。生命維持装置の場合は人命に直接的に関わるため深刻である。このような個々人の自由な価値判断が許されない状況では，ある立場から特定の基準で当該患者が問題になっている治療を受けるのにどの程度値しているかを，他の患者との比較による相対的価値判断で決定しなくてはならない。一方，比較する他の患者がいない場合は配分の問題はないので，躊躇と提供側の無価値観を度外視すれば原則的には人工呼吸使用には問題ないと言っておこう。

　上記のことは患者に意識と意向が共存する場合も，いずれかしかない場合も，両方ない場合も同じである。問題の本質は，筆者が許される価値判断だと判断している受益能力を基準にした医療行為に相対的な価値判断ではない。まさに社会を構成している医療によって利益を享受できる患者の中で，誰が

他の人よりも医療を提供するにあたって価値がより高く,ゆえに生き延びることができるかという究極の問題であろう。ゆえにその倫理的許容性も重大な問題になる。

こんな状況は比較的例外的な状況だろうが,あの人ではなくこの人を選ぶという価値判断が不可避になってくる。患者生命の「価値の絶対値」そのものではないが,複数の患者,異なる状態にある患者の生命の価値を比較して判断を下し行動しなくてはならない場合である。Aさんの価値はBさんのそれよりも高いという場合,価値の絶対値は明示されないにしろ,評価者の内面では,Aさんは5ポイント,Bさんは3ポイントと無意識的に判断しているのではないのだろうか。「私にとって,○○という状態にある患者Aは,△△という状態の患者Bと比較して,(治療対象として,より厳密には社会で生存する者として)価値があり,Aは人工呼吸を優先して行うに値する」という形式になると思われる。

上記の「私」は,医療従事者,家族,集合としての社会,全体としての国家などが入り得る。例を挙げれば,

- ある共同体にとって,慢性腎不全で3児の母であるXは,同じ慢性腎不全でセックスワーカーである独身女性Yよりも,社会の構成員として価値があり,Yに優先して稀少な人工透析を行うに値する。
- 国家にとって,脳死という状態にある存在Xは,他者の臓器を移植すれば再び社会復帰できるYと比較して,延命対象として,または社会的存在として生き残る価値がなく,Xに対して医療を優先して行うに値しない。
- 社会にとって,10歳のXは,90歳(ある意味,人生の末期といえるかもしれない)のYと比較して,交通事故防止にお金をかける価値があり,Xに対して手厚い予防措置を優先して行うに値する。

上記の2つは現実的な医療問題であり,3つ目は社会投資の問題であるが最終的には救命または死亡予防に関わる事項である。

IX. 「シアトルの神の委員会」を用いた思考実験

このセクションでは，人間の社会的価値判断を行った，つまり人々の品定めをして生死を分けたとして批判されている「シアトルの神の委員会」を取り上げ，それを発展させる形で思考実験を行い，筆者と読者の価値判断とその許容性を検討したい。

「シアトルの神の委員会」は生命倫理の歴史上極めて有名な出来事であった[4,5,6]。詳細は省略するが，人工血液透析が初めて実用可能になった時，生存のために透析治療を等しく必要とする大勢の慢性腎不全患者の中から，誰を透析対象者として選ぶかを決定する委員会である。「神の委員会」に先立って医学的理由から45歳以上と子供の患者は選考から外されていた。

委員会のメンバーは「高潔で善良な市民」とみなされた弁護士，牧師，銀行家，主婦，公務員，労働者の代表，透析治療に直接関わらない外科医の7名だった。「神の委員会」ではまずワシントン在住で治療費を支払うことができることを最初に選考の基準とし，続いて年齢，性別，既婚，扶養者の数，収入，資産，情緒的安定性，教育水準，仕事の性質，過去の業績と将来性など，いわゆる患者の社会的価値を基準に誰が生き残るかを選別したという。あるときは主婦，航空整備士，薬剤師，会計士，会社経営者の5名の中から航空整備士と会社経営者の2名が選ばれたと伝えられている。さて，彼らが行った価値判断は許されることだろうか。

「神の委員会」の決定は後に参加委員の特定の価値観によって患者の選別が恣意的に行われたと批判を受けている。たしかに彼らの行ったことは，委員らが共有していたであろう人間に関する社会的価値観に従って患者に対する品定めをしたと言われても仕方がない。医学的状況と治療の必要性において同等であれば，直感的な好き嫌いを別とすれば，その生存権は変わらないと考えるべきである。ではどのように選別すべきだったのか。

おそらく何人かの論者が述べていたように無作為にくじで選ぶのがいちばん公正であったと考えられる。つまり医学的な緊急性，効果，必要性，そして待ち時間に有意差がなければ，あとは無作為（ランダム）が原則になるべ

きであろう。したがって「ある共同体にとって、慢性腎不全で3児の母であるXは、同じ慢性腎不全でセックスワーカーである独身女性Yよりも、社会の構成員として価値があり、Yに優先して稀少な人工透析を行うに値する」という判断は許されない価値判断である。

では思考実験をしてみよう。「神の委員会」が今から会議を開いて6名の慢性腎不全患者からひとりを透析治療患者として選ばなければならないとする。患者は①3児の母である主婦、②49歳で寝たきりになっている中期アルツハイマー型認知症患者、③90歳の意識清明で認知症のない健康な高齢者患者、④何回も自殺未遂を繰り返している慢性難治性うつ病患者、⑤不可逆的深昏睡状態患者、⑥連続殺人犯で終身刑が決定している囚人の6名である。さて彼ら6人の内から、どの一人を透析治療候補者として選ぶべきだろうか。その判断は許される価値判断になるのだろうか。それとも不当な人間に対する品定めになるのだろうか。登場人物たちの属性は必ずしもそろっていないが、末期、高齢者、または現場で問題になりやすい人々を選択した。3児の母はおそらく40代の良妻賢母をイメージしているが、彼女が独身のキャリアウーマンでも独身のセックスワーカー女性でも判断に変わりはない。

個々人の自己決定と人権尊重そして人間の有徳性が最大利益とより良い世界を生むとする選好功利主義者の筆者が重要と考える主要因子は、意識、自己意識、感覚（快不快を感受する能力）、生への希望/死への恐怖、人権、余命の長さ、そしていわゆる「社会的価値」（残された家族を含む社会全体の幸福）の7つである。意識、自己意識、感覚（快不快を感受する能力）、

患者＼因子	意識	自己意識	快不快感受能力	生の希求	人権	余命の長さ	「社会的価値」
①3児の母	あり	あり	あり	あり	あり	十分長い	ポジティブ
②認知症患者	あり	なし？	あり	なし？	あり	やや短い	ポジティブ
③90歳健常者	あり	あり	あり	あり	あり	短い	ポジティブ
④自殺未遂患者	あり	あり	幸福感なし？	なし？	あり	短い？	ポジティブ
⑤深昏睡患者	なし	なし	なし	なし	あり	短い	ポジティブ
⑥連続殺人犯	あり	あり	あり	あり	あり	十分長い	ネガティブ？

生の希求は患者の医療提供による受益能力に深くかかわることは言うまでもない。6つの事例と7つの因子で一覧表を作ると上記のようになる。

　本一覧表から明らかなように、筆者が6人の患者からひとりだけ生き残る者を選ぶとしたら①の3児の母である主婦になるだろう。これが筆者の頭の中の様子である。私の価値判断は許されないものだろうか。

　簡単に説明する。⑤の二度と意識が戻らない人は医療からどんな主観的利益も受けることができない。②の自分のことを一貫して継続的に自分と自覚できない人も、やはり医療からどんな主観的利益も受けることができない。③快不快感受能力を欠いている人もしかりである。もちろん難治性うつ病が治療できた場合には、本患者の幸福を感じる能力と生きたいという望みが回復するため、3児の母である主婦とほとんどかわらない優先順位になるであろう。人権は誰にでもある。しかし⑥の複数の他者の人権を侵害した者の人権は制限されると考えるので、他と同じ扱いにはならないのではないか。また6人中の連続殺人犯だけが社会的価値が陰性、マイナスだと思う。だから3児の母である主婦と同程度の優先順位を持つことはない。

　最後に余命の考察は重要である。「シアトルの神の委員会」が45歳以上を対象外にしたことに賛同はできないが、40歳と90歳なら、やはり40歳の患者の方を選ぶであろう。生物として人間にはその時代の医療と環境のレベルに応じた平均年齢があり、重要な判断因子である。もちろん他との比較と選別の必要性がなければ望む人がいる限り、6名すべてに透析医療を行っても――筆者は決して勧めも望みもしないが――許容されるであろう。

　上述した「国家にとって、脳死という状態にある存在Xは、他者の臓器を移植すれば再び社会復帰できるYと比較して、延命対象として、または社会的存在として生き残る価値がなく、Xに対して医療を優先して行うに値しない」も「社会にとって、10歳のXは、90歳のYと比較して、交通事故防止にお金をかける価値があり、Xに対して手厚い予防措置を優先して行うに値する」も、上記の一覧表の因子をみれば、その判断の根拠は明白であろう。脳死状態は深昏睡状態と同一である。国によっては人間の死とみなされ人権を認知されない文化もあると思われる。ドナーとレシピエントの間の、どのような状態の差異がドナーから臓器を取り出してレシピエントに与えること

をよしとするのか。この問題もドナーを上記一覧表の深昏睡患者，レシピエントを3児の母に置き換えれば説明がつく。臓器移植の場合ひとりのドナーから5～6名の患者に臓器が提供されるため，その正当性は強化される。筆者は，臓器移植に対する積極的な意思表示がなければ移植を行わないオプト・イン方式ではなく，本人がドナーにならないことを表明していない限り臓器提供の意思があるとみなされるオプト・アウト方式を支持するので，一覧表の深昏睡患者がドナーカードを持っていたか否かはあまり大きな問題とは認識しない。家族の承諾はもちろん必要であろう。

では3児の母と2児の母での間での序列付けはできるだろうか。今回は紙幅の関係で詳細には論じられないが，最終的には決めるべきではないと思う。子供自身と子供と母との関係に関する変数は非常に多数あるため厳密な検討は極めて困難ではないだろうか。しかし現時点では子供の数と有無が当該価値判断で重要か否か最終判定できない。

X. おわりに ── もうひとつの思考実験 ──

もうひとつ思考実験を行う。梶尾真治原作・塩田明彦監督の映画「黄泉がえり」のような状況を想定してほしい。意識的だったか無意識的だったかに関係なく，心の中で非常に強く蘇りを心から望んだ場合，その人が蘇るという。映画とは違って期間限定ではなく一度蘇ったら他の人々と同じように平均寿命までは生きているとしよう。蘇生させられる人数に制限はない。もし可能なら誰に蘇ってほしいだろうか。最近亡くなった家族の一員で蘇ってほしくない人はいるだろうか。蘇ってほしい人，そうでない人はそれぞれどんな特徴を持った人だろうか。

2つの見地から考える必要がある。ひとつは個人的見地，もうひとつは公共的見地からである。個人としての立場であれば当然自分がいちばん愛している人，ずっと自分といっしょにいてほしい人になるであろう。前述の6名の患者が亡くなったとして，もし筆者が3児の母である主婦の夫であり夫婦関係が崩壊していなければ，当然彼女の蘇りを望むであろう。すでに関係が崩壊していれば話は別である。また筆者が何回も自殺未遂を繰り返している

慢性難治性うつ病患者の父親であったとすれば、かつ、親子関係がまだ維持されているのであれば、やはりその蘇生を望むであろう。しかしすでに関係が崩壊していれば話は別である。

一方でいくら肉親であるといっても、中期アルツハイマー型認知症患者、不可逆的深昏睡状態患者、連続殺人犯で終身刑が決定している囚人の蘇生は望まない気がする。前2者についてはその生が本人の利益にならないと同時にこちらの負担になり、3番目は社会の害になるからである。「おまえはそれでも人権主義者か」と批判されるかもしれないが、これは筆者の偽らざる本心である。90歳の健常高齢者については、断定的なことは言えないが、その本人が自分の人生の終わりを納得していたか否かによると答えておきたい。読者のみなさんはどう考えるだろうか。

では公共的立場、つまり医師としての立場でそのようなことができるとしたらどうするべきだろうか。6人中誰を蘇らせるべきだろうか。その6人との間には職業上の関係以外には個人的関係もいかなる利害関係もないとする。おそらくこのような場合に誰を蘇生させたいかという判断は、「倫理的選好」に基づく決定と呼ばれるものになるのだろう。つまり判断を下す者にはどのような側面においても直接的な影響のない状況下における、他者に対する選好に基づく決定である[7]。

筆者の回答は、やはり2つの状況に分けられる。もし死者を蘇らせる能力がすべての人にあるのであれば、医師としてそのような能力を行使すべきではないというものである。それぞれの親族が決めればよいことであり、また決めるべきことである。一方、医師の自分だけにそのような機会が提示されたとした場合には、やはり3児の母である主婦だけを蘇生させようとするだろうが、亡くなった本人の意向はどうだったのか、彼女の夫と残された3名の子供たちがそれを望んでいるか否か、死者を蘇らせることが医師の職業的義務なのか、蘇りは基本的人権の一部なのか否かなど、現実には多くの考慮すべき問題があるように思える。しかし単純に6人の中から単純に誰か1人をということであれば、筆者の倫理的選好は3児の母だけを選ぶであろう。

注

1) 浅井篤　死の自己決定と患者の利益　日本医学哲学・倫理学会雑誌「医学哲学医学倫理」2007年，第25号，146-151.
2) 浅井篤　医療現場で自己決定を実現するために必要な10の徳　高橋隆雄・八幡英幸編　「自己決定論のゆくえ ── 哲学・法学・医学の現場から」九州大学出版会，2008年，179-193.
3) Chapman, AR, Human Rights. In Carl Mitcham (editor in chief) Encyclopedia of Science, Technology, and Ethics, 2007, p957-960.
4) 香川千晶「生命倫理の成立」勁草書房，2000年，101-113.
5) グレゴリー・ペンス「医療倫理2」みすず書房，宮坂道夫・長岡成夫訳，153-161，2001年。
6) 児玉聡「医療資源の配分」，赤林朗編　「入門・医療倫理Ⅰ」勁草書房，2005年，290-292.
7) Olof Johansson-Stenman, Peter Martinsson: Are some lives more valuable? An ethical preferences approach. Journal of Health Economics 27 (2008) 739-752.

第15章 ホスピスの現場からの生命という価値
―― 存在と生きる意味を支える援助の可能性 ――

小澤竹俊

I. はじめに

　私は，苦しんでいる人のために働きたいとの思いから医師となり，医療過疎地で働くことを夢見て大学病院，救命救急センターで学び，実際に農村医療に従事していた。そして，たとえ治すことのできない患者さんとその家族であったとしても，少しでも苦しみを和らげる援助ができないかと考え，緩和ケアの道を選択し，15年目を迎える。この間，約1,500人の患者さんの主治医として看取りを経験してきた。最新の緩和ケアを提供していくとき，たとえ末期がんであったとしても，痛みで七転八倒することはない。しかし，たとえ身体的な痛みを和らげたとしても，人は決して穏やかになるとは限らない。人生半ばにして命を終えないといけない運命を呪ったり，残していく家族に対して無念な思いを語ったり，あるいは今までできていたことができなくなり，人に迷惑をかけるならばいっそのこと死んでしまいたいと訴えたりする患者さんたちと向き合ってきた。ホスピスという現場は，決して均一的な集団ではない。どれほど心を込めてケアを提供していっても全ての苦しみを和らげることはできない。緩和ケアを提供すれば，全ての苦しみから解放されるという夢は存在しない。だからといって，安易に苦しいから死に至る医療行為を提供してよいとも思っていない。苦しみをかかえた人と向き合いながら悩み続けているホスピス現場の医師として，苦しみながら関わり続ける可能性について考察を行ってみたい。終末期に及んで死にたいと希望された患者さんに対して，ある条件が整えば，死を選ぶ権利と自由が守られているという意見に対して，私は真っ向から異を唱えるものではない。しかし，

死にたいと希望されている患者さんに対する援助の可能性を探り続けた上での議論で展開されなくてはならないと考える。

II．死を前に穏やかと認識できるケアの基礎となる認識論

（1）認 識 論

　死を前に現れる様々な苦しみに対して，どのように向き合っていったら良い援助が行えるのか？というテーマを展開するために，哲学的な考察から始めてみたい。私は哲学者ではないので，稚拙な表現となることを許していただきたい。終末期医療を通して人の生死に関わるとき，自然科学では取り扱えない形而上的な難問（死んだらどこに行くのか？　私の人生の意味は何だったのだろう？）と向き合う必要性を感じてきた。ここで問われることは，人間には正しい認識ができるのか？という課題である。

　自然科学的な認識論は，仮説をたてていねいに観察を行い，科学的な根拠を元に検証していく方法である。エビデンス・ベイスド・メディスンの考えは，まさにこの科学的な根拠を元にした医療である。高血圧や心不全の治療であれば，目に見える確かな根拠を元にした治療が大切であることは言うまでもない。しかし，形而上と言われるテーマ（死は怖いか，怖くないか？）は，科学的な根拠を元に話を進めることが困難である。

　哲学史上で形而上的な認識問題に解決を試みたカントの認識論では，それまで認識論で二分していたイギリス経験論と大陸合理論を融合していった。カントの認識論を一言で言えば，"人には正しい認識はできない"という考えである。たとえば人は，可視光線は認識できても，紫外線や赤外線は認識できない。犬には認識できる高周波の音を人は認識できない。このように，人には制限された認識しかできず，時間や空間の概念を越えた形而上的な問題は，人の認識では正確に捉えることができないという考えがカントの認識論の概要である。

　さらに哲学史上で認識論に大きな影響を与えた哲学者はニーチェである。ニーチェは，まったく違った考えを提示している。ある意味では，それまでの考えを根底から覆すようなアイディアと言ってよい。彼の発想は，正しい

認識なんてない，あるのは，強力な解釈であるという。それまでの哲学は，正しい認識とは？という問いかけを延々と行ってきたのだが，ニーチェは，そもそも前提を覆したと言ってよい。

（2） 認識における信念対立

さて，様々な認識の方法があるにせよ，いずれの認識論であっても，信念対立が生じることを紹介する。例として，A.死を怖いと感じるのか，B.怖くないと感じるのか，C.怖いと思うこともあれば，怖くないと思うこともあると感じるのか，という認識について考える。ここでは，先に紹介したいずれの認識方法であったとしても，誰か一人が正しくて，他の人たちは間違っていることになる。自然科学的な認識では，たとえるならば，A○，B×，C×となる。カント的な認識論ではA×，B×，C×となり，ニーチェ的な認識論でも誰が○になるかわからないが，A○，B×，C×となる。つまり，誰かが正しい認識を行うとき，他の人は間違った認識となり，共通した理解を得ることは困難となる。このように，認識において正否を問う形を，ここでは「信念対立が起きている」と表現する。その上で，たとえ，一人ひとり，考え方が異なったとしても，共通理解し合える部分があることを，考えてみたい。

この信念対立を克服するために，フッサール現象学における認識論について概説を行う。普通に認識することを現象学では自然的態度と言う。自然的な態度で認識するとき，人は「リンゴがある」と認識するためには，目の前にリンゴが必要となる。つまり，原因として目の前にリンゴがあるので，人は「リンゴがある」と認識するというわけである。ところが現象学では，認識そのものの視点を変えてしまう。ここで登場する「現象学的還元」は，きわめて難解なテーマであるが，簡潔に紹介してみたい。我々は，常に対象物の一部しか知覚していない。対象物は一挙に知覚するのではなく，徐々に現れてくる。そして「意識」が連続的に現れてきたものを（志向的に）統一していって，徐々に現れたものを，「対象物」と認識する。リンゴの場合には，一挙に知覚されそうなものであるが，それでもリンゴの裏側は見えないであろう。見るだけでは堅さは，わからない。さわってみてわかることがある。

このように，リンゴの場合にも，様々な知覚が現れてきて，これらの知覚を統一して，目の前にあるものを「リンゴである」と認識できる。すこし面倒くさい表現であるが，形而上的な問題を克服するためには避けて通れない大切な理論であると考えている。ここで押さえたい現象学的還元による認識のポイントは，人は，必ずしも正しい認識の条件を問うことではなく，「確信成立」の条件を問うことである。一人ひとり異なる確信成立の条件を意識して関わるとき，終末期の援助の可能性が見えてくる。

（3）死を前にして「穏やかである」と認識できる確信成立条件

さて，現象学を紹介した理由は，死を前に現れる様々な理不尽な苦しみから発する問いかけ（なんで私だけ，こんなに苦しまなくてはいけないのですか？私の生きている意味って何ですか？など）と向き合い，援助の可能性を示すためである。特に終末期医療の現場では，励ましがまったく通じない場面でもある。自分が信じる世界観が，まったく通じない中で，援助者として向き合っていく必要がある。本来であれば対人援助を行う上で最も大切な援助的コミュニケーションについては紙幅の関係で省略するが，援助的コミュニケーションがなければ，ここで紹介するケアは成立しないことを銘記しておきたい。その上で，ここでは，死を前に「穏やかである」と認識できる確信成立条件について論じる。

ホスピス病棟時代に行った研究である。対象は，まもなく自分が死ぬということを理解していながら，心が穏やかであると自ら認識する患者さんたちに，穏やかである理由をたずねた研究である。

40代女性：私は自然が大好きでした。山や河や海にいって自然の中で，様々なことを学んできました。そして，いつも自然は私を守ってくれました。また，山に出かけていた仲間たちがいます。だから，私は大丈夫なのです。（自然，友人という関係の支え）

50代女性：もし私が死んだとしても，子どもたちの成長を見守ることができると思うのです。そして，私の周りには，子どもたちがいて，妹がいて，母がいてくれる。ここのホスピスのスタッフもいるから，心配ありません。今

まで自由に生きてくることができました。そして今でも，ホスピスで自由に生活することができます。入院していても私のわがままを聞いてくれるスタッフがいるから，だから，本当に感謝しています。(死を越えた将来の夢，家族・スタッフという関係の支え，自由があること)

80代女性：亡くなったおじいさんに会いたいと思います。きっとおじいさん，おいでおいでと言っていると思うのです。だから，私はもうすぐ向こうに行けることが，幸せなのです。(死を越えた将来の夢，おじいさんとの関係の支え)

50代女性：病気が治らないことはわかっています。でも，こうして穏やかに過ごせるのは，なるようにしかならないと思ったからです。じたばたしても仕方がありません。もう，なるようにしかならないと，思えたとき，泣かなくなりました。そして，いつも主人がそばにいてくれることも，嬉しいです。(なるようにしかならないという手放し感，主人の支え)

70代女性：今こうして穏やかな気持ちでいられるのは，仲の良い家族がいるからです。この家族がこれからも仲良くやっていけると思えるから，安心です。そのために，私が亡くなった後，家族が困らないように，葬儀の準備や財産の件もきちんと整理することができました。(家族という支え，死を越えた将来の夢，葬儀や財産の問題を整理できる自由)

80代男性：先日，懸案だったお墓の件で，孫が私の代わりに面倒を見てくれることになりました。今まで，私一人で守ってきたのですが，私の子どもはちっとも気にかけてくれなかった。だから，心配で仕方がなかったのです。でも，入院して，自分がこれ以上がんばれないと思ったとき，自分自身，心から変わったような気がしました。素直に話をすることができたと思います。そうしたら，孫が，お墓を守ってくれると言ってくれて……。だから，もう安心して逝くことができそうです。有り難うございます。(死を越えた将来の夢，お墓をお願いすることができる孫)

60代男性：私が，こうして穏やかに過ごせるのは，まず家族ですね。特に家内には，頭があがりません。家内ならば，私がいなくてもしっかりやっていけると思います。子どもたちもサポートしてくれるし。そして，ここのスタッフも本当に助かります。安心して身体のことを任せることができるから。あ

と，痛みがないこと。これも助かります。この病気になったとき，死ぬことは仕方がないと思いました。でも，痛みが出ることだけは避けたいと思っていました。いま，こうしていても，痛みがないことは感謝です。あとはもう神か仏にまかせるしかないと思っています。だから，こうして穏やかに過ごすことができていると思います。（家族の支え）

　死を前に穏やかである理由は一人ひとり異なるものである。しかし，共通して次の3つを挙げることができる。死を越えた将来の夢，支えとなる関係，そして，自己決定できる自由（誰かに手放すこと，ゆだねることも含む）の3つである。支えられ方は異なるが，それぞれ，自分の支えを獲得したとき（確信成立する条件を持ったとき），死を前にしても「穏やかである」と認識できる可能性が見えてくる。

（4）　苦しみの中にあって穏やかと認識できる3つの確信成立条件

　死を前にしても穏やかであると認識できる確信成立条件として3つあることを紹介した。まとめると次の3つの存在論として概念化することができる。
　①　将来の夢（時間存在）
　将来の夢（時間存在）は，20世紀を代表するドイツの哲学者ハイデガー（1889-1976）が著した名著『存在と時間』の中で紹介されている概念である。人間は，ただ単に今を生きているのではなく，過去に経験したさまざまな出来事を通して将来への夢に向けて，今を生きようとする。この生きようとする力が，人間存在として働くことを，ここでは時間存在として紹介する。

　たとえ，今が苦しくても，過去の経験から，将来の夢が強く与えられているのであれば，苦しい今であっても，強く生きようとする力になる。これが時間存在の概念である。明日があると普通に思うときには，今をまじめに生きようとはせず，怠惰な生活を送っているが，もうすぐ死ぬとわかるとき，今まで信じてきた価値基準が通じなくなる。これを非日常と呼び，健康なときには気づかないいろいろなことに気づいていく。これを本来性と呼び，しばしばホスピスなどで経験する限られたいのちから見える全ての出来事に対するいとおしさとして取り出すことができる。将来の夢は，何も生きている

間とは限らない。たとえ、いのちが限られた状況の中にあったとしても、死を越えた将来の夢があるとき、今を穏やかに生きる力が与えられる。

前述の80代女性は、いのちが限られている今でも、穏やかに過ごすことができるのは、亡くなった後で、大好きであったおじいさんに会えるからと話をされていた。50代女性は、もし私が亡くなっても、大切な家族のことを、向こうから見守ることができると思えるので穏やかですと話された。このように、死を越えた将来の夢であったとしても十分に時間存在の支えになることができる。

② 支えとなる関係（関係存在）

支えとなる関係の支えは、3つの存在論の中でもきわめて大きな意味を持つ支えである。なぜならば、人間は、一人ではとても弱い存在でありながら、この関係の支えゆえに、本当に強くなることができるからである。

関係の支えは、いろいろな形で研究されてきた。心理学では、ジョン・ボウルビィ（John Bowlby, 1907-1990）が、母親による世話と幼児の心的な健康の関連性について研究を行い、愛着理論として提唱した。ごく簡単に紹介すると、ボウルビィは人間が他者と強い愛情の絆を結ぶ傾向にあることに気づく。この絆（愛着）は、安心と安全の欲求から生まれるとされる。愛着行動は、動物の子や若者に最もよく見られ、その成長過程で愛着の相手から徐々に長期間離れていられるようになり、活動範囲を広げていく。しかし、その一方で愛着の相手に支持と安全を求めて戻ってくる。そしてこの絆が脅かされたり、切られたりしたとき、強い情緒反応を引き起こすとしている。すなわち、愛情の絆が強ければ強いほど、悲しみが大きいことになる。そして、他の人と愛着を形成することは、子供のみならず、大人にも当てはまる。関係存在の本質は、愛着理論とほぼ似ているが、発達心理をベースにした愛着理論に対して、関係存在は、対象となる相手は人間だけではなく人を越えた存在として、自然（山、河、太陽など）や超越者（神仏）を含む点で、より広い概念と考える。

つらい治療であったとしても、同じ病気で苦しむ患者さんやその家族の存在が、治療を続ける力になることがある。大きな困難を前に滅入りそうになっても、支えてくれる家族、友人、医療従事者の存在は、確かな力となる。こ

③　自己決定できる自由（自律存在）

自律とは，"自己決定できる（選ぶ）自由"があることである。私たちは，一人の生きている人間として扱われる権利がある。この権利の中に"自己決定できる（選ぶ）自由"があり，基本的人権にも関わる大切なテーマでもある。自律の概念を理解するために，自律の反対から考えてみる。自律の反対語は，他律と言い，自分で決める自由がないことを意味する。

自分で決める自由がないということを具体的に示すと，病院であれば，面会時間であったり，消灯時間であったり，嗜好品の制限などが挙げられる。つまり，入院中の患者さんは，いつでも自由に家族に会うことができない。もし，時間外に家族に会う場合には，許可を得ないといけない。同様に，消灯時間も決められており，大部屋に入院中の患者さんが，自分のベッドで夜の10時からテレビを観ることはできない。嗜好品も同様に，喫煙に関しても，決められた場所以外では，タバコを自由に吸うことはできない。病院は，病気を治すために，病院側の裁量で患者さんの自由を奪うことのできる場所である。一方，家に戻るだけで笑顔になる患者さんの話を聞く。これは，生活が奪われ管理されていた患者さんが，自由と自律を回復したことによることが大きいと考える。

④　自律と自立（自立を失っても，自律は失わない）

医療の現場で「じりつ」という言葉を漢字に直すと，「自立」という字をあてることが一般的である。この自立は，他の人に頼らないで自分一人でできることを意味する。一人で食事を食べることができる。一人でトイレに行くことができる。一人でお風呂にはいることができる。このように，自分で自分のことができることは，とても大切なことである。障害者自立支援法も，この「自立」をあてている。人に頼らないで，自分で生活できるために，様々な援助を行う概念としては，大切なことである。

リハビリを通して歩くことができるようになる脳梗塞の患者さんは，自立をした生活に再び戻ることができる。しかし，どれほど医学が発達しても，全ての人が自立した生活に戻ることはできない。脳梗塞の範囲が大きく，麻痺のために座位保持すら困難な人がいる。このような患者さんは，どれほど

医学的な関わりを持ったとしても,健康なときと同じように一人でトイレに行くことは困難になる。つまり自立は失ってしまうのである。

しかし,たとえ自立は失ったとしても,自律は最期まで残る可能性がある。自律の概念は,自己決定できる自由である。言い換えるならば,いくつかの選択肢から自分で選ぶことができるという概念である。この"選ぶ"という考え方が,とても大切になってくる。

トイレに行くことを例に考えてみたい。一人でトイレに行くことができないとき,自立を失う。しかし,トイレに行く様々な選択肢を選ぶ自由があるとき,自律は失わないと考えるのである。排泄にはいくつかの方法がある。実際には,一人でトイレに行く,車いすでトイレに連れて行ってもらう,ベッドのそばにあるポータブルトイレで排泄を行う,ベッド上で紙おむつに排泄する,尿留置カテーテルを入れてもらうなどの方法である。これらの排泄する方法を選ぶ自由があるとき,つまり,昼間はトイレまで車いすで連れて行ってもらい,夜はポータブルトイレで排泄をすると自分で決める自由が与えられていれば,たとえ自立は失っても自律は保たれると考える。

ここでは,自分で排泄方法を選ぶことが大切である。自ら選ぶのではなく,医師や看護師から一方的にオムツを当てられたり,尿留置カテーテルを挿入されたりしてしまえば,自立のみならず自律も失ってしまう。動くと息が苦しくなるので,ベッド上で安心して排泄を行いたいと希望され,自らの意志で尿留置カテーテル挿入を希望されれば,一人でトイレまで歩くことができず自立を失っても,排泄方法を自ら選ぶことができたという意味において,自律は保たれていると解釈することができる。ここでのポイントは,常に一人の人間として扱うということである。子どもでも,大人でも,お年寄りでも,一人の大切な人間として向き合い,限られた選択肢であったとしても,その選択肢を選ぶ行為が,実は人間存在にとってとても大切な援助であることを意識していきたい。

(5) イラストで示すスピリチュアルケアの概念
① 3つの柱で支えられた丸テーブル

今まで紹介してきた支えとなる3つの存在論を用いて,スピリチュアルケ

図1　3つの柱で支えられた人の存在

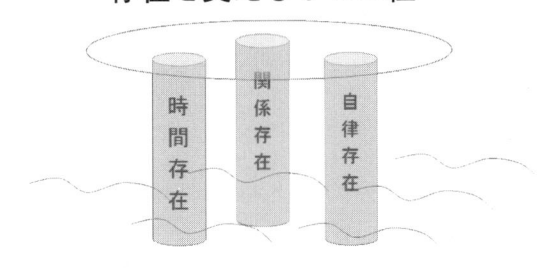

存在を支える3つの柱

（時間存在・関係存在・自律存在の3本の柱が平面を支えている図）

図2　時間存在を失い傾いてしまった平面

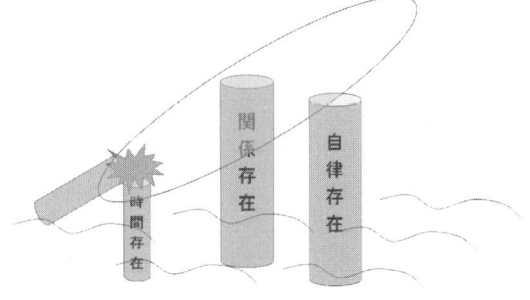

時間存在の柱を失うとき

（時間存在の柱が折れ、平面が傾いている図）

アの概念をイラストにして紹介してみたい。人の存在を3つの柱（時間，関係，自律）で支えられた平面と仮定する。将来の目標，自分を支えてくれる大切な他者との関係，自分の自己決定できる自由があるとき，人の存在は安定し，多少の困難と遭遇しても，平面は水平性を保つことができる（図1）。もし，不治の病にかかり，残された時間がわずかとなった場合，将来の目標を失ってしまうだけではなく今を生きる理由を失うことになる。これは，時間の柱が折れてしまい，水平であった平面は傾いてしまう状態で表される（図2）。これが，時間存在の柱を失ったスピリチュアルな苦しみが生じた状態である。

スピリチュアルケアを行うということは，この傾いて不安定になった平面を元の安定した水平な平面に戻すことをイメージする。一人ひとり，支えられ方は異なることを前提にした上で，その人の支えをキャッチして，支えを強めることにより，不安定であった存在が安定になるように援助を行うことである。

② 関係の柱を太くして支えるケア

人は将来を失うとき，過去に戻り，自分の生きてきた人生を振り返ることがある。健康なときは前しか見ないでただひたすら生きてきた人が，病気になり病に倒れてしまうと，「私の人生は，いったい何であったのだろう？」と問いかけることがある。このような問いかけに対して，ていねいに生きてきた人生の話を聴くことは，健康なときには気づかないその人を支えてきた大切な関係に目覚めるきっかけとなる。そして，私は一人きりで生きてきたわけではないこと，この年まで生きてきた支えは，家族であったり，友人であったり，ご両親であったり，いろいろな人の支えによってきたと思えたとき，関係存在の柱は太くなり，その人の存在を支える確かな力になる。すると，傾いていた平面は，この関係存在の柱によって水平に支えられ，それまで不安定であった人の存在は，いのちが限られる苦しみの中にあったとしても安定して存在することができる（図3）。ケアの現場で展開される援助の一つ，ライフレビューは，単に昔話を聴いているのではない。一人ひとり異なる支えを再認識する大切な働きを持つ。

③ 時間の柱を再構築して支えるケア

時間存在を再構築して，平面を支えるケアとは，死を越えた将来を明らかにする方法である。死んだら全て終わりと考えていたとき，死は絶壁であり，その先は闇にしか思えない。しかし，死んでもなお将来があると思えたならば，時間存在は再構築される。一人ひとりに死生観は異なるが，戦争体験者が，死んだら先に亡くなった戦友に再会してお礼が言いたいとか，幼い娘を残して逝かなくてはいけないお母さんが，死んでもこの娘の心の中で生き続けることができる，娘の近くでずっと見守ることができると思えたならば，死を越えた将来を見いだすことができる。宗教的なアプローチでは，死んだら天国に行くあるいは，極楽浄土に往くという死生観を紹介している。この

図3 関係存在の柱で支えられた平面

関係存在の柱で支えられたとき平面は水平に回復する

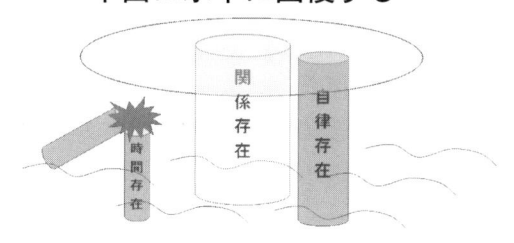

図4 死を越えた将来が与えられたとき平面はさらに安定する

死を超えた将来の確信を得たとき，時間存在の柱が再構築され平面は水平に安定する

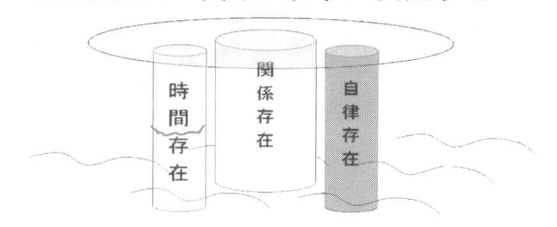

ように，死を越えた将来が与えられたとき，再構築された時間の柱によって傾いた平面は水平に支えられ，いのちが限られる苦しみの中にあったとしても，存在として安定することができる（図4）。

Ⅲ．死を前に苦しむ人のアセスメントとケアの実際

　ここから，実際に会話記録を元に，死を前に苦しむ人のアセスメントとケアの実際について紹介していきたい。

(1) 事例1

① 事例紹介

Eさん，60代男性，肺がんエンドステージ状態。O：担当医師

E1：昨日，息が苦しくて，もうだめかと思いました。

O1：昨日のことですね。息が苦しくて，もうだめかと思ったのですね。

E2：ええ，あの時はそう思いました。

…沈黙…

E3：夫婦仲良くやってきました。今まで私が病弱な家内の面倒をみてきたのです。私がいないと家内一人では生きていけない，だから，家内を残して私が逝くわけにはいかないと思ってがんばってきました。でも，こんなにやせてしまって……。

O2：夫婦仲良くやってきたのですね。今までEさんが奥様の面倒をみてきたのですね。そして，奥様を残してEさんは逝くわけにはいかないと思ってがんばってきたのですね。

E4：ええ，そうなんです。……でも，頭ではわかっているんです，もう時間がないこと。だから，家内に会うと，申し訳ない思いがいっぱいになって，情けなくなるんです（　）。（涙）

② 苦しみのアセスメントとケアプラン作成

Eさんの援助を展開するにあたり，次の設問から紹介したい。

問1：（　）内に，Eさんの存在が強まっている場合には＋，弱まっている場合には－をいれなさい。

問2：上記であげた＋もしくは－が，どのような理由で＋もしくは－になっているか？　時間，関係，自律の中からアセスメントをしなさい。

問3：上記のアセスメントをもとに，E4に続いてどのような応対が良いと思われるか？　O3として，ふさわしい回答を答えなさい。この場合，＋は＋＋になるように，－は＋になるように考えること。

答1：会話から明らかなように，Eさんの存在はマイナスに傾いているとアセスメントできる。申し訳ない思い，情けなくなる思い，このような思いは，存在として弱まっている状態と考える。この－をどのようにアプローチした

ら＋になるのだろうか？　この可能性を考えるためにも，次の設問である，Eさんの存在がマイナスになる要因を考えていきたい。

答2：では，Eさんは，どのような理由で－な存在になっているのだろうか？ 家内に会うと，申し訳ない思いがいっぱいになって，情けなくなる……，という内容をとらえて，関係性の－と考える人も多いかもしれない。確かに，表面的には，奥様との関わりがマイナスに働いている様子は伝わってくる。しかし，このEさんの苦しみがどこから来るのかを考えていくとき，新しい展開も見えてくる。苦しみとは，ただ単に痛いとか，苦しいというのではなく，希望と現実の開きが苦しみであるという構造をおさえると，見えてくることがある。つまり，Eさんの希望が何か？そしてEさんの現実は何か？と考えてみる。Eさんの希望は，「病弱な奥様の面倒をこれからも見ていきたい」という思いである。自分がいないと奥様は一人では生きていけない……，これからも面倒を見ていきたいという思いから治療を続けてきた……，という希望である。これに対して，Eさんの現実は「……でも，頭ではわかっているんです，もう時間がないこと」ということである。病気の進行が避けられず，やせてしまった自分をみて，時間が限られている，奥様の面倒をみることができないということが現実である。つまり，Eさんの苦しみは，奥様の面倒を見たいという希望と，しかし，面倒を見ることができないという現実の開きと取ることができる。ここで，将来がないという点に意識をおけば，時間の－とアセスメントすることがでるが，奥様の面倒を見るという選択肢を失う点に意識をおけば，自律存在を失う苦しみとアセスメントすることができる。

答3：上記の結果を基に，E4に続いての対応を考えたい。Eさんの－の状態を，少しでも＋に働くような援助の可能性を探っていくということである。もし，Eさんの苦しみが，関係の－ならば，Eさんが奥様に「会わなければ良い」という変なアセスメントが生まれて，「奥様に会わないように面会謝絶……」というこれまた変なプランが浮かんでしまうであろう。本来は，Eさんと奥様との関係は良好なのである。では，Eさんの苦しみを和らげるために，どのような支えを強めることが，より現実的かを考えてみたい。

　自律という枠組みでプランを立てるならば，Eさんの希望を実現するため

の選択肢を考えていきたい。つまり、どうしたら奥様がこれからも安心して生活を送ることができるかについて考えてみたい。まずは、ていねいに反復しながら、あらためて、Eさんが奥様のこれからのことについて気にかけていることを確認してみたい。その上で、どうしたら、奥様が安心してこれからを過ごすことができるかについて、Eさんに問いかけてみたい。

もし、Eさんが、自らが元気になって奥様の面倒をみたいと強く希望すれば、最期までEさんの思いを支持していきながら接していく必要がある。もし、安心して奥様のことを世話してくれる他の誰かを探したいとの思いがあれば、この思いをしっかりと受けて、MSWであったり、ケアマネージャーであったり、安心して奥様のことを考えていただける可能性をいっしょに考えていきたい。自分自身で行うことは、自立という考えである。しかし、終末期では自分でできたことができなくなっていく。つまり、終末期では自立は失うのである。この場合、どれほどEさんが希望しても、奥様の面倒をみることができなくなっていくことは避けられない。しかし、選ぶことのできる自由という概念である自律は最期まで残るのである。自分でできなくてもよいからである。心から信頼できる誰かに手放すこと、ゆだねることができるとき、人はたとえ死を前にしても自律の支えを失うことはない。

大切なことは、Eさんの支えを、Eさんの言葉や態度からキャッチしていく姿勢である。医療者が思う価値基準はまったく通じない。こちらが良いと思った支えではなく、苦しむ人が、苦しみそのものを変えることができなくても、それでも、苦しみの中にあって、生き続ける（存在し続ける）可能性を探っていきたい。

（2）事例2
① 事例紹介

Nさん、30代男性、腹膜偽粘膜腫、腹膜播取。経過：X年2月腹部膨満のためA病院受診、原発不明がんと診断され抗がん剤治療を行うも、治療奏功せず。他の治療を希望し、B病院へ転院。X年10月29日にS県C病院へ行き専門医に診てもらうが手術が難しいと告げられた。

X年11月13日、当院緩和ケア外来受診、在宅での訪問診療を希望された。

11月14日，C病院退院，S県より在宅へ戻り，同日20:30より初回訪問開始となった。11月15日，2回目の訪問として伺った。この会話記録は，11月15日の会話記録で，本人と会うのは2回目である（なお会話記録を公開することは家族の了解を得ている）。

訪問者　O：医師（スタッフ同行），N：患者さん　Y：患者さんの奥様
犬同席
N1：昨日から今日にかけて，すごく吐いたんですね。久しぶりに吐瀉物の味というか（この日もところどころ吐き気を伴いながら話をする）。
O1：吐瀉物？
N2：ええ，それ実感して，きつかったですね。それでね，すっごいリアルにね，死ぬことの怖さっていうんですか。すっごいリアルに実感しました。
O2：死ぬことの怖さ……。
N3：ええ，飲み込まれていくような，得体のしれない，怖さ，すっごい実感したんですね。横になっていたらすっごく息苦しくて，なんでかわからなくて，あれが怖くて怖くて，ここで寝ころぶとなるんです。
O3：ここで寝ころぶとなるんですね。
N4：はい，これが未だにわからない。何かわからない。（間）なぜ息苦しいかわからないから誰がそれをしているかわからないし。
O4：なぜ息苦しいか，誰がそれをしているかわからないのですね。
N5：そうです。だから全部はだけて，大きく呼吸して，大丈夫だし，代わりの人が来てくれるわけでもなく，ただただ怖かったですね。
O5：代わりの人が来てくれるわけでもなくただただ怖かったのですね。
N6：はい，彼女にもわからないし，とにかく逃げ出したいですね，とにかく苦しくて逃げ出したくて，寝返りで逃げられたんですけどね。
O6：寝返りで逃げられたんですね。
N7：わからないです，結果的に逃げられたけど，ともかく怖かったです。
O7：ともかく怖かったんですね。（間）もう少し，何が怖いのか，お聞かせいただけますか？
N8：え？　何が怖いのか？……今回ですね，抗がん剤ももういいよとか，

じゃあ，漢方薬試そうとか，思っているんですよ。まだ何も試してません。そうやって，ひとつずつ試していこうと思っておきながら，ひとつも試さずに死ぬのは怖いと思っているんですね。ひとつずつ，ひとつひとつ試して試して，最期まで悪あがきをしようと思っているんですね。それが，何も試さないまま，得体のしれないようなものに，もっていかれるのは嫌だなと思うんですよ。

O8：（間）ひとつずつ試して試して悪あがきをして，最期まで，何も試さないままもっていかれるのは嫌なんですね。

N9：はい。ひとつひとつ試して，漢方以外にも何かあるかもしれないし，生き残ろうと思っているんですよ。

O9：はい。漢方以外にも何かあるかもしれないし，悪あがきをしても生き残ろうと思うんですね。

N10：はい。

O10：（間）一番生きていたいと思う理由はなんでしょうか？

N11：う～ん……なんでしょうね，そういわれると，わかんないし，（間）ただね，Yの顔みてると死ねないんですよ。まだ死ねないって思うんですよ。彼女の顔みて，まだ，死ねないですよ。

O11：（間）奥様ですね。

N12：はい。まだかき氷も食べてないし。

O12：（間）奥様の顔をみていると，まだとても死ねない，これが一番生きていたい理由ですね。

N13：うん。

O13：（間）どんな奥さんですか？

N14：どんな奥さん？　最高の奥さんですよ。

O14：最高の奥さんですね。

N15：（頷く）

（中略）（この間に診察を行い，点滴の変更，予測指示の確認を行った。）

N24：先生にはぶっちゃけて言えるんですよね。わかんないけど，なんかね，先生には。全部しゃべらなくちゃいけないって気がする。（O医師の手をしっかり握る）。

② 良い聴き手になるための考察

事例2の冒頭の会話は、とにかく苦しみの連続である。思わず話題を変えたい気持ちになるかもしれない。しかし、苦しみと向きあい、援助の可能性を探ることを目的に関わり続けたいと願うとき、光は見えてくる。まずは、ていねいに話を反復しながら聴いていく。

1点だけ指摘したい箇所がある。それは、O6：寝返りで逃げられたんですね、と返している箇所である。この論文では紹介していないが、援助とは、相手から"わかってもらえた"という感覚を大切にする。そのために、相手のメッセージを言語化して相手に反復する技法が大切になる。O6は、N6を受けて発した会話である。しかし、N6のメッセージをきちんと受けていないのである。「N6：はい、彼女にもわからないし、とにかく逃げ出したいですね、とにかく苦しくて逃げ出したくて、寝返りで逃げられたんですけどね」のメッセージは、"寝返りで逃げられたこと"ではなく、"とにかく逃げ出したい"ことである。しかし、O6では、寝返りで逃げられたと返している。この会話を振り返って、きちんと相手のメッセージを受けていない箇所と反省している。できればO6では「苦しくて、とにかく逃げ出したいのですね」と返す方が良かったと思われる。このような振り返りを繰り返すことで、質の高いケアを維持していくことを現場で行っている。

③ 支えを強めるための援助

前半、言葉を失うような箇所に遭遇しても、ていねいに間を持ちながら、さらに、苦しみを聴いていく。すると、まだ漢方薬など試してみていない、と話が展開されることとなる。

N2〜7：すっごいリアルにね、死ぬことの怖さっていうんですか。すっごいリアルに実感しました（N2）。飲み込まれていくような、得体のしれない、怖さ、すっごい実感したんですね（N3）。代わりの人が来てくれるわけでもなく、ただただ怖かったですね（N5）。とにかく逃げ出したいですね、とにかく苦しくて逃げ出したくて（N6）。ともかく怖かったんですね（N7）。

N2～7にかけて，死への恐怖が語られている。ここでは，死の怖さを，時間・関係・自律のどれが該当するのか，細かく判断することはできない。しかし，とにかく怖いことであるということがわかる。苦しくて逃げ出したくなるほどに怖いというNさんの存在は，マイナスの状態であると考えてよい。一般的に，N2～7までを聞くと，話題を変えたくなるかもしれない。もっと違った話題に変えて，明るい話や楽しい話に切り替えてみたいと思う人もいるだろう。しかし，いくらその場しのぎに話題を変えても，Nさんの真の苦しみを和らげることは難しい。ここでは，繰り返し出てくる"怖かった"思いについて，さらに深めていくことを考えた。何が怖いのか，そのNさんの思いを聴くことが，さらに話の展開になるとここでは考えた。

N8：え？　何が怖いのか？……今回ですね，抗がん剤ももういいよとか，じゃあ，漢方薬試そうとか，思っているんですよ。まだ何も試してません。そうやって，ひとつずつ試していこうと思っておきながら，ひとつも試さずに死ぬのは怖いと思っているんですね。ひとつずつ，ひとつひとつ試して試して，最期まで悪あがきをしようと思っているんですね。それが，何も試さないまま，得体のしれないようなものに，もっていかれるのは嫌だなと思うんですよ。

N9：はい。ひとつひとつ試して，漢方以外にも何かあるかもしれないし，生き残ろうと思っているんですよ。

N8～9では，N2～7までとは異なり，新しい展開が生まれている。このN8～9の中心的な苦しみは，漢方薬など試そうと思っていながら，何も試していないこと，ひとつも試さずに死ぬのは怖いということである。一つひとつ試して試して，最期まで悪あがきをしようと思っているのが，何も試さないまま，得体のしれないようなものに，もっていかれるのは嫌だということである。これは，まだ何かある治療を試すことができない（選択肢を失う）自律存在（－）とアセスメントすることができる。さらにN9では，生き残ろうと思っていると話されている。Nさんは，生きていたい，そのために，最期まで悪あがきをしてでも，生きていたいということを痛切に訴えて

いる。この訴えを聴いて、あなたはどのようなケアプランを立てるであろうか？　身体の状態はぎりぎりであり、とても抗がん剤などを投与できる状況ではない。腸閉塞でM-tubeから毎日600 ml以上排液があり、漢方薬を内服することなどもとても困難な状態である。PS 4、るいそう著しく、この1〜2週間の経過より、日の単位の予後と思われる体力しか残されていないNさんを前に、N 8〜9を受けて、どのようなケアを展開していったらよいと考えるであろうか？

　ある人は、今の状況の中で、具体的に治療の薬の話をすることを援助と考える人もいるであろう。少量の抗がん剤ならばできるかもしれない、代替療法のいくつかを具体的に紹介することを援助として考える人もいるかもしれない。確かに本人の希望である"試したい"という話を受けて、治療の可能性の話をすることは援助の一つと思われる。

　その一方で、今の体力では闘うことは無理なので、症状緩和を中心に身体を休める方が良いことを説明すると考える人もいるかもしれない。緩和ケアに従事する医療者の中には、緩和ケアの対象を、"緩和ケアを理解している人"、"これ以上の積極的な治療ができないことを理解している人"と限定することが望ましいと考える人もいる。確かに、緩和ケア病棟では、積極的な抗がん剤治療は一般的には行われていない。また、人工呼吸器や心臓マッサージなど、機械的な延命治療も行っていない施設がほとんどである。だから、最期まで徹底抗戦することを希望されても、実際に希望する医療を提供できない場合がある。そのために、緩和ケアを受ける対象者を"緩和ケアを理解している人"と限定することを緩和ケア病棟の入院基準にしている施設もある。この流れを受けるならば、N 8〜9に対して、これ以上の積極的な治療は難しいことを説明するケアプランを考える人もいるであろう。

　果たして、N 8〜9を受けて、どのような対応が望ましいのであろうか？

　ホスピスでの経験から、Nさんのように、最期まで悪あがきをしようと思っている人は、一言で言うと"生きていたい"という人であると感じている。つまりN 8〜9でNさんが言いたいメッセージは、"生きていたい"という心からのメッセージと捉えたとき、代替療法を提示するだけではなく、"生きていたい"というNさんの思いをていねいに聴くことを通して、援助の可

能性が見えてくる。そこで，O10では，次のように返している。

O10：(沈黙)一番生きていたいと思う理由はなんでしょうか？
N11：う～ん……なんでしょうね，そういわれると，わかんないし，(沈黙)ただね，Yの顔みてると死ねないんですよ。まだ死ねないって思うんですよ。彼女の顔みて，まだ，死ねないですよ。

N11では，生きていたいと思う理由をたずねられて，はじめは，わからないと答えている。しかし，少し間を持ってから，"ただね，Yの顔みてると死ねないんですよ。まだ死ねないって思うんですよ。彼女の顔みて，まだ，死ねないですよ"と続く。ここでは，奥様の存在が，生きていたい理由，死ねないと思う理由として明らかになってくる。これは，奥様の存在が関係存在（＋）としてNさんに働いているとアセスメントすることができる。N1～10までは，存在としてマイナスの状態が続いていた。身体的には，きわめて不安定で，腹水・腸閉塞のため難治性の嘔気・嘔吐を繰り返していた。その苦しみの中で，ていねいに聴く中で，N11に奥様の存在が関係存在（＋）であることが浮かび上がってくる。この関係存在（＋）をさらに（＋＋）にするためにO13で次のように応答した。

O13：(沈黙)どんな奥さんですか？
N14：どんな奥さん？　最高の奥さんですよ。
O14：最高の奥さんですね。
N15：(頷く)

N14では，関係存在（＋）である奥様のことを，最高の奥さんと答えている。生きていたい，まだ死ねない理由である奥様の存在を"最高の奥さんですよ"と。

④　事例2のまとめ

1）死ぬことの怖さをすごくリアルに実感したと話される。存在は弱まっているとアセスメントしてよいと思われるが，時間・関係・自律のいずれに

あたるかは，この段階では特定できない。2）その後，死ぬことの怖さを伺うと，漢方薬など試そうと思っていながら，何も試していないこと，ひとつも試さずに死ぬのは怖いということ，最期まで悪あがきをしようと思っているのが，何も試さないまま，得体のしれないようなものに，もっていかれるのは嫌だということが話される。これは，まだ何かある治療を試すことができない（選択肢を失う）自律存在が弱まっているとアセスメントすることができる。3）生きていたい思いがあることを意識して，伺ってみると，Yの顔みてると死ねないんですよ，まだ死ねないって思うんですよ，彼女の顔みて，まだ，死ねないですよと話される。ここでは，関係存在が強まっているとアセスメントすることができる。この会話は，まったく励ましが通じない場面から始まった。それでも，話題を変えず，逃げないでていねいに話を聴く中で，話が展開していく。生きていたいと思う気持ち，最期まで悪あがきをしようと思っている気持ちが表れてくる。そして，奥様のことが死ねない理由であることが明らかになってくる。Nさんは，この会話の5日後に，自宅で静かに永眠された。

N24：先生にはぶっちゃけて言えるんですよね。わかんないけど，なんかね，先生には。全部しゃべらなくちゃいけないって気がする。

このN24の言葉は，関わる時間の長さだけが大切ではなく，たとえ短い時間しか関わることができなくても（この会話は，本人にあって2日目の会話），援助的コミュニケーションを学ぶことで，信頼関係を構築できる可能性があることを示すものとして大切にしたいと思う。

IV. まとめ —— ホスピスの現場からの生命の価値 ——

あらためて，ここで紹介したいテーマを提示する。私がこの論文で紹介したいテーマは，死を前に現れる様々な理不尽な苦しみに対するケアの可能性である。個人の自己決定する自由が，社会の成熟とともに拡大する傾向にあることは間違いない。医療者の裁量権は尊重されながらも，徐々に患者の自

己決定できる範囲は，今後さらに拡大していくであろう。その中で，患者自らの死ぬ権利が，諸外国で認められ，日本でも議論が深まってきている。その一方で，終末期におけるケアの質については十分な検討がなされているとは思えない。ある条件が整えば，死を選ぶことができるという議論と並行して，生きていることを支える援助の可能性を示すことを目的として，話を展開してきた。

さて，あらためて生命の価値について，言及してみたい。生命の価値をどのように展開するかは，研究者の立場で異なるのかもしれない。私は，終末期医療の現場で働くものとして「生命の価値」を考えるとき，「私は生きていてよい，生きるに価する人間である，自分が大切な人間だと思える」という自己肯定感が，どのように形成されていくのかを通して考察を加えてみたい。

どんなときに自分のことを大切な存在と思えるだろうか？　いろいろな考えがあると思うが，わかりやすい一つの考えとして，「役に立つ」という考えがある。役に立つとき，人は自分のことを大切な存在と思うことができる。仕事ができる，家庭生活の中で役割を持っている，このようなとき，自分の存在を認めることは比較的難しくない。役に立つという価値基準は，自己肯定感を育み，生きていてよかったと思える確かな根拠となる。

では，役に立つときにはよいが，役に立たなくなったときには，どうしたらよいのであろうか？　手元にボールペンがある。このボールペンが手元にある理由は簡単である。字が書けるから，つまり役に立つからである。しかし，このボールペンのインクが無くなり交換ができないものであれば，多くの人はボールペンを捨ててしまうであろう。役に立たないからである。新しいボールペンを購入すればよい。では，これが人間であればどうなるであろうか？　人間は役に立たなければ捨ててしまうのであろうか？　いろいろな意見があると思われるが，厳しい資本主義の社会であれば，役に立たなくなれば人間もインクの切れたボールペンと同じように捨てられてしまう。わかりやすい例えとしてプロ野球選手を挙げる。役に立つときには何十億円のお金が動くが，役に立たなくなれば一銭も動かなくなる。厳しいがこれが現実である。

では，役に立たない何もできない自分でも，自分は大切な存在であると実感できることはあるのだろうか？　エピソードを一つ紹介する。私は，腕時計をつけている。腕時計は時刻を見るためにとても役立つものである。役に立つから，私はいつも腕時計をつけている。往診に行く時刻を確認したり，最期のお別れの時刻を確認したり，この腕時計は，私にとって，本当に役に立つ時計である。もし，この腕時計が壊れてしまったら，ふつうに考えたならば，捨てるであろう。役に立たない腕時計を大切にしまっておくことなどしない。そして，新しい腕時計を身につけることであろう。しかし，私はこの腕時計がこわれて動かなくなっても決して捨てることはない。なぜならば，この腕時計は，私が大好きであった，そして心から尊敬していた私の亡くなった父がつけていた腕時計だからである。心から尊敬していた父がつけていたという関係性が，その腕時計を大切なものに変えていくのである。人は，一人では弱い存在である。特に，役に立たないという思いは，自分のことを大切とは思えないほど苦しむことであろう。しかし，その人のことを心から認めてくれる支えが与えられれば，その人は，たとえ何もできないその人であったとしても，尊く大切な存在に変わる可能性が見えてくる。

　支えられ方は，一人ひとり異なるものである。一人ひとり異なる自らの支えを育むことができたとき，たとえこれ以上苦しいことはないという絶望の中にあっても，人は希望の光を見いだすことができる。これは，決して一部の人しか起こせない奇跡ではなく，多くの人が持っている可能性である。

文　献

小澤竹俊：医療者のための実践スピリチュアルケア，日本医事新報社，2008年
小澤竹俊：苦しみの中でも幸せは見つかる，扶桑社，2004年
小澤竹俊：13歳からの「いのちの授業」，大和出版，2006年
村田久行：ケアの思想と対人援助――終末期医療と福祉の現場から，川島書店，1997年初版，1998年増補版

第16章 終末期医療に関する態度とパーソナリティ

北村俊則・森田敏子・坂梨京子

I. 背　景

（1）終末期医療に対する態度

終末期医療において患者の死のスタイルについての議論は，患者と家族のみならず死に関与する者の人生観や死生観，医療観や看護観等によって関与の状況が賛成・反対に分かれて，臨床医学，倫理学，法学など多分野において多くの議論がされている（例：Baumrucker, 2006; Berghs, de Casterlé, & Gastmans, 2005; Brassington, 2006; De Vocht & Nyatanga, 2007）。このなかには治療を開始しない（withholding of treatment），いったん開始した治療を中止する（withdrawing of treatment），医師による自殺幇助（physician-assisted suicide: PAS），安楽死（euthanasia）が含まれる。しかし，こうした終末期医療における医療行為が倫理的に許容できるかどうかについて，一定の結論は出ていない。これらの行為に賛成する率は国ごとに，あるいは職種ごとに異なる（Folker, Holtug, Jensen, Kappel, Nielsen, & Norup, 1996; Fried, Stein, O'Sullivan, Brock, & Novack, 1993; Parpa, Mystakidou, Tsilika, et al., 2006）。また，さまざまな意見はそれぞれに理論的な根拠を示しているが，それらは対立するものであることが多い（Hope, 2004）。ところで，人が終末期医療のさまざまな決定についてその是非の判断をするに当たっては，当然に倫理的価値に基づいた意識的あるいは無意識的判断を行っていると考えられる。例えば，治療の差し控え，治療の中止，PAS，安楽死は倫理的に見れば（患者の自律的決定である限り）同一の行為と考える研究者も多い（例：Hope, 2004）が，心情的には異なるものであろう。それぞれの行為に対する

賛否の比率が同じ対象集団内で大きく異なることはこのことの表れであろう。終末期医療におけるこれら行為の可否に関する研究は，記述的研究や倫理論からの議論は多いが，心情部分に触れた研究は少ない。

　本章の最大の関心事は，どのような個人的特性が，終末期医療におけるこれら行為の可否判断を決定しているかを見ることである。個人的特性に関する新たな発見は，終末期医療におけるこれら行為の可否議論に新しい視点を提供するばかりでなく，国民の中における意見集約にもつながるものである。そこで我々は，こうした医療行為の是非の考え方は，一人ひとりの個人的要因に規定されていると推定し，こうした個人的要因として，道徳感情，死生観，パーソナリティを取り上げ，さまざまな終末期医療状況のシナリオを提示し，行為の可否判断がこうした個人的要因とどのように関連しているのかを検討する研究計画を立案した。本章はこのうちパーソナリティの傾向が，意識のない患者に対する終末期医療の是非判断に与える影響に関する部分の報告である。意識のない患者事例のみを扱うためPASについてはこれ以降，言及しない。

（2）終末期における行為，自己決定，パーソナリティの観点からみた態度の仮説

① 終末期医療におけるさまざまな行為

　ところで治療の差し控え，治療の中止，安楽死などを一括して表現をしてきたが，これらは同一のものと考えるべきか，あるいは個別のものと考えるべきであろうか。倫理的に見れば（患者の自律的決定である限り）同一の行為と考えられる（例：Hope, 2004）。しかし，従来の意識調査を見ると，同一集団のなかで各行為に対する賛成率を比較すると必ずしも同一ではない。治療の中止に比べ，治療の差し控えに対する賛成率がやや高いと報告されている（Fried, Stein, O'Sullivan, Brock, & Novack, 1993）。また安楽死に比較すると治療の差し控えや治療の中止に対する賛成率は高かった（Folker, Holtug, Jensen, Kappel, Nielsen, & Norup, 1996; Fried, Stein, O'Sullivan, Brock, & Novack, 1993; Parpa, Mystakidou, Tsilika, et al., 2006）。従って，日本の集団において，患者の死を容認する意見（本研究では「死亡容認態度」

と呼ぶ）は安楽死，治療の中止，治療の差し控えの順に上昇してゆくと予測できる【仮説1】。

② 終末期医療行為の決定に関わる患者の自己決定

医療において患者の自己決定権を認めることは，近年，広く支持されるようになってきた。これは個人の自律を尊重するという倫理規範の一態様と考えられる。患者の自己決定権の尊重が受け入れられてきた社会において，(A)「死亡容認態度」は患者の希望がない事例より患者の希望がある事例において高い【仮説2A】，(B)「死亡容認態度」は家族の希望がない事例より家族の希望がある事例において高い【仮説2B】，と予想される。

③ パーソナリティ

パーソナリティに関して，Cloningerら（Cloninger, 1997; Cloninger, Svrakic, & Przybeck, 1993; Cloninger, Przybeck, Svrakic, & Wetzel, 1994）は気質と性格の7次元モデルを提唱している。パーソナリティの構成概念を気質（temperament）の4次元と性格（character）の3次元に分けて考え，気質は遺伝的影響を受け発達の初期から認められる個体の行動特徴であり，性格は周囲の環境との相互作用を経過して形成される特徴であるとした。性格は自己概念の成熟とともに発展する。Cloningerら（1993, 1994）は，そこから精神疾患との関連を推測している。

気質には，(a) 新規追求（Novelty Seeking: NS）＝行動上の触発，探究心，衝動，浪費，無秩序，(b) 損害回避（Harm Avoidance: HA）＝抑制，予期懸念，悲観，不確実性に対する恐れ，人見知り，易疲労，(c) 報酬依存（Reward Dependence: RD）＝感傷，愛着，依存，(d) 持続（Persistence: P）＝固着，固執，持続，がある。一方，性格には，(a) 自己志向性（Self-Directedness: SD）＝自律的個人，自己責任，目的志向性，臨機応変，自己受容，(b) 協調性（Cooperativeness: C）＝人類社会の統合部分，社会的受容性，共感，協力，同情心，純粋な良心，(c) 自己超越（Self-Transcendence: ST）＝全体としての宇宙の統合的部分，霊的現象の受容，自己忘却，超個人的同一化が含まれると考える。自己志向性は，自分が選択した目的や価値観に従って，状況に合わせた行動を取り，調整できる能力である。協調性は，社会的存在としての自己を受容し，集団への共感性をもてる能力である。自己超越

は，統一的全体の本質的・必然的部分であることを認識できる能力である。瞑想や祈りによってこころの満足感や幸福感を感じ取る能力ともいえる。こうした3種類の性格の特性は発達の経過と共に発生し，成熟（特に SD と C）するものと考えられている（Cloninger & Svrakic, 1997; Cloninger, Svrakic, & Przybeck, 1993）。こうしたパーソナリティ傾向を評価する尺度として Temperament and Character Inventory（TCI; Cloninger et al., 1993; Kijima, Tanaka, Suzuki, Higuchi, & Kitamura, 2000）が開発された。

　これまでの TCI を用いた研究から，性格の項目，特に SD と C が低いほどパーソナリティ障害の症状が強く，一方，気質のパターンがパーソナリティ障害の亜型分類を予測することが知られている（Joyce, McKenzie, Luty, Mulder, Carter, Sullivan, & Cloninger, 2003; Joyce, Mulder, Luty, McKenzie, Sullivan, & Cloninger, 2003; Svrakic, Draganic, Hill, Bayon, Przybeck, & Cloninger, 2002）。さらに，抑うつ症状や不安症状あるいは気分障害や不安障害を有するものは SD 得点が低いことが数多く報告されており（Cloninger, Bayon, & Svrakic, 1998; Josefsson, Larsson, Sydsjö, & Nylander, 2007; Kimura, Sato, Takahashi, Narita, Hirano & Goto, 2000; Richter, Eisemann, & Richter, 2000; Marijnissen, Tuinier, Sijben, & Verhoeven, 2002; Matsudaira & Kitamura, 2006; Tanaka, Kijima, & Kitamura, 1997），SD の低いものほど継時的に追跡すると抑うつが出現すること（Cloninger, Svrakic, & Przybeck, 2006; Naito, Kijima, & Kitamura, 2000）も知られている。

　こうしたパーソナリティの特徴が終末期医療における医療行為の是非の判断に与える影響は少なくないと考えられる。まず，この医療行為が患者の自己決定である場合，SD が強いほどその決定を尊重しようとするであろう【仮説3 A】。また，C が強いほど，患者家族の希望に配慮する傾向が出てくるであろう【仮説3 B】。さらに，ST が強いほど，患者の死を誘導する行為に対し反対の態度を取るであろう【仮説3 C】。

II．対象と方法

（1）対　　象

　学生の講義，連続する一般講演会などの際に，趣旨説明を行い，アンケートを配布した．比較的長いアンケートであるためいったん持ち帰り，記入した上で，料金受取人払封筒にて研究者に直接返送するよう依頼した．

　回答は100名から得られた．性差は極端に女性に高く，女性92名，男性5名，性別未回答3名であった．これは職業からも分かることで，医学生5名，看護学生5名，その他の学生19名，医師2名，看護職53名，その他の職業10名，職業不明6名と，看護職が大半を占めていた．年齢は19歳から76歳で，その平均（標準偏差）は36.0（12.4）歳であった．年齢に男女差はなかった．

（2）評価方法

① 事　　例

　終末期医療で問題になる治療の差し控え，治療の中止，安楽死に該当する架空事例を作成した．事例の基本骨格は以下の通りである．

　　Aさんは高齢で，長年B病院に通院しています．家族は，配偶者と一人娘がいます．慢性閉塞性肺疾患で，治療を受けていました．これまでも何回か危機的状況を経験し，気管切開で人工呼吸器をつけ，一命を取り留めたこともありました．しかし，また同じような状況になれば，その際の生命予後は非常に悪いと判断されました．ところが今回，再び呼吸が苦しくなり，救急車で来院．入院となりました．<u>Aさんの意識はありません．会話は全くできない状態です</u>．担当医のあなたは，今回の人工呼吸器の装着はわずかな延命効果があるものの，<u>長期的経過から見れば何の医学的適応はなく</u>，Aさんの<u>生命予後はきわめて不良</u>で，長くて<u>数週間であろう</u>と判断しました．

　その上で，担当医が（1）治療の開始時点で人工呼吸器を付けるべきか否か，（2）いったん装着した人工呼吸器を取り外すべきか否か，（3）致死量の

薬物を投与すべきか否かを問う事例（3事例）を準備し，さらに各事例を(1) 患者も家族も人工呼吸器の装着・継続を希望する場合，(2) 患者は希望するが家族は希望しない（＝患者の早期の死を望む）場合，(3) 患者は希望しない（＝自身の早期の死を望む）が家族は希望する場合，(4) 患者も家族も希望しない（＝患者自身の早期の死を望む）場合の4パターンを作った。従って，総計12事例を準備した。

回答選択肢は5件法とした。治療開始時点での人工呼吸器の取り付けについては，1＝絶対開始すべき；2＝どちらかというと開始すべき；3＝どちらともいえない；4＝どちらかというと開始してはいけない；5＝絶対開始してはいけない，いったん装着した人工呼吸器を取り外すかについては，1＝絶対取り外してはいけない；2＝どちらかというと取り外してはいけない；3＝どちらともいえない；4＝どちらかというと取り外すべき；5＝絶対取り外すべき，致死量の薬物を投与すべきかについては，1＝絶対してはいけない；2＝どちらかというとしてはいけない；3＝どちらともいえない；4＝どちらかというと投与して死なせるべき；5＝絶対投与して死なせるべき，というアンカーポイントを用意した。従って，得点が高いほど「死亡容認態度」が強い。

② パーソナリティ

上記のTCIを用いて参加者の気質と性質を評価した。全130項目で各項は4件法で採点した。

③ 人口統計学的指標

年齢，性別，職業について調査した。

（3） 倫理的配慮と個人情報の取り扱い

本研究は，熊本大学大学院医学薬学研究部倫理委員会の審査により承認を受けた上で実施した。対象者に研究を依頼する際は，研究への協力あるいは不参加は，自由意思で決められること，参加しない場合でも不利益を被ることはないこと，回答の途中であっても辞められることを説明し，文書で同意を得て行った。

(4) 統計解析

本研究は100名の参加者が12事例のそれぞれについて「死亡容認態度」を回答しているので、1回答を1例として計算した。

III. 結　果

(1) 仮説1

死亡容認態度得点の平均（標準偏差）は治療の差し控え 3.0 (1.3)、治療の中止 2.8 (1.2)、安楽死 1.1 (0.6) と、一元配置分散分析で有意の群間差を認め（$F(2, 1158) = 83.0, P < .001$）、Bonferroni post hoc comparison では3者それぞれの間の差が有意であった。仮説1は支持された。

次に職種による死亡容認態度得点をこれも一元配置分散分析で見ると、その平均（標準偏差）は医師 1.8 (1.0)、看護職 2.4 (1.3)、医学生 2.6 (1.4)、他の職業 2.7 (1.1)、看護学生 2.8 (1.2)、他の学生 3.0 (1.3) の順で上昇していた。医師と看護職という臨床現場にいる者が学生など臨床業務に従事しない者より死亡容認態度得点が低いことから、以降は医療職とその他に分けて解析した。

(2) 仮説2

患者が早期の死を希望しない事例（$mean = 2.03; SD = 1.0$）に比べ患者が早期の死を希望する事例（$mean = 3.1; SD = 1.3$）での死亡容認態度得点は有意（$t = 15.4; P < .001$）に高かった。また、患者家族が患者の早期の死を希望しない事例（$mean = 2.2; SD = 1.1$）に比べ患者家族が患者の早期の死を希望する事例（$mean = 3.0; SD = 1.3$）での死亡容認態度得点も有意（$t = 11.3; P < .001$）に高かった。なお、患者の希望の有無と家族の希望の有無の間には死亡容認態度得点に関する交互作用は認められなかった。従って仮説2も検証された。

(3) 仮説3

死亡容認態度得点、年齢、性差、職業、事例、患者希望、家族希望に加え

てTCIで測定したパーソナリティの7下位度の相互の相関並びに各項目の平均値と標準偏差を表1に示した。年齢が若いほど，女性ほど，非医療職ほど，事例が治療の差し控えに近いほど，患者・家族の希望があるほど，HAが高いほど，SDとCが低いほど，死亡容認態度が有意に高い傾向を示した。

そこで，死亡容認態度を基準変数とし，他を説明変数とした重回帰分析を実行した。説明変数の投入は，(1)人口統計学的指標（年齢，性差），(2)職業差，(3)事例の特徴，(4)患者・家族の希望，(5)パーソナリティ，(6)交互作用項目の順に強制投入を行った（表2）。その結果，まず年齢が若いほど，非医療職であるほど，事例が治療の差し控えに近いほど，患者・家族の希望があるほど死亡容認態度が有意に高いことが確認できた。次にパーソナリティに関して，SDが低いほど死亡容認態度が有意に高いことが明らかとなった。加えて，Pが低いこととNSが低いことがわずかではあるが死亡容認態度を予測していた。

パーソナリティのなかでSDとPが死亡容認態度を予測していたことから，この2変数と患者・家族の希望および事例の特徴の間に交互作用があるかを最終ステップで投入した。その結果，事例とSD，職種とSDの間で明らかな交互作用を見出した。SDの平均値で区切った高値群と低値群に分けると，死亡容認態度得点は，安楽死事例では低SD群 2.3 (1.2)，高SD群 1.6 (0.9)，治療の中止事例では，低SD群 2.9 (1.2)，高SD群 2.6 (1.3)，治療の差し控え事例では，低SD群 3.0 (1.3)，高SD群 3.0 (1.3) であった。すなわち，治療の差し控え事例での死亡容認度はSDに影響されないが，安楽死事例では低SDの者の方が死亡を容認する傾向が強くなる。一方，職種でみると，死亡容認態度得点は非医療職では，低SD群 2.9 (1.5)，高SD群 2.2 (1.3)，医療職では低SD群 2.8 (1.1)，高SD群 2.8 (1.5) であった。すなわち，医療職の者ではSDは死亡容認度に影響しないが，非医療職の者では低SDの者の方が死亡を容認する傾向が強くなる。

この結果は仮説3を否定するものであった。また，重回帰分析における説明できる分散の増加が最も大きいステップが，患者・家族の希望（R^2増加 .27）と事例の特徴（R^2増加 .12）であり，両者で分散の約40％を説明していた。これに比べると後段で投入されたパーソナリティの説明力は弱かった。

表1 死亡容認態度とその説明変数の平均, 標準偏差, 相互の相関

	1	2	3	4	5	6	7	8	9	10	11	12	13	14
1：死亡容認態度	—													
2：年齢	-.17***	—												
3：性差(1：男性；2：女性)	.06*	-.17***	—											
4：職業(1：非医療職；2：医療職)	-.17***	.58***	-.02	—										
5：事例(1：安楽死；2：治療の中止；3：治療の差し控え)	.34***	.00	.00	.00	—									
6：患者希望(0：なし；1：あり)	.41***	.00	.00	.00	.00	—								
7：家族希望(0：なし；1：あり)	.31***	.00	.00	.00	.00	.00	—							
8：NS	.06	-.29***	-.03	-.23***	.00	.00	.00	—						
9：HA	.09**	-.36***	-.01	-.28***	.00	.00	.00	-.22***	—					
10：RD	.01	-.27***	.10**	-.23***	.00	.00	.00	.07*	-.02	—				
11：P	-.06	-.01	.04	-.02	.00	.00	.00	-.23***	-.06*	.36***	—			
12：SD	-.13***	.30***	.04	.34***	.00	.00	.00	-.22***	-.64***	.09**	.16***	—		
13：C	-.09**	.12**	.05	.08**	.00	.00	.00	-.18**	-.31***	.50***	.42***	.44***	—	
14：ST	-.01	.09**	.02	.01	.00	.00	.00	.13**	-.17***	.14***	.39***	.14***	.21***	—
取りうる得点範囲	1-5	19-76	1-2	1-2	1-3	0-1	0-1	0-57	0-60	0-48	0-30	0-75	0-75	0-45
平均	2.6	36.0	2.0	1.6	2.0	0.5	0.5	25.9	33.4	31.5	17.1	41.6	49.7	20.7
標準偏差	1.3	12.3	0.2	0.5	0.8	0.5	0.5	6.6	7.5	5.7	3.0	10.0	6.8	6.8

* $P<.05$; ** $P<.01$; *** $P<.001$

第16章 終末期医療に関する態度とパーソナリティ

表2 死亡容認態度の重回帰分析

	R^2	R^2 increase	F(df)	標準化 β
Step 1 人口統計学的指標	.03	.03	18.1(2,1100)***	
年齢				-.12***
性差(1:男性;2:女性)				.03
Step 2 職種差	.04	.01	8.5 (1,1099)**	
職業(1:非医療職;2:医療職)				-.82***
Step 3 事例の特徴	.16	.12	158.2(1,1098)***	
事例(1:安楽死;2:治療の中止;3:治療の差し控え)				.66***
Step 4 患者・家族の希望	.43	.27	263.8(2,1096)***	
患者希望(0:なし;1:あり)				.59***
家族希望(0:なし;1:あり)				.30***
Step 5 パーソナリティ	.45	.01	3.2(7,1089)**	
NS				-.07*
HA				-.04
RD				.00
P				-.25*
SD				-.60***
C				-.04
ST				.05
Step 6 交互作用	.47	.02	6.2(8,1081)***	
患者希望／SD				.08
家族希望／SD				-.01
事例／SD				-.41***
SD X 職種				.68***
患者希望／P				-.26*
家族希望／P				.03
事例／P				.01

*$P<.05$; **$P<.01$; ***$P<.001$

IV. 考　察

　今回の調査結果からは，仮説1と仮説2については，それが実証的に支持されたが，仮説3は却下された。生命倫理においてautonomyは最も重要な概念であり，20世紀において医療における患者の権利がインフォームド・コンセントという手段を用いて広く認められるようになった理論的裏づけであった。自律性を持った個人は自己の人生の目的を明確に認識し，自己の責任と権限を理解し，それを基に臨機応変に人生のストレスフルな変化に対処・適応してゆく力量を有し，自分の限界についても正しい認識を持っている人間である。こうした自律のプロトタイプは，まさにパーソナリティの中で自己志向性に反映されている。パーソナリティ障害ではSDが低く，SDが低いほどうつ病が多いことも，自律と自己志向性が表裏の事柄であることの傍証になる。一方，終末期医療で患者がそれを望めば，治療を開始しない，いったん開始した治療を中止する，安楽死を行うことは患者の自律的自己決定を尊重すると考えることができるから，そうした行為を是認する態度も自己志向性に裏打ちされていると我々は仮定したのである。

　得られた結果は全く逆方向であり，SDの高い者ほど患者の死を早める行為に慎重な意見を有していた。低いSDと死亡容認態度の関連は，安楽死事例で顕著であったように，刑事罰に該当する可能性があるような事例においてSDがより慎重な方向に誘導する，いわばブレーキを踏むような判断をするようにさせるのであろう。また低い自己志向性と死亡容認態度の関連が医療職の者で薄くなっているのは，卒前・卒後の教育による影響であるかもしれない。また，表2のステップ6から明らかなように，SDの高低は患者の希望を尊重する程度に影響していない。

　生命の価値は生きているからこそ確認できるものであり，その中ではSDの高さと患者の自己決定を尊重する態度は関連するのかもしれない。今回の調査は終末期医療の事例を扱ったが，今後はそれ以外の医療場面を設定した同様の研究を行うべきであろう。一方，生命を（通常の医療行為をした場合より）早く終結させる行為については，自己志向性の強い者ほど臨機応変に，

他に，患者の生命の質を維持する手法を模索するのかもしれない。あるいは，SDの高い者は，自分の人生の価値を明確に認識しているだけ他者のそれも認識する力があり，そのことが患者の生命を極力守る方向の態度を取らせているのかもしれない。一方，SDが低いものは「患者が望めば死も許される」という短絡的認識を取るのであろうと推察される。自殺企図者のSDが低いという従来の報告から推論すれば，自らの生命の価値を重く受け止めないからこそ，他者（患者）の生命も同様に捉えるのであろう。「生きることの自己決定権」と「死を選ぶ自己決定権」は異なるものとして認識しなければならず，今回の所見はこうした見解を示唆するものである。

　最後に，本研究の限界についても触れなければならない。まず参加者が無作為抽出の一般人口ではなくその数も少ないことが指摘される。参加者が看護職に偏ったことも注意せねばならない。次に，ひとつの事例設定であるため，臨床像が異なれば，異なる所見が得られたかもしれない。また，臨床の現場で発生した状況においては，事例で示した判断とは異なる態度を示す可能性もあろう。各医療行為の賛否へのパーソナリティ傾向の影響は，有意ではあるが僅かであった。この点からも結論を出すのには慎重でなければならない。

V. 結　　論

　治療を開始しない（withholding of treatment），いったん開始した治療を中止する（withdrawing of treatment），安楽死（euthanasia）を含む終末期医療において患者の死のスタイルに関する賛否の態度は，その者のパーソナリティで規定されるという仮説を検証すべく，仮想の12事例を提示し，上記3つの医療行為の可否を5件法で問うアンケート調査を100人の被検者に実施した。

　予想通り，患者の死を容認する意見（「死亡容認態度」）は，安楽死，治療の中止，治療の差し控えの順に上昇した。「死亡容認態度」は，患者あるいは家族の希望がない事例より希望が表明されている事例において高かった。また，非医療職の者より医療職の者は患者を死に導く行為に反対の態度を示

していた。

　パーソナリティのうち気質は遺伝的影響を受け発達の初期から認められる個体の行動特徴であり，性格は周囲の環境との相互作用を経過して形成される特徴であり，性格は自己概念の成熟とともに発展するといわれている。そこから，自己志向が強いほど患者の決定を尊重し，協調性が強いほど患者家族の希望に配慮する傾向が強く，自己超越が強いほど患者の死を誘導する行為に対し反対の態度を取ると想定した。しかし，年齢，性別，職業差，事例の特徴を統制した後，性格のうち自己志向性（Self-Directedness）と，気質の持続（Persistence）が低いほど死亡容認態度が強かった。低い自己志向性と死亡容認態度の関連は安楽死事例で，また非医療職の者でより顕著であった。

　終末期医療において患者の死を誘導する行為を容認する態度の背景には，僅かに一部にその者のパーソナリティの未熟さが存在することが推定できた。

文　献

Baumrucker, S. J. (2006). Amyotrophic lateral sclerosis and physician assisted suicide. *American Journal of Hospice & Palliative Medicine, 23,* 332-337.

Berghs, M., de Casterle, B. D., & Gastmans, C. (2005). The complexity of nurses' attitudes towards euthanasia: A review of the literature. *Journal of Medical Ethics, 31,* 441-446.

Brassington, I. (2006). Killing people: What Kant could have said about suicide and euthanasia but did not. *Journal of Medical Ethics, 32,* 571-574.

Cloninger, C. R. (1997). A systematic method for clinical description and classification of personality variants: a proposal. *Archives of General Psychiatry, 44,* 573-588.

Cloninger, C. R., Bayon, C., & Svrakic, D. M. (1998). Measure of temperament and character in mood disorders: A model of fundamental states as personality types. *Journal of Affective Disorders, 51,* 21-32.

Cloninger, C. R., & Svrakic, D. M. (1997). Integrative psychobiological approach to psychiatric assessment and treatment. *Psychiatry, 60,* 120-141.

Cloninger, C. R., Svrakic, D. M. & Przybeck, T. R. (1993). A psycho-biological model of temperament and character. *Archives of General Psychiatry, 50,* 975-990.

Cloninger, C. R., Svrakic, D. M. & Przybeck, T. R. (2006). Can personality assessment predict future depression? A twelve-month follow-up of 631 subjects. *Journal of Affective Disorders, 92,* 35-44.

第 16 章 終末期医療に関する態度とパーソナリティ 333

Cloninger, C. R., Przybeck, T. R., Svrakic, D. M. & Wetzel, R. D. (1994). *The Temperament and Character Inventory: A Guide to Its Development and Use.* Washington University: St. Louis.

De Vocht, H., & Nyatanga, B. (2007). Health professionals' opposition to euthanasia and assisted suicide: A personal view. *International Journal of Palliative Nursing, 13,* 351-355.

Folker, A. P., Holtug, N., Jensen, A. B., Kappel, K., Nielsen, J. K., & Norup, M. (1996). Experiences and attitudes towards end-of-life decisions amongst Danish physicians. *Bioethics, 10,* 233-249.

Fried, T. R., Stein, M. D., O'Sullivan, P. S., Brock, D. W., & Novack, D. H. (1993). Limits of patient autonomy: Physician attitudes and practices regarding life-sustaining treatments and euthanasia. *Archives of Internal Medicine, 153,* 722-728.

Hope, T. (2004). *Medical ethics: A very short introduction.* Oxford: Oxford University Press.

Josefsson, A., Larsson, C., Sydsjo, G., & Nylander, P.O. (2007). Temperament and character in women with postpartum depression. *Archives of Women's Mental Health, 10,* 3-7.

Joyce, P. R., McKenzie, J. M., Luty, S. E., Mulder, R. T., Carter, J. D., Sullivan, P. F., & Cloninger, R. C. (2003). Temperament, childhood environment and psychopathology as risk factors for avoidant and borderline personality disorders. *Australian and New Zealand Journal of Psychiatry, 37,* 756-764.

Joyce, P. R., Mulder, R. T., Luty, S. E., McKenzie, J. M., Sullivan, P. F., & Cloninger, R. C. (2003). Borderline personality disorder in major depression: Symptomatology, treatment, character, differential drug response, and 6-month outcome. *Comprehensive Psychiatry, 44,* 35-43.

Kijima, N., Tanaka, E., Suzuki, N., Higuchi, H. & Kitamura, T. (2000). Reliability and validity of the Japanese version of the Temperament and Character Inventory. *Psychological Reports 86,* 1050-1058.

Kimura, S., Sato, T., Takahashi, T., Narita, T., Hirano, S., & Goto, M. (2000). Typus melancholicus and the Temperament and Character Inventory personality dimensions in patients with major depression. *Psychiatry and Clinical Neurosciences, 54,* 181-189.

Marijnissen, G., Tuinier, S., Sijben, A. E. S., & Verhoeven, W. M. A. (2002). The temperament and character inventory in major depression. *Journal of Affective Disorders, 70,* 219-223.

Matsudaira, T., & Kitamura, T. (2006). Personality traits as risk factors of depression and anxiety among Japanese students. *Journal of Clinical Psychology, 62,* 97-109.

Naito, M., Kijima, N., & Kitamura, T. (2000). Temperament and Character Inventory (TCI) as predictors of depression among Japanese college students. *Journal of Clinical Psychology, 56,* 1579-1585.

Parpa, E., Mystakidou, K., Tsilika, E., Sakkas, P., Patiraki, E., Pistevou-Gombaki, K., Galanos, A., & Vlahos, L. (2006). The attitudes of Greek physicians and lay people on euthanasia and physician-assisted suicide in terminally ill cancer patients. *American Journal of Hospice & Palliative Medicine, 23*, 297-303.

Richter, J., Eisemann, M., & Richter, G. (2000). Temperament and character during the course of unipolar depression among inpatients. *European Archives of Psychiatry and Clinical Neurosciences, 250*, 40-47.

Svrakic, D. M., Draganic, S., Hill, K., Bayon, C., Przybeck, T. R., & Cloninger, C. R. (2002). Temperament, character, and personality disorders: Etiologic, diagnostic, treatment issues. *Acta Psychiatrica Scandinavica, 106*, 189-195.

Tanaka, E., Kijima, N., & Kitamura, T. (1997). Correlations between the Temperament and Character Inventory and the self-rating depression scale among Japanese students. *Psychological Reports, 80*, 251-254.

著者紹介（執筆順）

八幡英幸　熊本大学教育学部准教授（倫理学）

宮川俊行　長崎純心大学大学院人間文化研究科教授（哲学）

トビアス・バウアー　熊本大学文学部准教授（独文学・比較思想史）

西田晃一　熊本大学大学院社会文化科学研究科特定事業研究員（日本思想，生命倫理学）

信原幸弘　東京大学大学院総合文化研究科教授（哲学）

平原憲道　有限会社RDシステムズジャパン代表取締役，株式会社メディエイド社外取締役，東京工業大学大学院社会理工学研究科（博士課程）

直江清隆　東北大学大学院文学研究科准教授（哲学）

粂　和彦　熊本大学発生医学研究センター准教授（分子生物学）

高橋隆雄　熊本大学大学院社会文化科学研究科教授（倫理学）

稲葉一人　中京大学法科大学院教授，熊本大学客員教授，元大阪地方裁判所判事（生命医療倫理学，紛争解決学）

香川知晶　山梨大学大学院医学工学総合研究部教授（哲学，生命倫理学）

加藤佐和　熊本大学大学院社会文化科学研究科（博士課程）

森田敏子　熊本大学医学部保健学科教授（看護学）

前田ひとみ　熊本大学医学部保健学科教授（看護学）

浅井　篤　熊本大学大学院医学薬学研究部教授（医療倫理）

小澤竹俊　めぐみ在宅クリニック院長（緩和医療）

北村俊則　熊本大学大学院医学薬学研究部教授（精神医学）

坂梨京子　熊本大学医学部保健学科准教授（看護学）

〈熊本大学生命倫理論集3〉
生命という価値
―― その本質を問う ――

2009年5月8日 初版発行

編　者　　高　橋　隆　雄
　　　　　粂　　　和　彦

発行者　　五十川　直　行

発行所　　㈶九州大学出版会
　　　　　〒812-0053 福岡市東区箱崎7-1-146
　　　　　　　　　　　　　　　九州大学構内
　　　　　　電話 092-641-0515（直通）
　　　　　　振替 01710-6-3677
　　　　　印刷／城島印刷㈱　製本／篠原製本㈱

Ⓒ2009 Printed in Japan　　ISBN978-4-87378-993-4

〈熊本大学生命倫理論集〉

① **日本の生命倫理** ── 回顧と展望 ──
高橋隆雄・浅井 篤 編　　　　　　　　　　A5判 404頁 3,800円

② **自己決定論のゆくえ** ── 哲学・法学・医学の現場から ──
高橋隆雄・八幡英幸 編　　　　　　　　　　A5判 320頁 3,800円

〈熊本大学生命倫理研究会論集（全6巻）〉

① **遺伝子の時代の倫理**
高橋隆雄 編　　　　　　　　　　　　　　　A5判 260頁 2,800円

② **ケア論の射程**
中山 將・高橋隆雄 編　　　　　　　　　　　A5判 320頁 3,000円

③ **ヒトの生命と人間の尊厳**
高橋隆雄 編　　　　　　　　　　　　　　　A5判 300頁 3,000円

④ **よき死の作法**
高橋隆雄・田口宏昭 編　　　　　　　　　　A5判 320頁 3,200円

⑤ **生命と環境の共鳴**
高橋隆雄 編　　　　　　　　　　　　　　　A5判 250頁 2,800円

⑥ **生命・情報・機械**
高橋隆雄 編　　　　　　　　　　　　　　　A5判 250頁 2,800円

自己決定の時代の倫理学 ── 意識調査にもとづく倫理的思考 ──
高橋隆雄　　　　　　　　　　　　　　　　A5判 232頁 4,200円

生命の倫理 ── その規範を動かすもの ──
山崎喜代子 編　　　　　　　　　　　　　　A5判 326頁 2,800円

生命の倫理2 ── 優生学の時代を越えて ──
山崎喜代子 編　　　　　　　　　　　　　　A5判 352頁 3,000円

（表示価格は本体価格）　　　　　　　　九州大学出版会